Vorwort

Mein besonderer Bezug zum Alpinismus, zu Fernreisen und zur Bergmedizin besteht schon sehr lange. Die persönlichen Erfahrungen resultieren aus intensivem Bergsteigen seit fast 40 Jahren (vom Sportklettern bis hin zur Besteigung von Achttausendern), aus zahlreichen medizinischen (Erste-Hilfe-)Kursen, Vorträgen oder Veröffentlichungen, aus vielen Reisen und Einsätzen als Expeditionsarzt sowie aus der ehrenamtlichen Tätigkeit im Vorstand der »Deutschen Gesellschaft für Berg- und Expeditionsmedizin – BExMed«. Mit diesen Erfahrungen und meinen bergmedizinischen Kenntnissen war es mir auch möglich, eine Spezialsprechstunde für Bergsteiger in meine orthopädische Praxis zu integrieren. Aus alledem hat sich letztendlich dieses Buch entwickelt.

Bei einem Unfall oder einer Erkrankung in der Zivilisation kann man darauf hoffen, dass im Ernstfall sofortige ärztliche Hilfe zur Verfügung steht. Dies gilt nicht im Gebirge und auf Reisen abseits der Zivilisation, wo die Rettungskette schnell unterbrochen sein kann. Trotz modernster Technik ist dort eine Alarmierung oder ein Abtransport nicht immer gewährleistet. Dies gilt insbesondere in Ländern mit unzureichender Infrastruktur für eine organisierte Rettung. Deshalb kann es bis zu einer professionellen medizinischen Versorgung unter Umständen Stunden bis Tage dauern.

Ganz abgesehen von solchen Extremfällen spielt aber bei Notfällen immer der Faktor Zeit eine wesentliche Rolle, das heißt, die ersten Sofortmaßnahmen am Unfallort durch einen (vor)geschulten medizinischen Laien sind oft entscheidend für das Überleben des Verunfallten oder manchmal auch für die weitere Behandlung und Prognose der Verletzungen. Darum muss gerade der Bergsteiger in Notfällen sich selbst und anderen zu helfen wissen. Deshalb werden in diesem Buch auch Erste-Hilfe-Maßmahmen vorgestellt, die bei einer schnellen, professionellen Rettung nicht notwendig wären.

Bei einem Unfall oder einer Notfallsituation ist jeder rechtlich verpflichtet, entsprechend seinen Fähigkeiten und Kenntnissen Erste Hilfe zu leisten. Man muss jedoch keine übertriebene Angst vor möglichen rechtlichen Konsequenzen haben: Ersthelfer werden in der Regel nicht für begangene Behandlungsfehler haftbar gemacht, außer sie handeln grob fahrlässig oder vorsätzlich falsch. Sollte die Situation Sie als Ersthelfer völlig überfordern oder Sie selbst in große Gefahr bringen, kann Ihnen keine unterlassene Hilfeleistung vorgeworfen werden – schließlich sind Sie nicht als Arzt oder Rettungssanitäter ausgebildet. Trotzdem wäre es natürlich für einen Verunglückten viel besser, wenn Sie ihm schnell und adäquat helfen könnten, zumal eine gelungene Hilfeleistung ein sehr befriedigendes Erfolgserlebnis für einen selbst ist. Erhoffen Sie sich bei einem eigenen Unfall nicht auch entschlossene und kompetente Hilfe?

Mit diesem Buch, das inzwischen auch auf Italienisch vorliegt, sollte es – möglichst nach einem entsprechenden Erste-Hilfe-Kurs unter Outdoor-Bedingungen – auch dem medizinischen Laien möglich sein, einem Verletzten oder Erkrankten entscheidend zu helfen. Natürlich wünscht man sich den wirklichen Ernstfall nie herbei, aber wenn er doch einmal eintreten sollte, ist man besser darauf eingestellt und hat mehr Ruhe und Sicherheit, in angemessener Weise zu reagieren.

Wenn Sie dann tatsächlich einmal bei einem medizinischen Notfall effektive Erste Hilfe leisten, den Gesundheitszustand beurteilen und richtige Entscheidungen treffen können, hat es sich gelohnt, dieses Buch zu schreiben und zu kaufen!

Für die 2. Auflage wurde der Text komplett überprüft, wo nötig aktualisiert und ergänzt, wobei mir hier vor allem meine Frau Christine sehr geholfen hat.

Ich wünsche Ihnen eine möglichst unfallfreie und gesunde Zeit auf Ihren Bergtouren und Reisen!

Dr. Walter Treibel
München, im Herbst 2011

Inhalt

C – Apotheken für Bergsteiger und Fernreisende 118

D – Training, Ernährung, Überlastung, Psychologie 130

A – Einführung

Alpine Erste Hilfe bedeutet, mit einfachen Mitteln sinnvolle medizinische Maßnahmen zur Erstversorgung von Notfällen zu treffen, gerade unter den erschwerten Bedingungen beim Bergsteigen im Gebirge (vor allem Geländeschwierigkeiten oder extreme Wetterbedingungen).
Alle für Bergwanderer und Bergsteiger relevanten Themenbereiche werden im vorliegenden Buch speziell für medizinische Laien in leicht verständlichen Texten abgehandelt. Einige Zusammenfassungen sind zusätzlich auch im Internet unter »www.Treibel-Bergmed.de« aufgeführt.
Wenn im Folgenden vom »Bergsteiger« die Rede ist, so sind natürlich immer auch Bergsteigerinnen gemeint. Diese Vereinfachung geschieht nur aus Gründen der besseren Lesbarkeit.

Zum Gebrauch des Buches

Die Kapitel im Erste-Hilfe-Teil sind systematisch nach der Reihenfolge ihrer Wichtigkeit angeordnet – besonders bei den Notfallmaßnahmen. In der Regel folgt nach einer kurzen Beschreibung der Verletzung oder Erkrankung eine Erklärung der Ursachen zum besseren Verständnis. Die Erkennungszeichen einer Gesundheitsstörung und die Erste-Hilfe-Maßnahmen für den Ersthelfer vor Ort werden zur schnelleren Übersicht meist tabellarisch und stichpunktartig aufgeführt. In den weiteren Kapiteln sind zur besseren Lesbarkeit in der Regel fortlaufende Texte verwendet worden. Gelegentlich werden informative Querverweise zu Nachbarkapiteln eingefügt, in denen der Sachverhalt aus einem anderen Blickwinkel betrachtet wird.
Innerhalb eines Kapitels verbessern hervorgehobene **Merksätze, praktische Tipps, Tabellen oder Zusammenfassungen** die Übersicht. Diese dienen auch, besonders bei erneutem Lesen des Buches, dem schnellen Nachschlagen oder Wiederholen der wichtigsten Fakten. Im Anhang ist eine kurze Zusammenfassung aller wesentlichen Erste-Hilfe-Maßnahmen auf vier Seiten so eng und so komprimiert wiedergegeben, dass sie leicht im DIN-A4-Format herauskopiert werden kann und immer in der eigenen Rucksackapotheke aufbewahrt werden sollte. Dies gilt auch für die Apothekenübersicht und die Medikamentenbeschreibung in den entsprechenden Kapiteln.
Die meisten **Erste-Hilfe-Fotos** wurden speziell für dieses Buch angefertigt, um den Text möglichst gut zu illustrieren. Dabei wurden die freiwilligen Darsteller natürlich nicht verletzt und das Fotografieren hat meist sehr viel Spaß bereitet. Wo vorhanden und sinnvoll, wurden auch geeignete Bilder von tatsächlichen Unfällen und der Erstversorgung von Verletzten als Beispiele verwendet. Sofern Fotos den Sachverhalt nicht ausreichend erklären konnten, wurde zusätzlich auf informative **Grafiken, Schemazeichnungen oder Schnittbilder** ausgewichen.
Angewandte Erste Hilfe nur aus einem Buch zu lernen, ist fast nicht möglich. Das praktische Handeln sollte deshalb unter fachlicher Leitung – am besten in einem Berg- und Outdoor-spezifischen **Erste-Hilfe-Kurs** – gelernt und geübt werden. Wenn Sie das Buch zusätzlich einmal gründlich durchgelesen haben, gelegentlich an Hand der Tabellen, Bilder und Zusammenfassungen den Stoff wiederholen sowie die Kurzfassung der Erste-Hilfe-Maßnahmen samt Medikamentenbeschreibung immer in Ihrer Rucksackapotheke mitführen, sollten Sie für die meisten Notfälle und Erkrankungen im Gebirge gut gerüstet sein. Zur Sicherheit und zum Nachschlagen sollten Sie das Buch am besten auch auf Ihre Urlaubstouren, (Fern-) Reisen, Trekking-Unternehmungen oder Expeditionen mitnehmen.

Bedeutung der Blickfangpunkte:

■ Allgemeines
◙ Erkennen bzw. Symptome (von Krankheiten oder Verletzungen)
✚ Konkrete Erste-Hilfe-Maßnahmen

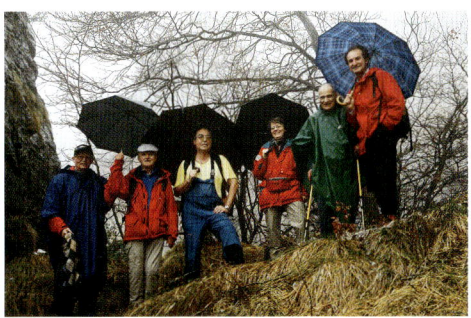

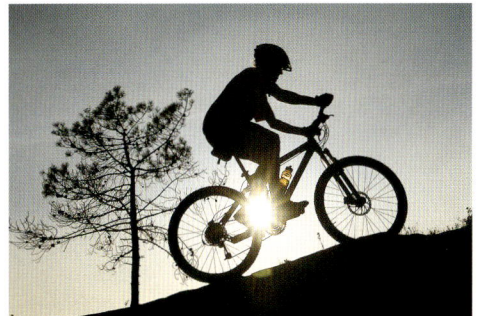

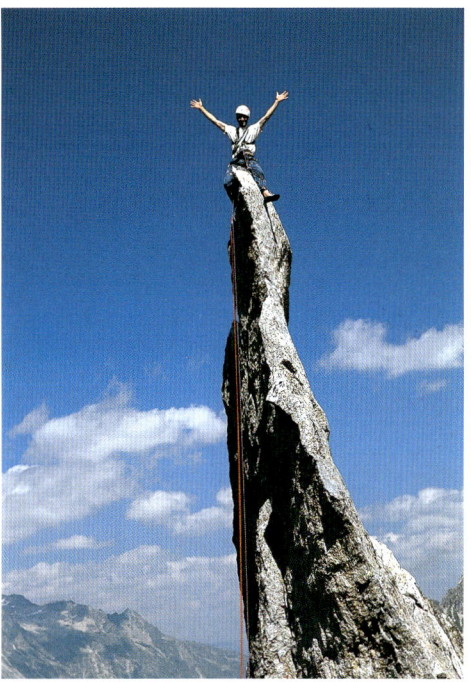

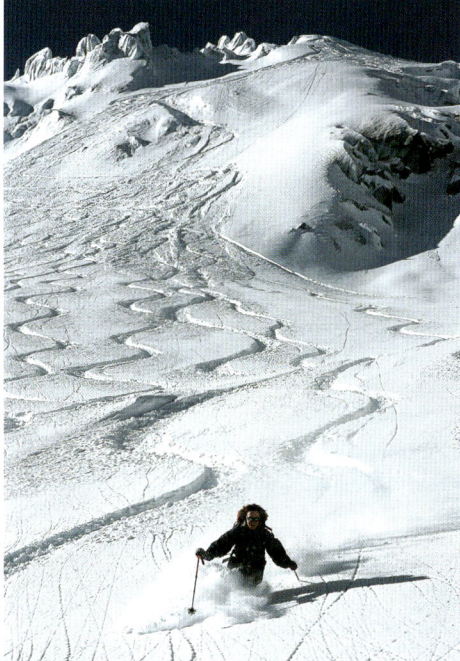

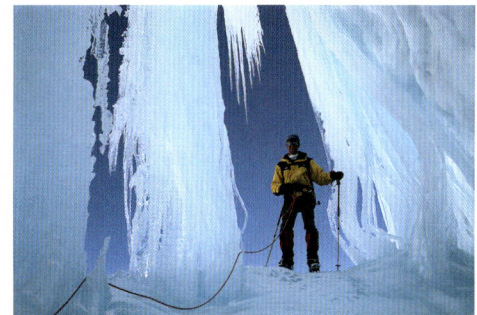

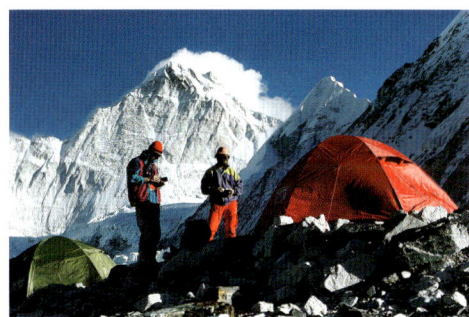

Wandern, Klettern, Mountainbiken, Skitourengehen, Hochtouren und Expeditionsbergsteigen –
Bergsportdisziplinen mit ganz unterschiedlichen Herausforderungen und Risiken.

B – Erste-Hilfe-Maßnahmen unterwegs

Die folgenden Notfall-Kapitel können und sollen keinen praktischen Erste-Hilfe-Kurs ersetzen, da viele Techniken demonstriert, geübt und evtl. korrigiert werden müssen. Sie dienen vielmehr nach einem entsprechenden Kurs als Auffrischung der schon erlernten Theorie und zur Erinnerung an die praktische Umsetzung. Deshalb werden die Inhalte in diesem Kapitel – im Gegensatz zu den nachfolgenden – oft nur stichpunktartig beschrieben.
Ohne eigene Übungen oder regelmäßige Wiederholungen werden aber selbst die wichtigsten Maßnahmen relativ bald wieder vergessen! Wichtiger als jedes Detailwissen ist daher die praktische Umsetzung von hilfreichen und grundlegenden Regeln und die richtige Reihenfolge der zu ergreifenden Maßnahmen! Was aber jeder Laie immer geben kann, ist Wärme – durch Kleidung und seelisch-moralische Unterstützung durch guten Zuspruch.

1. Erste-Hilfe-Maßnahmen allgemein

1.1   Der alpine Notfall

Meist kommen im Gebirge bei einem alpinen Notfall mehrere Faktoren zusammen:

- Die alpine Situation (Absturzgelände, Wetter, Gletscherspalten, Lawinen usw.)
- Eine Verletzung (durch Sturz, Verschüttung, Blitzschlag usw.)
- Oder eine akute Erkrankung (Hitze- oder Kälteschäden, sonstige Erkrankungen)
- Die Bedingungen für eine effektive Erste Hilfe

Der Ersthelfer vor Ort hat eine Schlüsselposition und sollte idealerweise folgende Voraussetzungen besitzen:

- Bereitschaft zur Hilfeleistung
- Klares Urteilsvermögen zum:
- Erkennen einer Notfallsituation
- Einschätzen der Gesamtsituation
- Erstbeurteilen von Verletzten oder Erkrankten
- Setzen von Prioritäten
- Erste-Hilfe-Ausbildung in Theorie und Praxis
- Gesunder Menschenverstand und eine gewisse Stresstoleranz
- Entschlossenheit beim Behandeln eines Notfalls

1.2   Maßnahmen im Notfall: »Das Wichtigste zuerst!«

Entgegen dem Instinkt, sofort zu helfen, sollte man bei einem Notfall zuallererst die eigenen Gedanken ordnen und die notwendigen Maßnahmen in die richtige Reihenfolge bringen! Denn noch vor der Ersten Hilfe am Unfallort stehen die Maßnahmen zum Selbstschutz und zur Verhinderung weiterer Schäden; das heißt, zuerst muss man **Eigen- und Fremdgefährdung ausschließen.** Erst danach werden die lebensrettenden Sofortmaßnahmen eingeleitet. Selbstschutz des Helfers und Rettung des Opfers aus der Gefahrenzone haben Priorität vor Diagnostik, Notruf oder Therapie! Das Ziel jeder Hilfeleistung sollte sein, den Verletzten zu retten, ohne dabei weitere Menschen in Gefahr zu bringen: Im Zweifelsfall geht immer die Sicherheit der Helfer vor, denn »zu mutige Helden leben nicht lange!«.

Erst die gesamte Notfall-Situation in den Griff bekommen, dann um den oder die Verletzten kümmern!

Allgemeine Maßnahmen:

- **Immer zuerst Ruhe bewahren** (und ausstrahlen!)
- Unbedingt einen Überblick verschaffen, das heißt die **Notfallsituation erkennen und beurteilen**
- Konkret die ersten Schritte **planen und klare Entscheidungen treffen**
- Erst dann **zielgerichtet handeln**
- Bei mehreren Helfern übernimmt der Erfahrenste das Kommando (= Einsatzleiter, Koordinator)

- Später gemeinsam mit allen Helfern und evtl. mit dem Betroffenen weiter planen und entscheiden
- Ein **flexibles Organisationskonzept** ist dabei viel wichtiger als Detailkenntnisse
- Wichtiges muss von weniger Wichtigem unterschieden werden, das heißt klare **Prioritäten setzen**
- Unbedingt den **gesunden Menschenverstand benutzen**
- Bei entsprechender Erfahrung **notfalls etwas improvisieren**

Konkrete Erste-Hilfe-Maßnahmen:
- **Sofortbergung** aus dem unmittelbaren Gefahrenbereich (siehe S. 12 – 14)
- **Lebensrettende Sofortmaßnahmen:** bei Atem- bzw. Herz-Kreislaufstillstand, starken Blutungen, Bewusstlosigkeit, Schock (siehe S. 22 – 37 u. Buchumschlag vorne)
- **Richtige Lagerung**, ggf. gleichzeitig mit Sofortmaßnahmen (siehe S. 15 – 17 und Buchumschlag hinten)
- **Alarmierung** einer professionellen Rettungsstelle bei mittleren bis schweren Unfällen (Bergwacht, Rettungsleitstelle, siehe Seite 18 – 19)
- Erweiterte **Erste Hilfe**, z. B. ständige Überwachung des Verletzten, psychische Betreuung, Wundversorgung, Anlegen von Verbänden, Knochenbruchschienung, Schutz vor Kälte oder Hitze (siehe Kapitel B3 – B8, S. 38 – 117)
- Ggf. Gehfähigkeit wiederherstellen oder behelfsmäßiger **Abtransport** (ab S. 108)

Weitere Maßnahmen bei Bedarf: z. B. Information der Angehörigen, ggf. Arztbesuch im Tal oder zu Hause.

Besser ein einigermaßen zielgerichtetes Handeln, auch wenn es nicht ganz perfekt ist, als unentschlossenes Verhalten oder gar nichts tun!

Optimale Reihenfolge der Maßnahmen:
- Sofortbergung aus der Gefahrenzone (wenn nötig)
- Lebensrettende Sofortmaßnahmen, z. B. Wiederbelebung, Schocklage

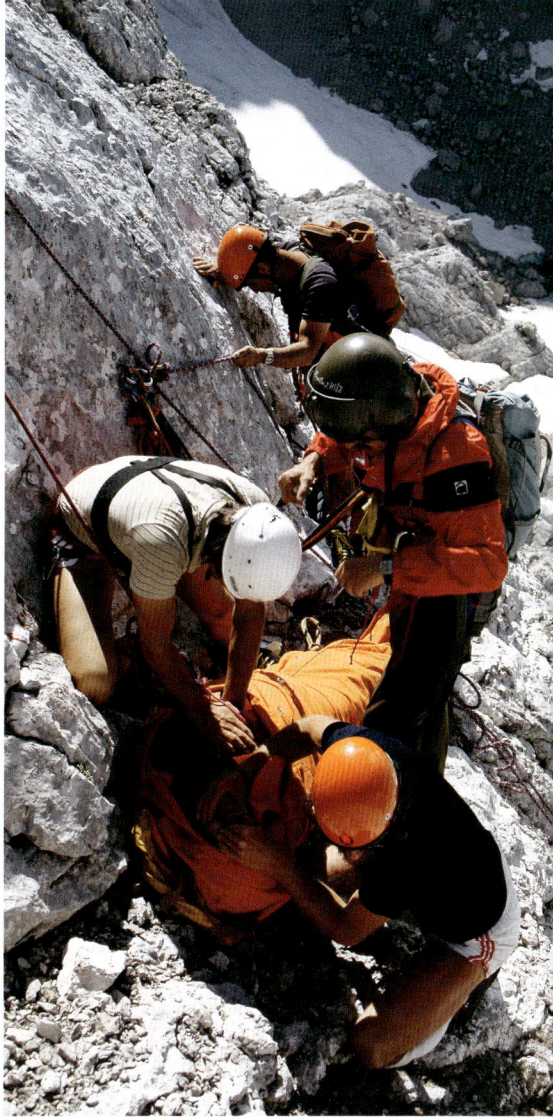

Wiederbelebungsversuche nach einem schweren Steinschlagunfall beim Klettern am Dachstein.

- Alarmierung bzw. Notruf (bei mehreren Helfern auch parallel zu den lebensrettenden Sofortmaßnahmen)
- Erweiterte Erste Hilfe mit Überwachung und psychischer Betreuung
- Evtl. Abtransport (nur unter optimalen Bedingungen bzw. falls keine Hilfe von außen möglich!)

Rautekgriff bei einem Helfer

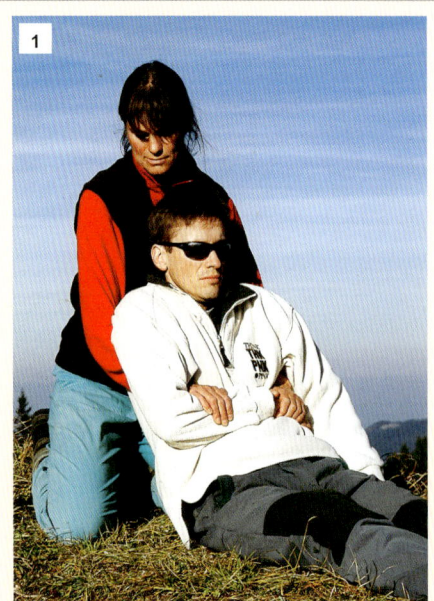

Vorbereiten zum Rautekgriff: Anlegen der Hände unter der Achsel des Verletzten mit Packen eines Unterarms bei gebeugten Ellenbogen vor dem Bauch.

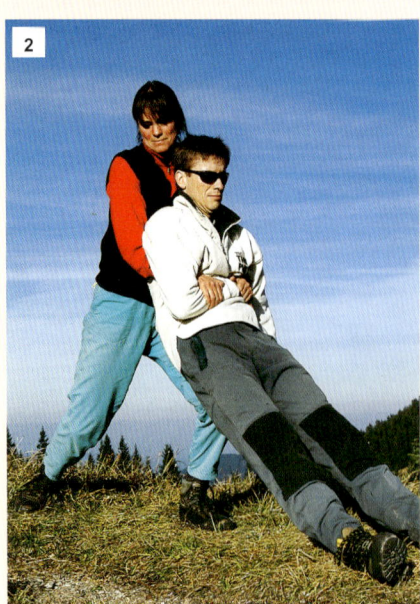

Rautekgriff mit schwierigem Hochwuchten des Verletzten, entweder aus der Hocke (nur mit gesunden Knien) oder aus dem Kreuz heraus (nur bei stabilem Rücken).

1.3 Sofortbergung aus dem Gefahrenbereich

Ein Abtransport aus einem unmittelbar bedrohten Gefahrenbereich kann im Gebirge schnell nötig werden, z. B. bei Lawinen- oder Steinschlagrisiko, bei einem Sturz in eine Gletscherspalte oder in einen Bach, bei Hängen im Seil oder direkter Absturzgefahr. Außer speziellen Bergrettungstechniken gibt es hierfür z. B. folgende schnelle Abtransport-Methoden (siehe auch Bilder):

■ Rautekgriff bei einem Helfer (reiner Not-Transportgriff für sehr kurze Strecken, Bilder 1 und 2 links)

■ Rautekgriff bei zwei Helfern (schneller und bequemer für Helfer / Opfer, Bild 3)

■ Ziehen des Verletzten auf einer festen Plane (nur auf ebenem Boden möglich)

■ Gamstrage über die Schulter (für Verletzten unbequem, Bilder Seite 13)

■ Huckepack (Pferdchentrage, nur bei Mithilfe des Verletzten möglich)

■ Tragen des Verletzten mit Vierhandgriff durch zwei Helfer (unbequem für Helfer, Bilder Seite 14)

Weitere Abtransportmöglichkeiten für längere Strecken nach einer Erstversorgung sind im Kapitel »Behelfsmäßiger Abtransport« zu finden (siehe Seite 108 – 117).

Rautekgriff bei zwei Helfern

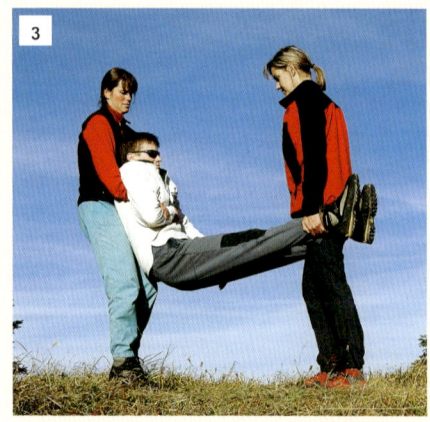

Tragen des Verletzten mit Rautekgriff und Hilfe einer zweiten Person, die die Beine hochhält (weniger anstrengend und viel schonender als alleine).

Gamstrage- bzw. Schultertrage-Griff

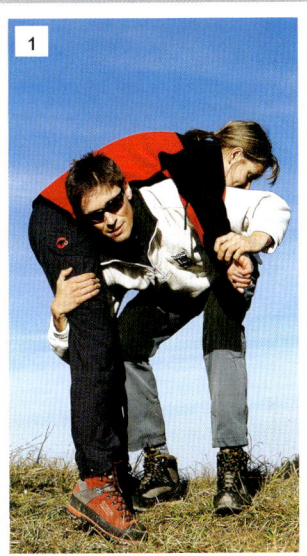

Stellung bei Aufnahme des Verletzten: Schulter des Retters tief in die Leiste des Verunglückten hineingedrückt aus dem Kreuz heraus (nur bei stabilem Rücken des Retters möglich).

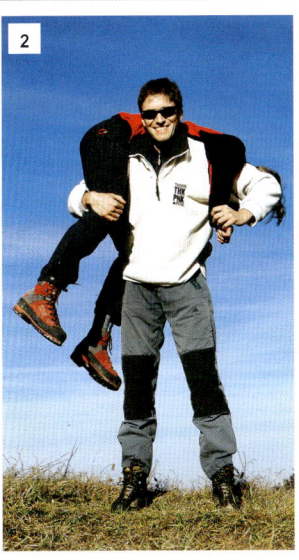

Verletzter mit einem Bein und einer Schulter über der Schulter des Helfers liegend (für den Retter relativ bequem, für den Verletzten natürlich weniger).

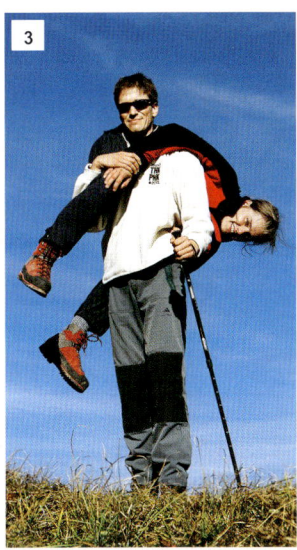

Retter hält mit seinem Arm, der um das Bein des Verletzten herumführt, die gegenüberliegende Hand des Opfers und hat so selbst eine Hand frei zum Anhalten oder zum Gebrauch eines Skistocks.

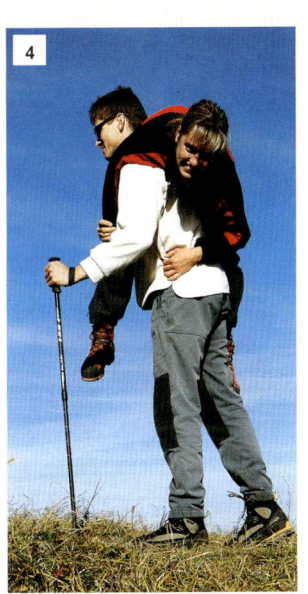

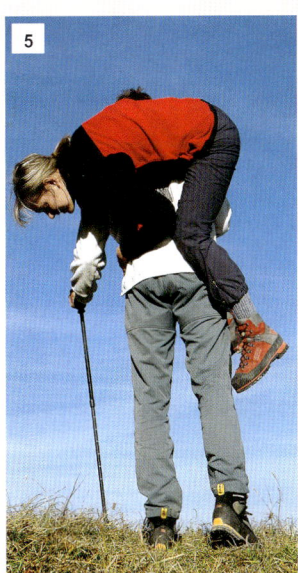

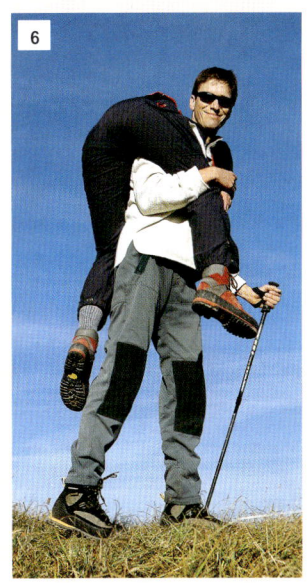

Verletzter auf der Schulter des Retters liegend, von verschiedenen Seiten.

Tragen des Verletzten mit Vierhandgriff

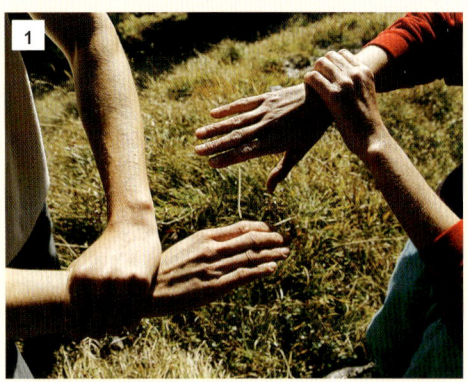

Handstellung von zwei Personen bei der Vorbereitung (ohne Armbanduhren!).

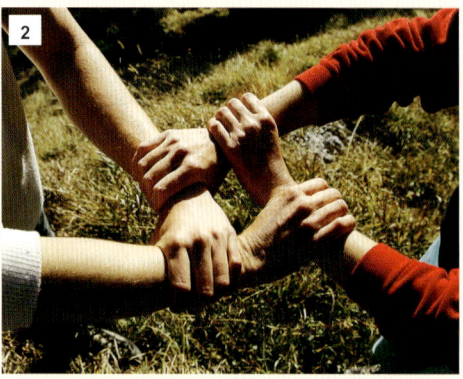

Fertiger Handtragesitz (einfach, aber für die Retter relativ unbequem).

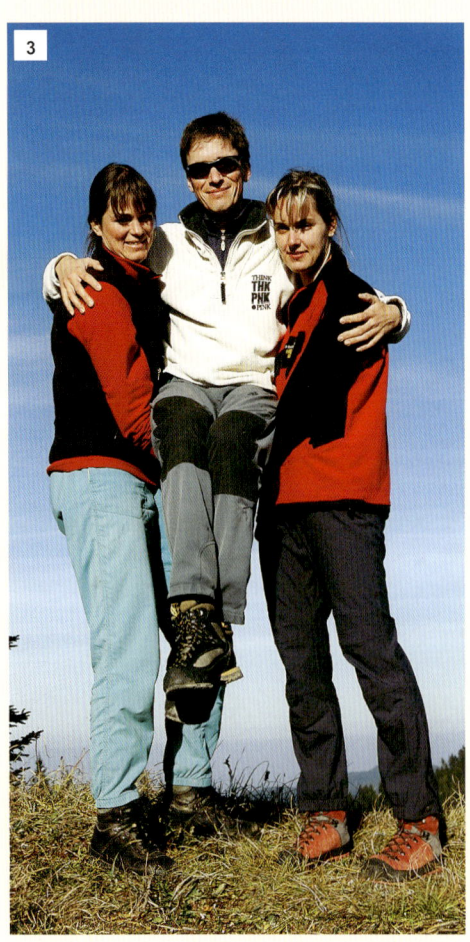

Tragen des Verletzten mittels Handtragesitz von vorn.

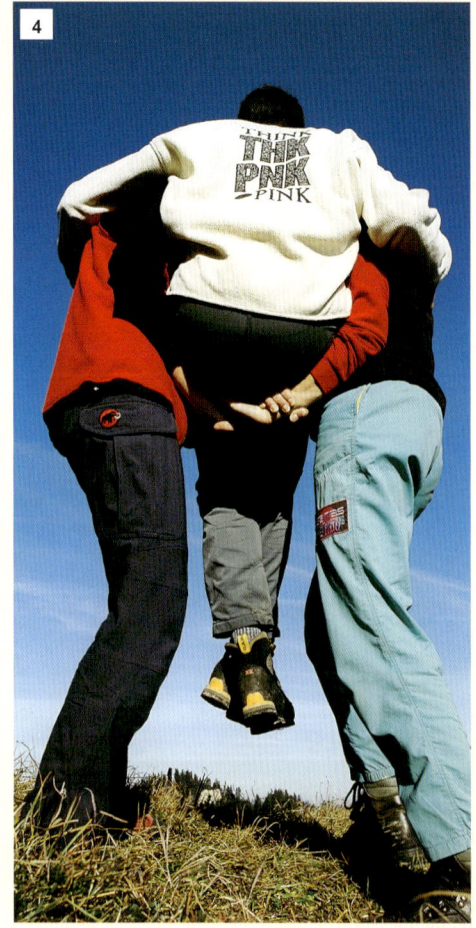

Tragen des Verletzten mittels Handtragesitz von hinten.

1.4 Lagerungsarten

Die richtige Lagerung ist die schnellste, manchmal sogar die einzig mögliche Therapie – sie sollte deshalb »blind« beherrscht werden, um sie sofort einsetzen zu können! Nachfolgend ein Überblick über die wichtigsten Lagerungsarten bei verschiedenen Verletzungen (siehe Tab. S. 17 u. Buchumschlag hinten):

■ Schädelverletzungen: **Rückenlage mit erhöhtem Kopf**

■ Bauchverletzungen und -schmerzen: **Rückenlage mit Knierolle und Kopfpolster** zur Muskelentspannung

■ Atemnot, Herzinfarkt, Brustkorbverletzungen oder Hitzschlag: **Rückenlage halbsitzend** mit aufgestützten Ellenbogen (durch die Fixierung der Schulter kann die Schultermuskulatur in umgekehrter Richtung auf den Brustkorb wirken und fungiert somit als Atemhilfsmuskulatur)

■ Wirbelsäulenverletzungen, Beckenbruch und Herzdruckmassage: flache **Rückenlage auf harter Unterlage**

■ Kreislaufprobleme, beginnender Schock: **Schocklage** mit Hochlegen der Beine (ca. 30 Grad)

■ Schwerer Schock: stärkeres Hochlegen der Beine (und evtl. der Arme, ca. 60 Grad). Ggf. Blut zum Herzen hin ausstreichen und Extremitäten elastisch einwickeln.

■ Bewusstlosigkeit oder Bewusstseinsstörungen mit Erbrechen, stärkerer Blutung aus Mund oder Nase sowie Gesichtsverletzungen: **Stabile Seitenlage mit Überstrecken des Kopfes** und unter ständiger Kontrolle von Atmung und Puls; nach Möglichkeit ca. alle 30 Minuten umlagern.

Die optimale Lagerung ist das beste und schnellste Schmerzmittel in der Hand eines Laienhelfers!

Schocklage normal

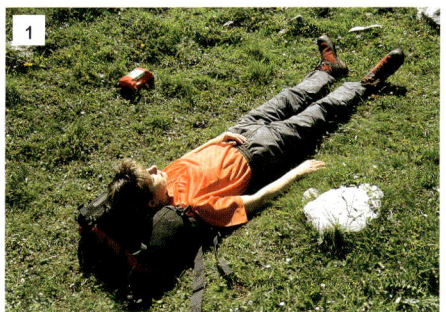

Beine im Gelände bergaufwärts gelagert, d. h. Kopf nach unten.

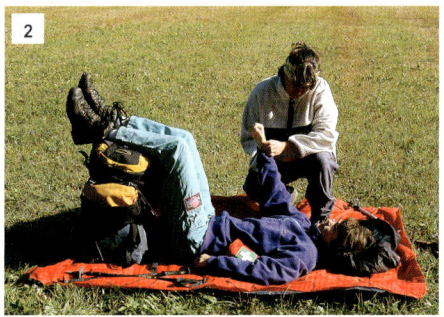

Beine auf Rucksäcken hochgelagert, Biwaksack als Unterlage, Kleidung als Kopfkissen.

Schocklage extrem

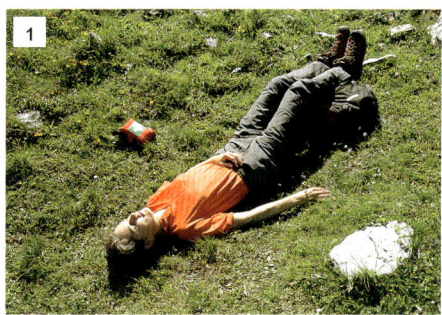

Verstärkte Schocklage unter Ausnutzung des Geländes und zusätzlicher Unterlage.

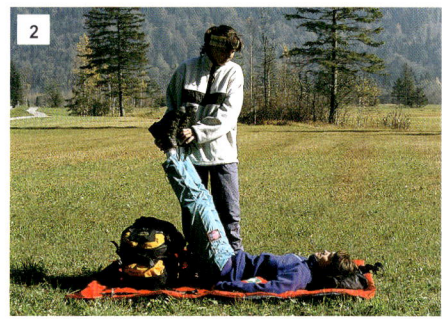

Beine stärker hochgelagert durch Anheben auf ca. 60 Grad.

Stabile Seitenlage in Einzelschritten

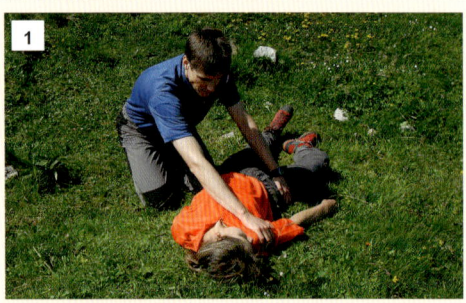

Verletzten in Rückenlage bringen.

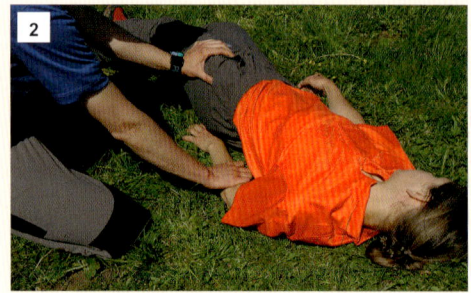

Handrücken unter Gesäß schieben
(auf der Seite des Retters).

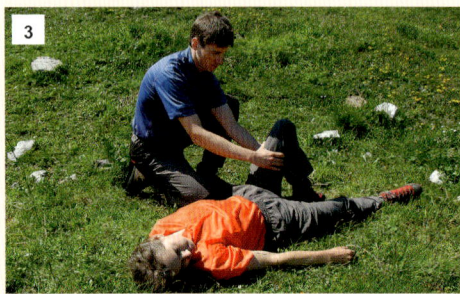

Auf gleicher Seite Bein anwinkeln.

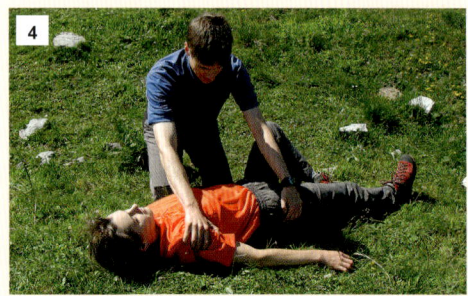

Verletzten an Hüfte und Schulter auf die
Seite drehen (zum Retter hin).

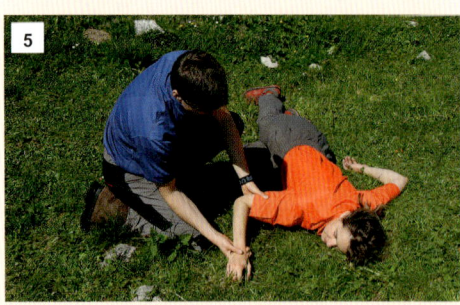

Hand des Verletzten unter sein Gesicht legen ...

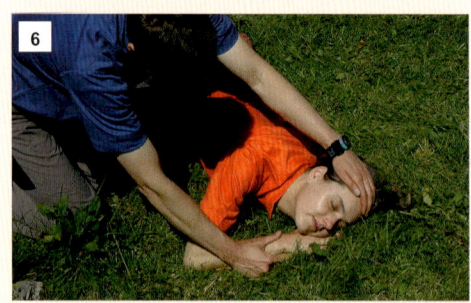

... und Kopf im Nacken überstrecken
(am besten unter Mithilfe einer zweiten Person).

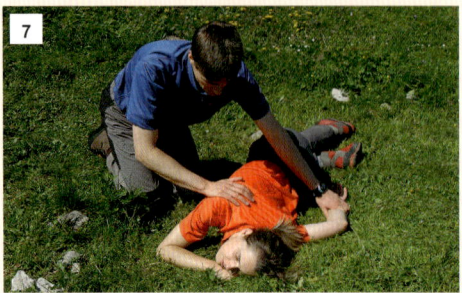

Arm unterm Rücken herausziehen und als
»Ausleger« zur Stabilisierung positionieren.

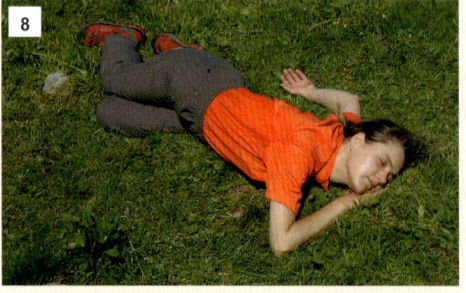

Fertige Stabile Seitenlage von oben.

Übersicht Lagerungsarten

	Indikation / Anwendung	Bemerkungen
Einfache Lagerungsarten		
Schocklage (normal)	bei Schock zur Kreislaufstabilisierung	Beine erhöht (z. B. auf Rucksack) oder Kopf bergab gelagert
Schocklage (extrem)	bei schwerem Schock	Beine und Arme erhöht (gehalten)
Stabile Seitenlage	bei Bewusstlosen oder Bewusstseinsstörungen, Erbrechen oder Gesichtsblutungen zum Freihalten der Atemwege	insbesondere bei mehreren Verletzten oder für das Zurücklassen während des Hilfeholens
Kopfhochlage	bei Kopf und Schädelverletzungen	zur besseren Blutstillung und zur Vermeidung von Kopfschmerzen
Rückenlage mit Nacken- und Kniepolster	bei Bauchverletzungen oder Bauchschmerzen und Bauchkrämpfen	zur Entspannung der verkrampften Bauchmuskulatur
halbsitzend mit aufgestützten Ellenbogen	bei Atemnot, Brustkorb-verletzungen, Herzinfarkt oder Hitzschlag	zur verbesserten Atmung durch Unterstützung der Atemhilfs-muskulatur am Brustkorb
flache Rückenlage	bei Wirbelsäulenverletzungen, Beckenbruch und Herzdruck-massage	bei Wirbelbrüchen keine Drehungen oder Knicken des Rumpfes
Kombinierte Lagerungsarten	**v. a. bei Schock und zusätzlichen Verletzungen**	
Schocklage mit Kopfhochlage	bei Schock und gleichzeitiger Schädelverletzung	Beine erhöht gelagert, ebenso Kopf erhöht
Schocklage mit Stabiler Seitenlage	bei Schock und Bewusstseinsstörungen	am Hang Stabile Seitenlage, dabei Kopf abwärts bzw. Beine hochlagern
Stabile Seitenlage mit gerader Wirbelsäule	bei Bewusstseinsstörungen und gleichzeitiger (Hals-) Wirbelsäulenverletzung (für Experten)	Kopf liegt auf ausgestrecktem, unterem Arm des Verletzten, ohne Überstreckung oder Rotation der (Hals-) Wirbelsäule (siehe Seite 52)

1.5   Alarmierung und Notruf

Im Straßenverkehr sowie im Alltag gilt generell der Grundsatz »zuerst alarmieren« (»phone first« oder »phone fast«).

Im Gebirge ist eine sofortige Alarmierung bei schweren Unfällen jedoch nur bei einer ausreichenden Anzahl von Helfern möglich. Sollten für eine notwendige Sofortbergung oder lebensrettende Sofortmaßnahmen alle Helfer nötig sein, erfolgt der Notruf zwangsläufig erst danach. In diesem Fall kann der Rettungsmannschaft bereits ein Überblick über die aktuelle Situation und die Verletzungen gegeben werden.

Auch bei der Unfallmeldung gilt: **unbedingt Ruhe bewahren!**

Genaue Angaben machen nach dem typischen **»W«-Schema:**
- **W**as ist passiert? (Absturz, Lawine, Spaltenunfall?)
- **W**ann ist es passiert?
- **W**o ist es passiert? Genaue Beschreibung, ggf. mit GPS-Koordinatenangabe!
- **W**ie viele Verletzte? (Erwachsene, Kinder?)
- **W**elche Verletzungen oder Krankheiten?
- **W**er meldet? Für Rückruf Handynummer angeben!
- Aber auch **W**arten auf evtl. Rückfragen: z. B. nach den **W**etterverhältnissen oder nach evtl. **W**indenbergung!

Das letzte Wort hat immer die Rettungsleitstelle und nicht der Alarmierende – also immer den Anweisungen der Notrufzentrale folgen!

Im Stress und unter Schock stellt man am besten die Frage: »Was wollen Sie wissen?«

Alarmierung per Mobiltelefon

Heute erfolgt die Alarmierung der Rettungsmannschaften meist vom Handy aus. Dieses gehört deshalb standardmäßig zur Notfallausrüstung eines Bergsteigers, zumal inzwischen in vielen Gebirgsgegenden ein Empfang möglich ist. Sollte es damit Schwierigkeiten geben, lohnt es sich oft, die Handyposition oder den Standort etwas zu ändern, z. B. durch Aufsuchen einer Gratschulter, eines Jochs oder eines Gipfels.

In Europa gilt meist der **internationale Notruf 112**, von wo aus ggf. sofort an die zuständige Rettungsorganisation weiterverbunden wird. Dort werden vom Rettungsexperten bei Bedarf wichtige Punkte gezielt abgefragt.

Als Handybenutzer erreichen Sie mit dem Notruf 112 (vorwahlfrei) eine Feuerwehr- oder Polizeinotrufzentrale. Die generelle Einführung der Rufnummer 112 als gemeinsame Notrufnummer für Rettungsdienst und Polizei ist europaweit schon länger beschlossen, allerdings noch nicht überall einheitlich durchgeführt (s. Tabelle rechts). Im Zweifelsfall sollte man in jedem Fall zuerst die Nummer 112 wählen.

Um einen Notruf mit dem Handy abzusetzen, benötigen Sie keine eingelegte SIM-Karte, das heißt ein funktionierendes Handy kann immer kostenfrei für einen Notruf benutzt werden. Sollten Sie kein Netz finden, könnte es sein, dass Ihr eigener Netzbetreiber keine Sendemasten in der näheren Umgebung hat. Es ist aber durchaus möglich, dass ein anderer Netzbetreiber erreicht werden könnte. Deshalb wurde für die Notrufnummer 112 die Möglichkeit geschaffen, sie unabhängig von einem bestimmten Netzbetreiber abzusetzen. Dazu gibt man nach dem Einschalten keine PIN ein und wählt gleich die 112 (oder wählt sich mit dem teilweise schon voreingestellten SOS-Button ein). So sucht sich das Handy das stärkste Netz vor Ort.

Sollte ein Notruf per Mobiltelefon nicht möglich sein, muss auf konventionelle Mittel zurückgegriffen werden: z. B. auf Telefon, auf Funkverbindung von einer Hütte aus, oder es muss notfalls selbst Hilfe aus dem Tal geholt werden. Dabei sollte immer überlegt werden, was der schnellste Weg zur nächsten Meldestelle (Hütte, Alm, Ortschaft usw.) ist: Denn der schnellste muss nicht unbedingt der nächste Weg sein!

Wenn die Gruppenstärke es erlaubt, gehen am besten zwei Personen zum Alarmieren. Auf keinen Fall sollte jedoch der Verletzte allein gelassen werden. Das ist nur bei einer Zweiergruppe unumgänglich (in diesem Fall so viel wie möglich an Kleidung und warmen Getränken zurücklassen).

Telefon-Notruf allgemein

Europaweiter Notruf   112

ohne Vorwahl, kostenfrei, außerhalb
Deutschlands nur über Mobiltelefon

Zusätzlich gelten in den Alpenländern folgende Rettungs-Nummern:

Deutschland

Polizei, deutschlandweit ohne Vorwahl, kostenfrei	110

Österreich

Bergrettung	140
Allgemeiner Rettungsdienst	144

Schweiz

Bergrettung (Rega)	1414
vom Ausland oder von ausländischem Netzbetreiber auch innerhalb der Schweiz	0041-333 333 333
Allgemeiner Notruf	112

Frankreich

Bergrettung	15/112
Bergrettung Chamonix	0450/531689

Italien

Bergrettung, Unfallrettung	118
Polizei, allgemeiner Notruf	113

Slowenien

Unfallrettung	112

Alpiner Sicherheits-Service ASS 24-Std.-Hilfe für DAV-Mitglieder bei Bergunfällen	0049-(0)89/30657091

1.6   Alpines Notsignal

Das »Alpine Notsignal« kommt vor allem dann in Frage, wenn keine Telefonverbindung möglich ist und der Verletzte nicht allein zurückgelassen werden kann oder ein Hilfeholen durch den unverletzten Retter für diesen allein zu gefährlich wäre. Dabei wird mittels Flagge, Lichtsignal, Geräuschen oder Ähnlichem sechsmal pro Minute (das heißt im Zehn-Sekunden-Abstand) ein Zeichen gegeben, dann folgt eine Minute Pause. Dieser Rhythmus wird mehrfach wiederholt. Das Antwortzeichen wird dreimal pro Minute (das heißt alle 20 Sekunden) gegeben, dazwischen wieder jeweils eine Minute Unterbrechung.

Am ehesten werden Lichtzeichen in der Nacht erkannt, wozu natürlich eine Taschenlampe nötig ist. Eine Alternative ist eine Trillerpfeife im Erste-Hilfe-Set. Auch Schreien und Rufen kann im Gebirge bisweilen je nach Windrichtung kilometerweit wahrgenommen werden – aber immer unmissverständlich um Hilfe rufen, nicht einfach nur »Hallo!« schreien.

1.7   Hubschrauberrettung

Ein Helikoptereinsatz bietet die schnellste und schonendste Abtransportmöglichkeit bei ernsten Verletzungen, ist aber bei schlechtem Wetter nicht immer möglich.

Entscheidend sind klare Angaben zum Notfallort, da dieser aus der Luft oft nur sehr schwierig zu finden ist. Besonders wichtig sind hier Angaben über markante Geländeformationen in offiziellen Karten (wie Gipfel, Scharten, Hütten, definierte Wege) zusammen mit einer Höhenangabe zur genauen Lokalisation. Am besten mit Karte und Höhenmesser den eigenen Standort definieren oder idealerweise GPS-Koordinaten angeben. Außerdem unbedingt auf gefährliche Luftfahrthindernisse wie Materialseilbahnen hinweisen!

Sollte der Hubschrauber an der falschen Stelle suchen, sofort die Leitstelle informieren. Bei Handykontakt mit dem Hubschrauber selbst kann man mit Hilfe eines imaginären Ziffernblattes, das man sich vor dem Piloten liegend vorstellt, diesen schnell und sicher einweisen. Befindet man sich vor dem Hubschrauber, ist dies für ihn 12 Uhr, bei 90 Grad seitlich rechts handelt es sich z. B. um 3 Uhr.

Ein geeigneter Landeplatz muss eine möglichst große, halbwegs ebene freie Fläche (von mindestens 4 x 4 m) mit fester Unterlage haben (Latschen und Felsblöcke weniger als 1 m hoch, keine Mulde). Zusätzlich ist eine

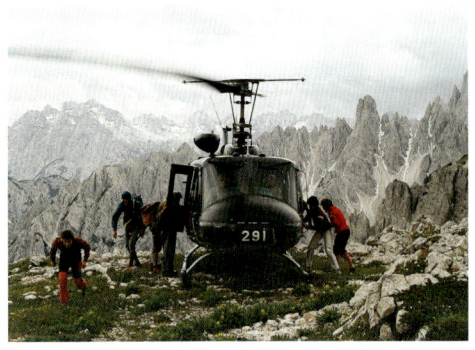

Hubschrauberabtransport in den Dolomiten.

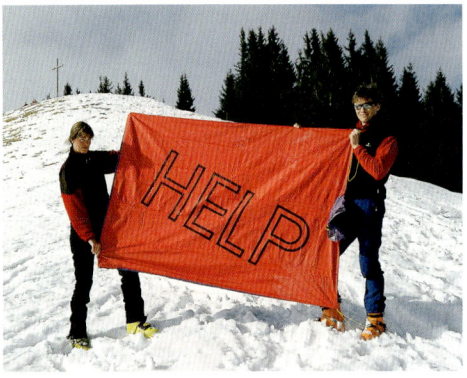

Notsignal »Help« auf Biwaksack aufgedruckt.

hindernisfreie An- und Abflugzone (von 20 x 20 m) nötig, um die im 45°-Winkel keine höheren Hindernisse existieren sollten (siehe Graphik unten). Im Notfall reicht auch ein Geländevorsprung für die Windenbergung bzw. zum Ausfliegen mit langem Seil unter dem Hubschrauber aus.

International gebräuchliche Signale:

■ Beide Arme schräg nach oben:
   Yes = ja, bitte helfen, hier landen!
■ Ein Arm nach oben, ein Arm nach unten:
   No = nein, keine Hilfe nötig, nicht landen!

Ein Einweiser ist für den Hubschrauber bei gutem Wetter nützlich, bei Wind eine große Hilfe und bei jeder Landung im Schnee unentbehrlich, da der Pilot im Endanflug die Schneeoberfläche nur noch an Hand des Einweisers erkennen kann. Diese wichtige Aufgabe ist durch den großen Lärm und vor allem den mächtigen »Downwash« mit Sturm, Staub und Schneegestöber sehr unangenehm – trotzdem sollte man sich keinesfalls vom Fleck rühren, selbst wenn der Hubschrauber sehr nahe (möglicherweise bis auf einen Meter) heranfliegt! Da der Hubschrauber gegen die Windrichtung landet, sollte die bei der Lan-

Optimale Bedingungen für Hubschrauber-Rettung

Landeplatz mindestens 4 x 4 m. Idealer Abstand zu Geländeerhöhungen: freie Fläche 20 x 20 m, von da ab keine Hindernisse im 45 Grad Winkel

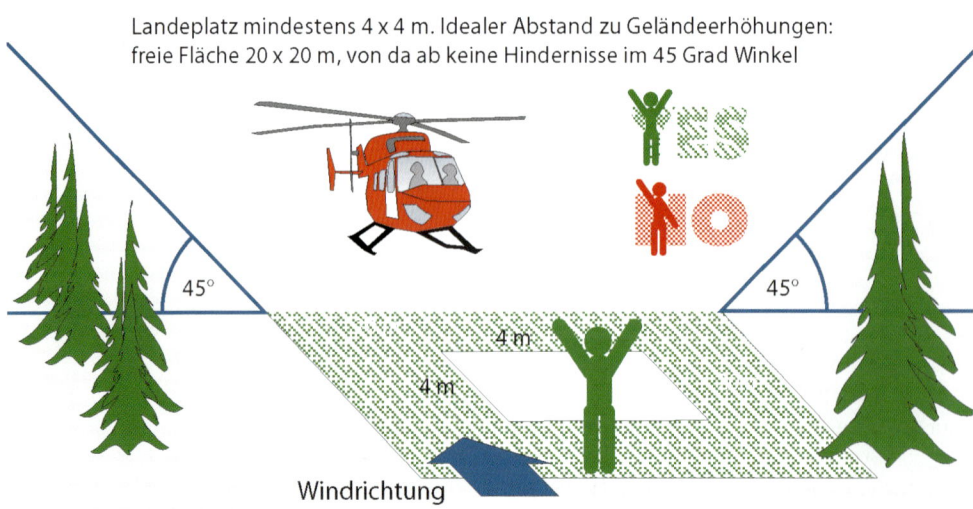

dung einweisende Person mit warmer, winddichter Kleidung, Schutzbrille (Sonnenbrille, Skibrille) mit dem Rücken zum Wind stehen. Hält der Einweiser noch ein Tuch oder Ähnliches in der Hand, kann der Pilot sogar die Windrichtung genau erkennen, solange er noch so weit weg ist, dass der Rotor den Bodenwind noch nicht beeinflusst.

Vor der Landung müssen lose Gegenstände wie Biwaksäcke, Alufolien oder Jacken wegen der starken Rotorenwirbel unbedingt entfernt und evtl. lockere Schneeflächen festgetreten werden. Nach der Landung sollte man sich nur auf Zeichen des Piloten von vorne gebückt und vorsichtig annähern (hinten besteht eine große Gefahr durch den Heckrotor!).

Bei einer Hubschrauberbergung in schwierigem Gelände mit einer abgestützten Kufe und laufendem Rotor beim Ein- und Aussteigen den Anweisungen des Rettungspersonals unbedingt Folge leisten! Den Hubschrauber nicht durch ruckartige Bewegungen gefährden! Analog gilt dies natürlich auch für Tau- oder Windenbergungen.

Hubschraubern soll man sich nur von vorne und mit Blickkontakt nähern!

1.8 Medizinische Notfallausrüstung (minimale Rucksackapotheke)

Bei Bergtouren sollte man immer eine kleine Rucksackapotheke dabei haben (z. B. Modul 1 – 3, siehe S. 120 – 121). Zusätzlich sind ein Handy sowie ein Biwaksack und je nach Jahreszeit noch Handschuhe empfehlenswert. Auch beim Mountainbiken sollte immer ein Handy und zumindest ein kleines Erste-Hilfe-Set (z. B. Modul 1) mitgeführt werden.

Die beschriebene Erste-Hilfe-Ausrüstung gilt für alle Wanderer, Kletterer, Skitourengeher, Kajakfahrer, Mountainbiker usw. Als Minimum sollte jeder Bergsteiger – auch innerhalb einer Gruppe oder auf einer Halbtagestour – folgendes Material in seinem Rucksack mitnehmen:

- 1 steriles Verbandspäckchen (8 cm breit)
- 2 Heftpflasterstreifen (schmal, breit, je 12 cm lang)
- 3 Steristrips (steril verpackte Wundnahtstreifen, 6 x 75 mm)
- 1 Rolle Tapeverband (2,5 cm breit, 5 m lang): auch für Reparaturen aller Art
- 5 mittelstarke Schmerztabletten: Zaldiar (37,5 mg Tramadol und 325 mg Paracetamol, rezeptpflichtig)
- 1 Wunddesinfektionsmittel: Jodlösung 10 ml (z. B. Sepso) mit zwei Wattestäbchen
- 2 sterile Kompressen (7 x 7 cm)
- 1 Paar verpackte (Gummi-) Schutzhandschuhe (groß): aus hygienischen Gründen und zum Selbstschutz
- 1 Dreiecktuch: zum Ruhigstellen und Verbinden, auch als Ersatz-Hals- bzw. Kopftuch
- 1 Aluminium-Rettungsfolie (210 x 150 cm): zum Erhalt der Körperwärme durch Reflexion, ggf. auch zur Signalgebung
- 1 Mull- bzw. Verbandsbinde (8 cm): für Kompressenfixierung und Salbenverbände
- 1 elastische (Acrylklebe-) Binde (8 cm): stabil, selbsthaftend, hautverträglich

Ausführlichere Informationen zu medizinischer Notfallausrüstung finden sich im Kapitel »Apotheken« (siehe Seite 118 – 129).

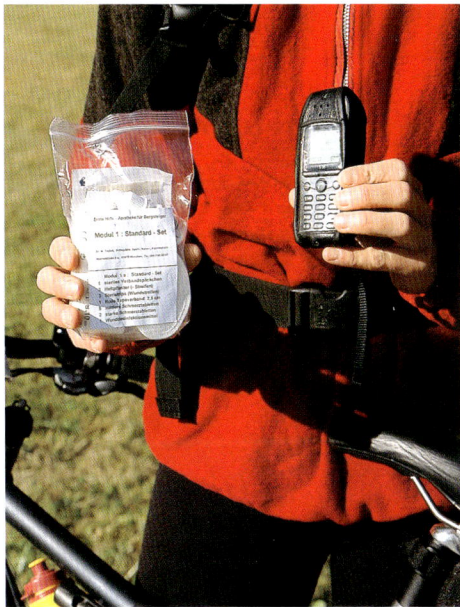

Erste-Hilfe-Set (z. B. Modul 1A, S. 120) und Handy beim Mountainbike als minimale Notfallausrüstung.

2. Lebensrettende Sofortmaßnahmen

2.1 Erkennen von lebens-bedrohlichen Zuständen am Unfallort

Ziel aller Notfallmaßnahmen am Unfallort ist das Wiederherstellen einer ausreichenden Sauerstoffversorgung des Verletzten. Bei Sauerstoffmangel, vor allem im Gehirn, aber auch in anderen lebenswichtigen Organen von Brust- und Bauchraum kann es schnell zu dauerhaften Schäden kommen. Nervenzellen im Gehirn können ohne Sauerstoff normalerweise maximal fünf Minuten überleben und abgestorbene Nervenzellen können nicht mehr erneuert werden!

Der Mensch kommt etwa 30 Tage ohne Nahrung, drei Tage ohne Wasser, aber nur drei Minuten ohne Sauerstoff aus!

Reaktionen eines Verletzten (= Ernsthaftigkeit der Situation)

Zuerst muss innerhalb weniger Sekunden abgeklärt werden, wie bedrohlich die Situation ist. Dies lässt sich aus den Reaktionen des Verunfallten erkennen, die nachfolgend in der Reihenfolge der Ernsthaftigkeit aufgeführt sind:

1. Ansprechen des Verletzten schon beim Annähern: »Was ist passiert?« Eine adäquate Antwort, wie z. B. »Ich bin gestürzt, ich glaube, mein Knöchel ist gebrochen«, bedeutet: der Verletzte ist **orientiert und bei Bewusstsein**.
2. Erfolgt zunächst keine Reaktion, den Verletzten laut anschreien: **»Hey, was ist los?«** Erfolgt erst jetzt eine Antwort oder ist sie inadäquat »Aua, Aua…!«, ist der Verletzte **zwar noch ansprechbar, aber bewusstseinsgestört** bzw. desorientiert. Hier ist klassischerweise eine stabile Seitenlagerung (siehe Seite 16) angezeigt.
3. Erfolgt immer noch keine Reaktion, den Verunfallten zunächst an der Schulter oder Hüfte rütteln, dann evtl. Schmerzreaktionen überprüfen, z. B. durch Kneifen der Haut und Muskulatur am Oberschenkel,

Oberarm (Innenseite) oder am Kinn. Bei einer Reaktion ist der Betroffene **zwar noch erweckbar, aber deutlich bewusstseinsgestört** (schläfrig).
4. Erfolgt erneut keine Reaktion, so ist der Verunfallte nicht erweckbar bzw. bewusstlos. Jetzt müssen unbedingt Atmung und Herzaktionen (Puls) überprüft werden, denn es besteht der **Verdacht auf tiefe Bewusstlosigkeit, Koma bzw. Atem- und/oder Herzstillstand**.

Entscheidend sind die Vitalfunktionen Atmung und Kreislauf (Herzschlag)!

ABC-Regel zur Beurteilung einer Notfallsituation

Die alte klassische ABC-Regel für Wiederbelebungsmaßnahmen hat inzwischen ausgedient und ist durch ein neues Schema ersetzt worden (siehe rechte Seite oben).

Die bekannte ABC-Regel kann deshalb nur noch als Erinnerungshilfe zum Beurteilen einer lebensbedrohlichen Situation verwendet werden. Dann heißt:

A = Atmung vorhanden oder gestört (Atemstillstand)?

B = Bewusstsein vorhanden oder gestört (siehe oben)?

C = Circulation (Kreislauf) vorhanden oder gestört (Schock oder Herzstillstand)?

2.2 Behandlung von lebensbedrohlichen Zuständen

Alle Basismaßnahmen gelten für Personen über acht Jahren. Über den Ablauf und Erfolg einer Wiederbelebung entscheiden auch der Trainingszustand, manuelle Fähigkeiten und theoretisches Wissen der Helfer sowie die Zusammenarbeit im Team.

2.2.1 Freimachen der Atemwege bei Atemstörungen

Ursachen von Atemstörungen

Bei Bewusstlosigkeit ist meistens nicht der Atemantrieb gestört, sondern es sind nur die

Neues Schema der Wiederbelebung:

Atemwege freimachen
und Kopf überstrecken!

Falls erfolglos
und Kreislaufstillstand:
30 x Herzdruckmassage

2 x Beatmen, dann erneut
30 x Herzdruckmassage
... und so fort ...

Atemwege durch die erschlaffte und zurückgesunkene Zungenmuskulatur verlegt.
Durch Bewusstlosigkeit kommt es zu einer Erschlaffung der Muskulatur (z. B. Herunterfallen des hochgehobenen Armes) und vor allem zu einem Verlust der wichtigsten Schutzreflexe (Husten, Niesen, Würgen usw.). Deshalb kann ein Bewusstloser nicht mehr adäquat reagieren und kein Blut, Erbrochenes oder Fremdkörper aus dem Mund-Rachen-Raum aushusten.
In Verbindung mit der Erschlaffung der Zungenmuskulatur werden somit sehr leicht die Atemwege verlegt und es entsteht eine akute Lebensgefahr durch Ersticken (siehe Abbildung unten links).

Kontrolle der Eigenatmung:

◉ **Fühlen:** Dabei am besten je eine Hand flach auf Brust und Bauchraum legen. Bei einer auch noch so flachen Atmung spürt man die Bewegungen der Hände (egal, ob eine Brust- oder Bauchatmung erfolgt). Alle anderen Erkennungsmethoden sind je nach Atemtiefe und Umweltbedingungen nicht ganz sicher.

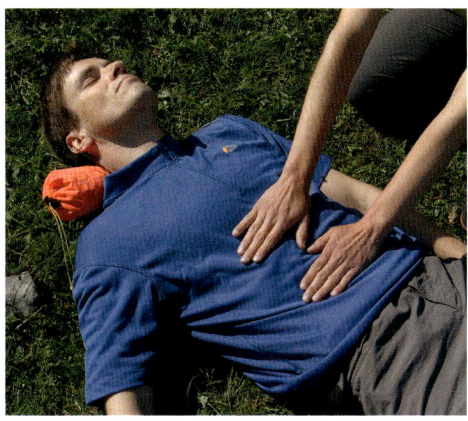

Atmung überprüfen mit flachen Händen auf Brustkorb und Bauchraum.

◉ **Sehen:** Atem- bzw. Brustkorbbewegungen sichtbar.
◉ **Hören:** Ein- und Ausatmungsgeräusche im Bereich von Nase und Mund. Dazu Ohr nahe an das Gesicht des Verunfallten halten.

Verlegen der Atemwege

durch Zurückfallen der Zunge
bei Bewusstlosen

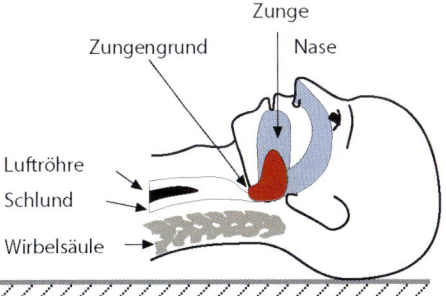

Überstrecken des Kopfes

zum Freimachen bzw. Freihalten
der Atemwege

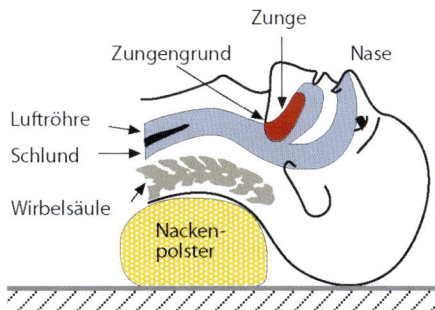

Erste Hilfe – Freimachen der Atemwege:
Diese Maßnahme hat oberste Priorität in der Erstversorgung eines bewusstlosen Patienten (siehe auch Abb. S. 23 unten und S. 24). Am wichtigsten ist eine Überstreckung des Kopfes, damit eine Verlegung der Atemwege als einfachste Ursache einer Atemstörung vermieden wird. Hierzu reicht zunächst einmal ein improvisiertes, hohes Nackenpolster aus einer Anorakrolle, Rucksackdeckelklappe etc., um – speziell als alleiniger Helfer – beide Hände zum Arbeiten frei zu haben. Die Überprüfung der Atmung sollte im Idealfall nicht länger als zehn Sekunden in Anspruch nehmen.

➕ Patienten auf den Rücken drehen
➕ Überstrecken des Kopfes und Kinn anheben
➕ Kopf mit Händen halten oder Unterlegen einer hohen Nackenrolle
➕ Öffnen des Mundes und Inspektion der Mundhöhle
➕ Zuerst Entfernen von losen Zähnen oder lockeren Zahnprothesen
➕ Reinigung des Rachenraums mit Auswischen von Blut oder Erbrochenem
➕ Möglichst mit Einmalhandschuhen oder einem Taschentuch arbeiten

In den allermeisten Fällen reichen diese Maßnahmen aus, damit der Patient wieder spontan atmen kann. Sollten größere Fremdkörper tiefer im Rachen stecken und sich nicht entfernen lassen, sind spezielle Techniken erforderlich, die am besten im Rahmen eines Erste-Hilfe-Kurses für Fortgeschrittene erlernt werden sollten (z. B. Schlag zwischen die Schulterblätter, Handgriff zur Druckerhöhung im Brustraum).

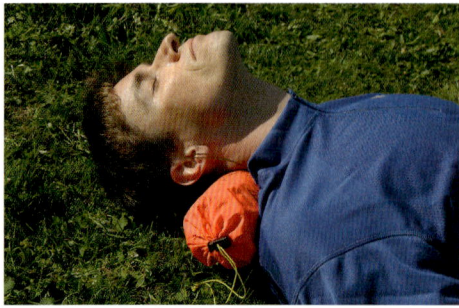

Kopf überstreckt lagern (z. B. mit kleiner Rolle unterm Nacken).

Tipp: Ein Finger samt Knochen ist schnell abgebissen. Zum Selbstschutz vor unwillkürlichem Zubeißen des Verletzten sollte dessen Mund durch Zwischenschieben eines festen »Platzhalters« zwischen die Zähne (dicker Ast, Skistockgriff, notfalls sogar eine Eisschraube) offen gehalten werden. Oder einfacher mit der freien Hand die Wange des Verletzten fest zwischen die Zahnreihe von Ober- und Unterkiefer drücken, das heißt der Verletzte wird nicht zubeißen, da er sich selbst weh tun würde.

2.2.2 Beatmung bei Atemstillstand

Falls trotz Freimachen der Atemwege und Überstrecken des Kopfes immer noch keine Atmung feststellbar ist, wird die Beatmung eingeleitet, auch wenn man noch einen Puls tasten kann. Atem- bzw. Herz-Kreislaufstillstand sind eng voneinander abhängig: Ist ein System gestört oder ausgefallen, wird in kurzer Zeit auch das andere beeinträchtigt oder fällt ganz aus.

Prinzipien bei der Atemspende:

➕ Der Helfer kniet seitlich neben dem Kopf des Verletzten
➕ Überstreckung des Kopfes mit den Händen oder besser durch improvisiertes Nackenpolster
➕ Zuhalten von Nase oder Mund des Verletzten (zum »Abdichten«)
➕ Offener Mund des Helfers wird über die Nase oder den Mund des Verletzten mit leichtem Druck auf die Haut aufgelegt
➕ Normale Atmung des Helfers (nicht zu viel)
➕ Langsames Einblasen der Luft (ca. zwei Sekunden lang)
➕ Danach eigenen Kopf heben und zur Sichtkontrolle zum Brustkorb des Verletzten drehen
◉ Der Brustkorb muss sich synchron zur Beatmung heben und wieder senken (**Sehen**)
◉ Abwarten, bis Ausatmung beendet ist (passiert automatisch durch die Eigenspannung der Rippenmuskulatur, die den Brustraum zusammenzieht), dabei weitere Kontrolle der Ausatmung durch **Hören** (Ohr nahe Nase) und **Fühlen** (Ausatemluft an Wange)
➕ Dann erneute Atemspende im gleichen Rhythmus

Frequenz der Beatmung:

Sie beträgt normalerweise beim Erwachsenen 12 – 15 Atemzüge pro Minute, das heißt ca. alle vier bis fünf Sekunden. Atemspende je nach Alter des Betroffenen:

Erwachsene:	ca. 15 x / Minute
Jugendliche:	ca. 20 x / Minute
Kinder:	ca. 25 x / Minute
Kleinkinder und Säuglinge	ca. 30 x / Minute

Dosierung der Atemspende

Je nach Größe, Reaktion und Widerstand des Verletzten atmet der Helfer beim nächsten Mal etwas tiefer ein oder er bläst etwas weniger Luft in die Lunge des Verunfallten. Bei Kindern wegen der kleineren Lunge natürlich weniger einblasen, bei Säuglingen entspricht die Luftmenge nur etwa dem Luftinhalt eines Erwachsenenmundes!

Mund-zu-Nase-Beatmung (unten links)

Die Beatmung von Mund zu Nase entspricht dem natürlichen Atemweg und ist deshalb der Mund-zu-Mund-Beatmung vorzuziehen.

Vorteile:

- Hygienischer und zusätzliche Filterwirkung der Nase
- Leichteres Abdichten der Atemwege, speziell bei Bartträgern

Durch den längeren Weg bis zum Kehlkopf wird der Beatmungsdruck besser verteilt (das heißt geringere Druckspitzen)

Durchführung

- Der Helfer überstreckt den Kopf durch Anheben des Kinns mit der unteren Hand, die gleichzeitig den Mund schließt
- Die obere Hand an der Stirn-Haar-Grenze unterstützt die Überstreckung (siehe Bild 1)
- Der Mund des Helfers umschließt die Nase des Verletzten und übt dabei einen Druck auf die Haut aus, um ein gutes Abdichten zu erreichen

Mund-zu-Mund-Beatmung (unten rechts)

In der Regel wird diese Technik nur dann angewandt, wenn die Nase verletzt oder verlegt ist.

Durchführung:

- Hier ist hauptsächlich die obere Handfläche des Helfers an der Stirn-Haar-Grenze für die Überstreckung des Kopfes zuständig
- Dabei schließen Daumen und Zeigefinger des Helfers gleichzeitig die Nasenlöcher zu
- Die untere Hand öffnet den Mund des Verletzten, indem der Daumen zwischen Kinn und Lippen den Unterkiefer hinunterdrückt
- Der Helfer setzt seinen weit geöffneten Mund über den des Verletzten und versucht, durch Druck diesen gut abzudichten
- Aus Hygienegründen empfiehlt sich eine durchlässige Beatmungsfolie, notfalls tut es auch ein sauberes (Stoff-)Taschentuch

Kontrolle der Beatmung (nach zehn Beatmungszyklen):

- Bei Erfolg (das heißt Eigenatmung): Verletzten in stabile Seitenlage bringen
- Bei fehlendem Puls Beginn mit Herzdruckmassage

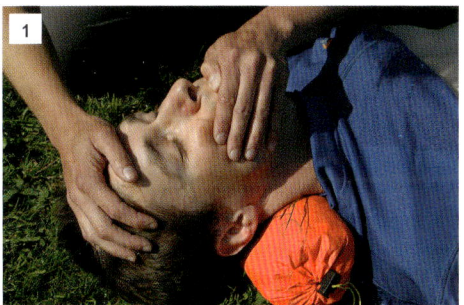

Atemspende von Mund zu Nase:
Zuhalten des Mundes durch Hochpressen des Unterkiefers / Kinns mit der Handfläche und ggf. Zuhalten der Lippen mit zwei Fingern.

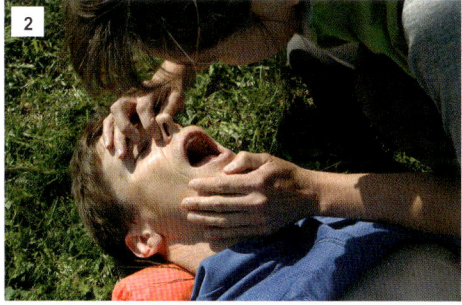

Atemspende von Mund zu Mund:
Zuhalten der Nase mit zwei Fingern und gleichzeitigem Überstrecken des Kopfes mit der Handfläche an der Stirn.

2.2.3 Herzdruckmassage bei Herz-Kreislauf-Stillstand

Mögliche Ursachen eines Herz-Kreislaufstillstands sind:

- ■ Verlegung der Atemwege (mit folgendem Sauerstoffmangel)
- ■ Herzprobleme (durch Infarkt, Rhythmusstörungen)
- ■ Stromunfall (durch Blitzschlag)
- ■ Starker Schock (z. B. durch Blutverlust)
- ■ Allergischer Schock (durch Überreaktion)
- ■ Vergiftung bzw. Medikamentenüberdosierung

Anzeichen eines Herz-Kreislaufstillstands

Da Kreislauf- bzw. Pulskontrollen in einer Notfallsituation relativ schwierig durchzuführen sind und innerhalb von zehn Sekunden abgeschlossen sein sollten, werden sie nach den neuesten Leitlinien nur noch für geschulte Helfer empfohlen. Von Laienhelfern ohne Erfahrung werden deshalb lediglich indirekte Kreislaufzeichen wie Atmung, Husten oder Bewegung überprüft. Sonstige Zeichen von Herzstillstand sind beidseitig weite, reaktionslose Pupillen.

Achtung: Nach den neuesten Empfehlungen der europäischen Rettungsorganisationen wird nicht mehr nach dem alten Schema A-B-C vorgegangen! Stattdessen wird nach »Atemwege freimachen und Kopf überstrecken« gleich mit der Herzdruckmassage begonnen. Primär soll der Kreislauf aufrecht erhalten werden. Der Restsauerstoff im Blut reicht dafür aus.

Lieber einen Verletzten unnötig wiederbeleben (ist verantwortbar), als einen Bewusstlosen mit Atem- oder Kreislaufstillstand nur in die stabile Seitenlage bringen (das wäre ein fataler Irrtum!).

Prinzipien der Herzdruckmassage

Falls kein Puls getastet wird oder andere Zeichen auf einen Herzstillstand hinweisen, ist unverzüglich mit der Herzdruckmassage zu beginnen. Durch die Kompression des Herzens zwischen Brustbein und der darunter liegenden Wirbelsäule wird das Blut aus dem Herzen passiv ausgepresst. Durch die Anordnung der Herzklappen, die wie Ventile das Blut nur in eine Richtung fließen lassen, wird das Blut aus dem Herzen in die Aorta (Hauptschlagader) bzw. in den arteriellen Blutkreislauf gepumpt.

Beim Loslassen kann sich das Herz wieder ausdehnen und saugt durch Unterdruck das sauerstoffreiche Blut aus dem Lungenkreislauf in die rechte Herzkammer. Auf diese Weise kommt passiv genügend Sauerstoff in die Zellen des Gewebes, bis Atmung und Kreislauf durch erfolgreiche Wiederbelebung wieder von alleine funktionieren.

Die Herzdruckmassage ist insgesamt wichtiger als die Beatmung! Zuerst 30 x Herzdruckmassage, dann 2 x beatmen und so fort.

In Zweifelsfällen (z. B. mangelnde Erfahrung, Helfer erschöpft oder Verletzter mit schweren Gesichtsverletzungen) besser eine Herzdruckmassage ohne Unterbrechungen und ohne Beatmung durchführen (funktioniert notfalls bis etwa zwölf Minuten nach Kreislaufstillstand).

Durchführen der Herzdruckmassage (siehe Abbildung Seite 27):

- ✚ Lagerung des Verunfallten auf harter, flacher Unterlage in Rückenlage (bei einem Notfall auf einer Berghütte nicht im Bett oder Lager, da durch ein Nachgeben der Matratze zu wenig Kompression auf das Herz möglich ist!)
- ✚ Hinknien des Helfers seitlich in Höhe des Brustkorbs neben dem Verletzten
- ✚ Freimachen des Brustkorbs (ausgenommen bei großer Kälte)

Bestimmen des Druckpunktes: (Bildsequenz Seite 28)

- ✚ Etwa in der Mitte der unteren Brustbeinhälfte, ungefähr zwischen den Brustwarzen (»between the nipples«)
- ✚ Oder Brustbeinende zwischen den beiden Rippenbögen aufsuchen, dann zwei Querfinger nach oben anlegen
- ✚ Anschließend Aufsetzen des anderen Handballens (mit gestreckten Fingern) oberhalb der zwei Finger direkt über dem Brustbein (nicht zu tief am Brustbeinende und nicht seitlich an den Rippen!)

Erste-Hilfe-Maßnahmen im Gebirge • Lebensrettende Sofortmaßnahmen

Schema der Herzdruckmassage in Einzelschritten

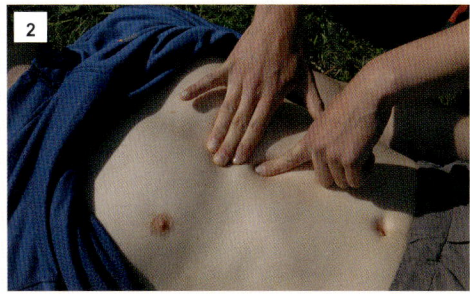

Brustbeinende am unteren Rippenbogen tasten.

Druckpunkt 2 – 3 Fingerbreiten darüber aufsuchen.

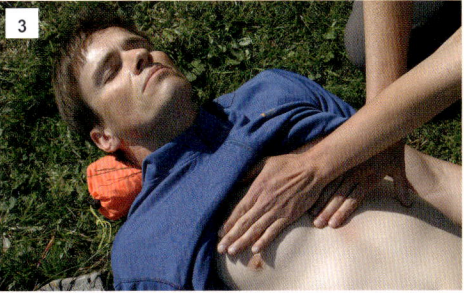

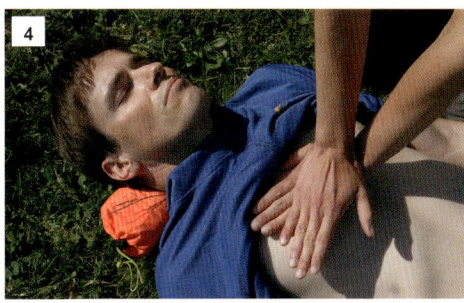

Handfläche auf den optimalen Druckpunkt legen.

Zweite Handfläche darüber legen (Finger ausgestreckt).

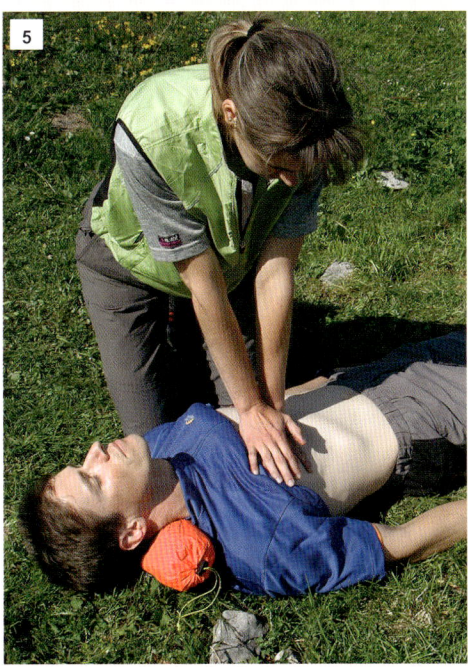

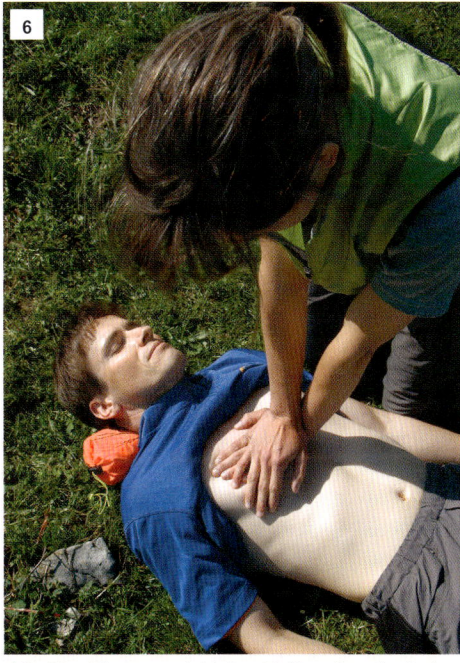

Beide Arme des Helfers ausgestreckt und senk-recht über dem Brustbein des Verletzten.

Mit Oberkörpergewicht des Helfers Brustkorb des Verletzten ca. 4 – 5 cm tief eindrücken.

Herzdruckmassage bei Kreislaufstillstand

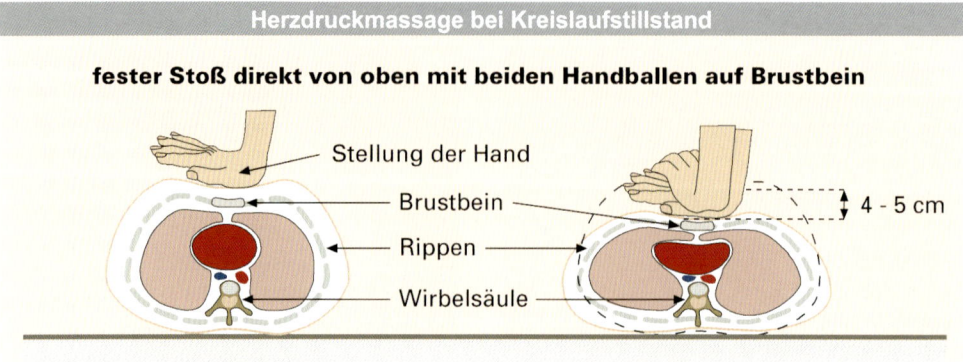

fester Stoß direkt von oben mit beiden Handballen auf Brustbein

Stellung der Hand — Brustbein — Rippen — Wirbelsäule — 4 - 5 cm

- Die zweite Hand des Helfers (ebenfalls mit gestreckten Fingern) wird auf den Handrücken der unteren Hand gelegt (damit liegt nur der Ballen der unteren Hand auf dem Brustbein auf)
- Die Ellenbogen werden ganz gestreckt (es kostet zu viel Kraft, die Herzdruckmassage nur aus der Oberarmmuskulatur heraus zu machen)
- Der Helfer beugt sich über den Betroffenen, um sein ganzes Körpergewicht für die Herzdruckmassage einsetzen zu können, wobei die Schultern senkrecht über dem Druckpunkt stehen (bei Kindern weniger Kraft einsetzen)
- Kurze kräftige Stöße auf das Brustbein des Betroffenen: Dabei muss dieses um ca. vier bis fünf Zentimeter eingedrückt werden (mit gleichmäßigem, nicht zu ruckartigem Druck)
- Kompressions- und Entlastungsphasen sind etwa gleich lang
- Auch während der Entlastungsphase verbleiben die Hände des Helfers am Druckpunkt auf dem Brustbein

Koordination von Herzdruckmassage und Beatmung

Die Wiederbelebung ist körperliche Schwerstarbeit – ein einzelner Helfer würde rasch ermüden. Deshalb sollte nach Möglichkeit sofort eine weitere (professionelle) Unterstützung angefordert werden. Dies darf aber keine große Zeitvergeudung verursachen, denn die Wiederbelebung geht natürlich vor. Im Gegensatz zu früher wird bei Laien heute eine Wiederbelebung nur durch einen einzelnen Helfer durchgeführt, wobei aber immer wieder abgewechselt werden sollte.

Ein-Helfer-Methode:
- Druckpunkt über dem Brustbein aufsuchen (Bilder S. 27)
- 30 x Herzdruckmassage (wie oben beschrieben)
- Positionswechsel nach oben in Richtung Kopf (Hinaufrutschen auf Knien)
- Atemwege freimachen und Überstrecken des Kopfes (besser schon vorher!)
- 2 x Beatmung des Patienten (damit wieder Sauerstoff ins Blut kommt, das dann im Kreislauf weiterverteilt wird). Dauer: ca. 2 bis 3 Sekunden pro Beatmungszyklus
- Erneuter Positionswechsel zum Brustkorb, und 30 x Herzdruckmassage usw.

Frequenz der Herzkompressionen:
- Bei Erwachsenen ca. 100 x pro Minute (durch die Unterbrechungen bei der Beatmung entspricht dies effektiv etwa 60 Schlägen pro Minute)
- Bei Kindern ca. 120 x pro Minute

Kontrolle von Puls und Atmung
Sie sollte erstmals nach ca. zehn Zyklen mit Beatmung und Herzdruckmassage erfolgen:
- Falls keine Herz- und Kreislaufreaktion eintritt, Fortführen von Beatmung und Herzdruckmassage (mit Kontrolle ca. alle 3 – 5 Minuten)
- Bei erfolgreicher Wiederbelebung mit Spontanatmung und Puls des Verunfallten sowie Verbesserung der Hautfarbe (rosig) und Verengung der vorher erweiterten Pupillen:

Beenden und weitere Versorgung nach Notwendigkeit (z. B. Stabile Seitenlage oder Schocklage, erweiterte Erste Hilfe usw.)

Zwei-Helfer-Methode (nur bei entsprechender Schulung oder Erfahrung!)

Nach den neuesten Richtlinien wird die klassische Zwei-Helfer-Methode (ein Helfer beatmet, der zweite führt die Herzdruckmassage durch) nur noch für geschulte Personen empfohlen. Trotzdem wird hier noch die Zwei-Helfer-Methode kurz erläutert:

Koordination bei zwei Helfern

Während der Herzdruckmassage-Helfer aktiv ist, zählt der Beatmungs-Helfer am besten im Geiste mit, damit er seinen Einsatz nicht verpasst! Der Helfer für die Herzdruckmassage sollte so lange abwarten, bis der Patient ausatmet (nicht zu früh anfangen, um nicht gegen das Einblasen des Beatmungshelfers zu arbeiten). Zumindest am Anfang empfiehlt es sich sogar, laut mitzuzählen, um eine bessere Koordination der beiden Helfer zu erreichen.

Rhythmus bei zwei Helfern:

➕ Zuerst 30 x Herzdruckmassage durch ersten Helfer
➕ 2 x Beatmen durch zweiten Helfer
➕ 30 x Herzdruckmassage usw.

Erfolgskontrolle nach ca. zehn Zyklen wie bei der Ein-Helfer-Methode, dann ggf. fortfahren.

2.3 Komplikationen, Wiederbelebungsdauer, Todeszeichen

Mögliche Komplikationen bei der Herzdruckmassage

🟥 Brüche von Rippen, evtl. des Brustbeins möglich, dadurch sogar innere Blutungen
🟥 Ggf. Quetschungen von Herz, Magen, Leber

Diese zum Teil unvermeidlichen Komplikationen (vor allem bei älteren Patienten mit relativ starrem Brustkorb) müssen gegenüber der viel wichtigeren Wiederbelebung als kleineres Übel in Kauf genommen werden. Eine Übersicht über die möglichen Fehlerquellen bei der Wiederbelebung, inklusive Abhilfemaßnahmen, gibt die folgende Tabelle.

Fehlerquellen bei der Wiederbelebung		
Ursache	**Wirkungen / Gefahren**	**Abhilfe**
Herzdruckmassage		
falscher Druckpunkt	Massage nicht effektiv bzw. Gefahr von Rippenbrüchen	Handfläche 2 Querfinger über unterem Brustbeinende
Arme gebeugt oder Schultern nicht über Brust des Verunfallten	zu schnelle Ermüdung des Helfers, zu geringer Druck auf das Brustbein	Arme immer gestreckt, Schultern über Brustbein
zu starkes Eindrücken	Gefahr von Rippenbrüchen	ca. 4 – 5 cm eindrücken
unkoordinierte Aktionen bei 2 Helfern	Gegeneinanderarbeiten von Beatmung und Herzkompression	Arbeiten im Rhythmus, ggf. laut mitzählen, ggf. Positionen wechseln
Beatmen		
Atemwege nicht frei	ggf. Beatmen in Speiseröhre und Aufblähen des Magens	Kopf ganz überstrecken, Atemwege freimachen
ungenügendes Abdichten bei Beatmung (häufig)	die Atemluft entweicht, zu wenig Sauerstoff kommt an	mehr Druck mit Mund und Lippen ausüben
zu schwaches Einblasen	zu wenig Sauerstoff	tieferes Luftholen des Helfers
zu starkes bzw. zu tiefes Luftholen	Gefahr von Magenüberblähung	reduziertes Einblasen des Helfers

Dauer der Wiederbelebung

Bei einem Helfer wird je nach Kondition nach etwa 30 bis 45 Minuten eine Erschöpfung eintreten. Falls bis dahin die Wiederbelebung nicht erfolgreich war, kann sie eingestellt werden. Bei mehreren Helfern sollte noch etwas länger reanimiert werden, aber nach 60 Minuten können auch hier die Maßnahmen abgebrochen werden, außer bei Unterkühlung oder wenn mit baldigem Eintreffen eines Arztes zu rechnen ist.

Bei schwersten Verletzungen (z. B. an Kopf, Hals oder Brust), die mit Sicherheit tödlich sind, wird keine Wiederbelebung durchgeführt. Das Gleiche gilt, wenn der Verunfallte schon länger tot zu sein scheint bzw. sichere Todeszeichen aufweist.

Den Tod sollte zwar nur ein Arzt feststellen, trotzdem ist es sinnvoll, auch als Laie die Todeszeichen zu kennen, um nicht überflüssigerweise eine anstrengende, aber nutzlose Wiederbelebung durchführen zu müssen.

Sichere Zeichen zur Todesfeststellung:

- Dunkelrote Leichenflecken (an den unten aufliegenden Körperstellen, also meist Schulter, Rücken, Gesäß, Oberschenkelrückseite, frühestens nach 20 Minuten)
- Totenstarre (zuerst an den Kaumuskeln und kleinen Gelenken, Beginn nach 30 Minuten bis 2 Stunden)
- Verwesungszeichen (Leichenfäulnis, Beginn nach einigen Stunden)
- Absolut tödliche Verletzungen (wie Enthauptung, Zerschmetterung)

Unsichere (nicht zur Todesfeststellung verwertbare) Zeichen:

- Bewusstlosigkeit
- Fehlen von Atmung und Puls
- Fehlen von Reflexen
- Weite reaktionslose Pupillen

Gerade bei starker Unterkühlung und nach Ertrinken im kalten Wasser ist es (auch für den Arzt) sehr schwierig, den Tod festzustellen, da hierbei ein von außen kaum wahrnehmbarer Minimalkreislauf (ähnlich dem Winterschlaf bei Tieren) existieren kann. Dies gilt besonders auch bei Kindern, die generell eine größere Regenerationsfähigkeit haben (siehe Kapitel »Unterkühlung«, Seite 78).

2.4 Lebensbedrohliche Blutungen

Bei einfachen Blutungen handelt es sich in der Regel um Verletzungen der oberflächlich gelegenen Venen-Blutgefäße, die zum Herzen zurückführen. Bei schweren Blutungen ist meistens eine Arterie betroffen (vom Herzen her kommendes rhythmisch spritzendes Blut). In diesen Fällen droht ein rascher Blutverlust mit großer Schockgefahr, sodass sofortiges Handeln erforderlich ist. Dies kann eventuell auch vor den Wiederbelebungsmaßnahmen nötig sein, da durch die Herzdruckmassage die Blutung noch verstärkt werden könnte.

Arterielle Blutung = pulsierend, eher hellrote Farbe (lebensbedrohlich) venöse Blutung = kontinuierlich, eher dunkelrote Farbe

Erste Hilfe bei starken Blutungen:

- Verletzten in eine stabile Lage bringen (sitzend oder liegend)
- Verletzte Extremität hochlagern/hochhalten
- Ggf. betroffene Arterie zwischen Wunde und Herz an den entsprechenden Gelenkinnenseiten (Achsel, Ellenbeuge, Leiste, Kniekehle) abdrücken, am besten durch einen zweiten Helfer
- Bei sehr starken Blutungen ungeöffnetes Verbandspäckchen auf die Wunde pressen oder notfalls Finger in die Wunde drücken – mit Einmalhandschuhen, oder der Verletzte drückt selbst (»Blutstillung vor Sterilität«)
- Keimfreie Wundauflage (steriles Verbandspäckchen) verwenden
- Druckverband anlegen (siehe unten)
- Bei inneren Blutungen schnell evakuieren

Druckverband

Das Druckpolster besteht aus einem elastischen, flachen und wasserfesten Päckchen, das über die Wundauflage gelegt wird, um dort Druck auf die Wunde auszuüben (siehe Abb. S. 31 oben und S. 57 Nr. 4). Dieses sollte zur besseren Kontrolle möglichst kein Blut aufsaugen. Am besten eignen sich ein weiteres Verbandpäckchen, ein eingepacktes Dreiecktuch, eine Packung Papiertaschentücher, eingepackte Müsliriegel, aber auch ein eingerollter Hut oder zusammengefaltete Überzieh-handschuhe. Der Fantasie sind kaum Grenzen gesetzt – notfalls tut es auch ein Brillenetui oder ein flacher, abgerundeter Stein.

Was mit Druck(-verband) nicht funktioniert, funktioniert mit mehr Druck!

Bei Durchweichen des Verbandes wird eventuell noch ein zweiter Druckverband über dem ersten angelegt. In den allermeisten Fällen reichen diese Maßnahmen zur Blutstillung völlig aus. Bei Verletzungen am Rumpf wird über sterilen Kompressen als Wundauflage und einem Druckpolster ein Druckverband mit langen Tapestreifen am Rumpf aufgeklebt.

Abbinden

Ein Abbinden ist nur als allerletztes Mittel in sehr schweren Fällen notwendig, wenn ein Druckverband die Blutung nicht stillen konnte (z. B. bei großen Amputationsverletzungen). Das Abbindematerial muss fest und breit sein (mindestens 3 – 4 cm), damit es nicht punktuell einschneidet und zu schweren Nerven- oder Gefäßverletzungen führt. Gut geeignet sind hierfür gewickelte Dreiecktuch-Krawatten, breite Gürtel oder feste Binden, die etwas oberhalb der Wunde angelegt werden.

Anlegen an Ober- und Unterarm

Ausreichend ist hier ein festes Anziehen des Dreiecktuches mit den Händen, am besten im so genannten Ankerstich und mit Verknoten der Enden (siehe unten und S. 32 oben).

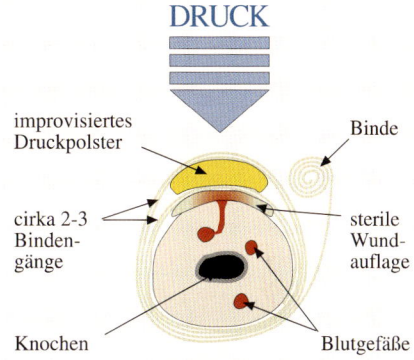

bei starken Schlagader-Blutungen an Armen oder Beinen

DRUCK

improvisiertes Druckpolster — Binde

cirka 2-3 Binden-gänge — sterile Wund-auflage

Knochen — Blutgefäße

Anlegen im Beinbereich

Sowohl am Oberschenkel als auch am Unterschenkel ist wegen der großen Muskelmasse eine andere Methode vorteilhaft. Nach einem festen Verknoten über dem Bein wird in einen weiteren Knoten ein Hebelarm eingebunden. Dies kann ein abgebrochener Ast, eine Eisschraube, ein kurzer Stock oder ein Schaufelstiel sein. Dieser wird so lange gedreht, bis unterhalb des Abbindens kein Puls mehr zu verspüren ist und der Verletzte den Druck gerade noch aushalten kann. Der Hebelarm wird dann am Bein fixiert. Für die nachfolgende ärztliche Behandlung sollte unbedingt der

am Arm mittels Dreieckstuch (Krawatte)

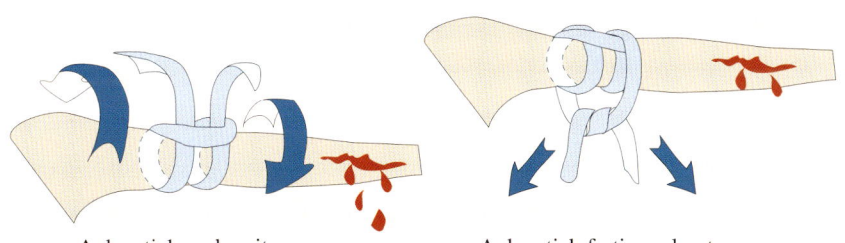

Ankerstich vorbereiten   Ankerstich fertig verknoten

Abbinden

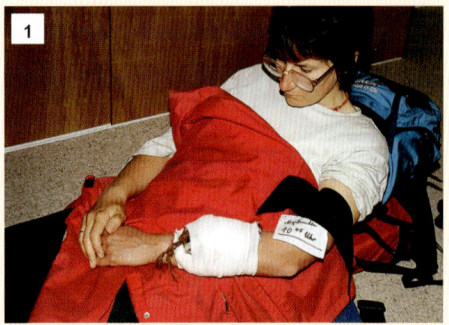

Abbinden an Ober- / Unterarm mittels Dreiecktuch nur dann, wenn ein Druckverband nicht
ausreicht (Dreiecktuch-Krawatte als Ankerstich).

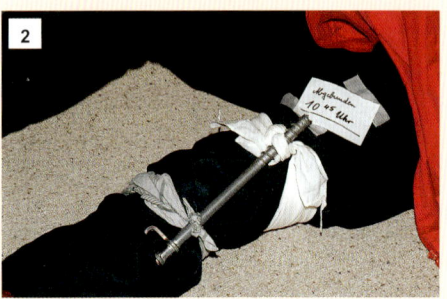

Abbinden an Ober- / Unterschenkel mittels Dreiecktuch und zusätzlicher Knebelung mit
einem Hebelarm (Ast, Eisschraube,
Rucksack-Aluschiene o. ä.).

Zeitpunkt des Abbindens auf einem Begleitzettel aufgeschrieben werden (siehe oben).

*Nach dem erfolgreichen Abbinden bei
einer schweren Blutung kann man noch
einen (eventuell zweiten) Versuch machen, einen Druckverband sorgfältig
und in Ruhe anzulegen. Danach muss
natürlich die Abbindung zur Kontrolle
des Druckverbandes wieder geöffnet
werden. Dieser Versuch ist allemal besser als das nicht ganz ungefährliche und
schmerzhafte Abbinden.*

Dauer der Abbindung

Diese sollte wegen möglicher Gewebeschä-
den durch Sauerstoff-Unterversorgung möglichst nicht länger als eineinhalb bis zwei Stunden belassen werden. Bei längerem Transport empfiehlt sich nach dieser Zeit trotz einer
gewissen Vergiftungsgefahr durch das verbrauchte, zurückströmende Blut ein kurzes
Öffnen der Abbindung (ca. zwei bis drei Minuten), damit die Extremität wieder etwas durchblutet und mit Sauerstoff versorgt wird.

Amputationsverletzungen

Wird bei einem Unfall ein Körperteil (meist
eine Extremität) ganz oder teilweise vom Körper abgetrennt, spricht man von einer Ampu-
tationsverletzung.

Erste Hilfe:

✚ Hochhalten und Blutstillung des Stumpfes
mit einem festen Druckverband
✚ Möglichst nicht abbinden, da hierbei das
Gewebe geschädigt wird (ungünstig für
eventuelles Wiederannähen!)
✚ Sammeln aller abgetrennten Körperteile
✚ Diese nicht reinigen, aber einwickeln in sterile Kompressen
✚ In einem wasserdichten Plastiksack gut
verschließen
✚ Dieses Säckchen zur Kühlung in einen
zweiten, mit Eis oder kaltem Wasser gefüll-
ten Plastiksack geben und ebenfalls gut
verschließen
✚ Schneller Transport von Patient und den abgetrennten Körperteilen in ein Krankenhaus
✚ Dort ggf. Operation (Wiederannähen) innerhalb von 4 bis 24 Stunden

Innere Blutungen

Geschlossene Verletzungen, z. B. durch Stürze, sind im Alpinbereich häufig und können zu
inneren Blutungen führen, das heißt, es dringt
kein Blut nach außen, sondern nur in körperei-
genes Gewebe. Daher sind diese Blutungen
oft sehr schwer einzuschätzen.
Ein Erwachsener hat eine Blutmenge von fünf
bis sechs Litern. Bei gesunden Personen ist
ein Blutverlust von einem Liter ohne Gefahr
tolerierbar, führt aber zu einer Schwäche. Ein
Blutverlust von mehr als zwei Litern ist jedoch
akut lebensgefährlich und führt zum Schock.

Mögliche Blutverluste:

Bei inneren Organen (Leber, Milz, große Blutgefäße) kann der Blutverlust mehrere Liter betragen. An den Extremitäten geht man von folgenden Werten aus: Oberarm 1 l, Unterarm 0,5 l,
Becken 3 l, Oberschenkel 2 l, Unterschenkel 1 l.

Äußere Blutungen werden meist über-
schätzt, innere dagegen eher unterschätzt!

Erste Hilfe:
➕ Lagerung mit entspannter Bauchdecke
➕ Ruhigstellen bzw. Schienen betroffener
Extremitäten
➕ Optimale Schockbekämpfung
➕ Schneller Abtransport in ein Krankenhaus
zur genauen Diagnosestellung und Therapie

2.5 Schock (mit Sonderformen)

Schock im medizinischen Sinn ist die Unfähig-
keit des Kreislaufs, den Körper mit genügend
sauerstoffreichem Blut zu versorgen und bedeutet eine ungenügende Durchblutung le-
benswichtiger Organe, verbunden mit einem
deutlichen Blutdruckabfall. Hierbei handelt es
sich um ein Missverhältnis zwischen Blutangebot und -bedarf, hervorgerufen durch großen
Blutverlust oder fehlgesteuerte Blutverteilung
mit einem Sauerstoffmangel von Gehirn sowie
Herz, Lunge, Leber und Nieren. Ein Schockzu-
stand ist immer ein schwerwiegendes Alarmzeichen des Körpers und signalisiert akute Lebensgefahr! Als Folge davon versucht der Körper durch so genannte **»Kreislaufzentralisation«** (Abbildung Seite 74) wie bei der Unterkühlung primär nur den Körperkern mit dem lebenswichtigen Sauerstoff zu versorgen.

Ursachen:
⬛ Größere oder mehrere Verletzungen mit
Blutverlusten (auch innere Blutungen)
⬛ Herzinfarkt
⬛ Größere Verbrennungen oder Vergiftungen
⬛ Schwere Kälteschädigung
⬛ Starke allergische Reaktionen
⬛ Sehr starke Schmerzen oder große psychi-
sche Belastung

Zeichen:
◉ Blasse, feuchtkalte Haut
◉ Schwacher, kaum tastbarer schneller Puls
(über 100 Schläge pro Minute)
◉ Flache, beschleunigte Atmung, evtl. mit
deutlicher Luftnot
◉ Ungewöhnliches Verhalten: erst unruhig,
dann benommen
◉ Ggf. Frieren und Schüttelfrost

Pulskontrolle (nur für erfahrene Helfer):
⬛ Mit Zeige- und Mittelfinger den Puls an der
Halsschlagader zwischen Halsmuskulatur
und Kehlkopf – nahe dem Kinnwinkel – tas-
ten
⬛ Nicht mit dem Daumen messen, da Ver-
wechslungsgefahr mit dem eigenen Puls!
⬛ Nicht am Handgelenk messen: dort läßt sich
wegen der Kreislaufzentralisation meist kein
Puls mehr tasten (Zeitverschwendung!)
⬛ Dauer: bei stark Unterkühlten mit Minimal-
kreislauf unbedingt länger tasten!

Pulskontrolle an der Halsschlagader

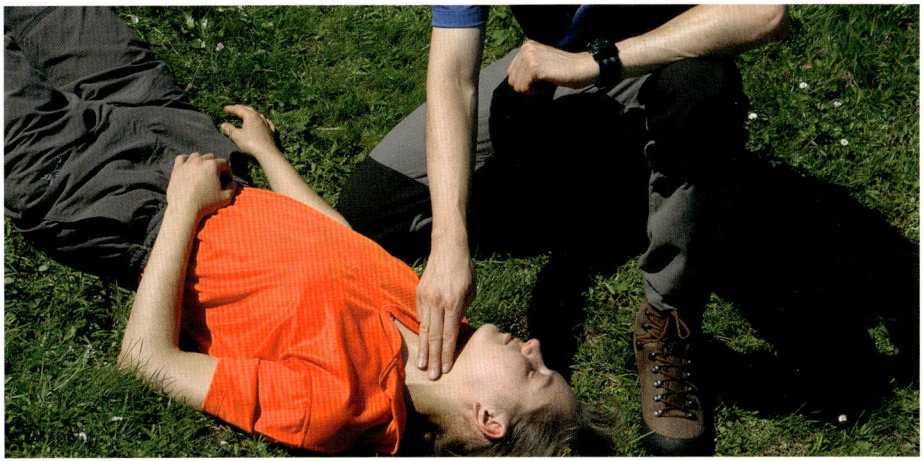

Herzaktion überprüfen durch Pulsmessen an der Halsschlagader, v. a. bei Schock-Verdacht.

Pulskontrolle am Handgelenk

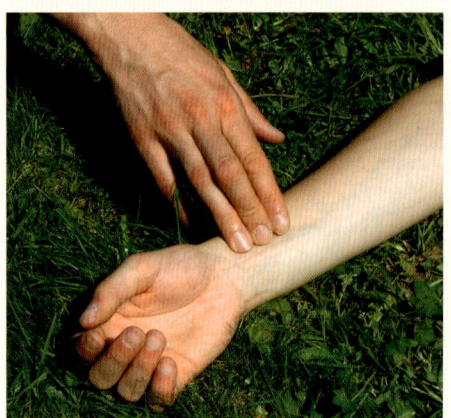

Pulsmessen am Handgelenk mit drei Langfingern **nur dann**, wenn kein Schock vorliegt, z. B. bei der Überwachung.

Beurteilen des Pulses:

- Pulsfrequenz: in Ruhe bei Erwachsenen normalerweise 60 – 80 Schläge pro Minute (nach Anstrengung, Aufregung oder Schock über 100 pro Min.), bei Kindern insgesamt deutlich schneller
- Pulsqualität: normalerweise kräftig und gleichmäßig
- Flacher, kaum spürbarer Puls: Hinweis auf Schock
- Unregelmäßiger Puls mit Pausen: Hinweis auf Herzprobleme oder Rhythmusstörungen
- Falls kein Puls fühlbar: Herzstillstand (evtl. mit beidseitig weiten, reaktionslosen Pupillen)

Schock = Patient blass und nass sowie Puls über 100!

Erste Hilfe – allgemein:

- Ursachen bekämpfen (z. B. Blutung stillen, Schmerzen lindern)
- Sauerstoffbedarf senken (z. B. durch Beruhigung und Schmerzlinderung)
- Kreislauf(zentralisation) unterstützen (z. B. durch entsprechende Schock-Lagerung)

Erste Hilfe – konkret:

- **Schocklagerung:** Kopftieflage, d. h. Beine hochlagern (ca. 30 Grad), z. B. auf Rucksack oder hangaufwärts (siehe Bilder S. 15)

- Bei schwerem Schock die Beine höher lagern oder halten – ca. 60 Grad (Bilder Seite 15)
- Evtl. **Selbsttransfusion:** das heißt, hochgehobene Beine und Arme von der Peripherie her zum Herzen hin ausstreichen und ggf. elastisch einwickeln
- Nur **bei Herzproblemen** (meist Schmerzen in der linken Brust) und Brustkorbverletzungen **halbsitzende Lagerung** (siehe Seite 91)
- Ggf. möglichst rasche Blutstillung (Druckverband)
- Schmerzbekämpfung, Wärmeerhaltung
- Schockpatienten psychisch beruhigen und Mut zusprechen (siehe Seite 91)
- Ständiges Beobachten von Bewusstsein, Atmung und Puls

2.5.1 Spezielle Schockformen

Allergischer Schock

Bei einer Entzündung kommt es im Körper zu Schmerzen, Schwellung, Rötung, Überwärmung und Funktionseinschränkung. Bei einer Allergie (also einer Unverträglichkeit auf bestimmte Stoffe wie Nahrungsmittel, Medikamente oder Insektengifte) können diese Vorgänge als maximale Reaktion im ganzen Körper ablaufen und einen gefährlichen Schock auslösen. Es kommt zu einer Erweiterung aller Blutgefäße mit einem Kreislaufversagen.

Zeichen:

- Rote, geschwollene Haut, meist am ganzen Körper
- Oft Atemnot durch Zuschwellen der Schleimhäute im Rachenraum

Erste Hilfe:

- Allgemein wie im vorherigen Kapitel bereits beschrieben
- Schneller Notruf, da Zeitfaktor hier besonders entscheidend
- Evtl. vorhandene Notfall-Medikamente des Patienten verwenden

Vergiftungsschock: ähnlich wie Allergischer Schock.

Hitzeschock: siehe Hitzeschäden (Seite 86)

Kälteschock: siehe allgemeine Unterkühlung (Seite 78)

Schmerz- oder Angstschock

Unbedingt vom echten (medizinischen) Schock zu unterscheiden ist der Schmerz- oder Angstschock, der auf einer psychischen Ausnahmesituation beruht und nicht lebensbedrohlich ist. Der Betroffene ist dabei nicht verletzt oder erkrankt, aber z. B. durch eine »Hiobsbotschaft« hochgradig irritiert oder völlig lethargisch.

Kreislaufkollaps (Ohnmacht)

Auch ein kurzzeitiger niedriger Blutdruck kann zu einem schockähnlichen Zustand führen. Ursachen sind z. B. schnelles Aufstehen nach Liegen oder Sitzen, lange Essenspausen, Wassermangel, stickige Luft oder eben Aufregung (siehe oben, z. B. durch Blut oder Gestank).

Dabei kommt es in beiden Fällen durch eine Fehlregulation des Kreislaufs zu einem erniedrigten Blutdruck und zu einem »Kollaps«. Obwohl er einem echten Schock ähnlich sieht (bleiches Gesicht, ggf. Schweiß auf der Stirn, Schwarzwerden vor den Augen), ist hier der Puls verlangsamt.

Erste Hilfe bei Schock und Ohnmacht:

➕ Hinlegen und beruhigen

➕ Ggf. Beine hochlegen

🔄 Danach meist schnelle Erholung

2.6 Bewusstlosigkeit

Der Verletzte reagiert weder auf Ansprechen, noch auf Schmerzreize, aber Atmung und Puls sind vorhanden (siehe auch Seite 22: »Reaktionen eines Verletzten«). Bei Bewusstlosen erschlafft die Muskulatur und die natürlichen Schutzmechanismen wie Husten- und Würgereflexe sind gestört. Dadurch fällt die Zunge nach hinten und kann den Kehlkopf verschließen. Durch diese Verlegung des Atemweges, aber auch durch Erbrochenes im Rachen oder in der Luftröhre besteht Erstickungsgefahr.

Auf keinen Fall darf bei einem Bewusstlosen ein Kissen unter den Kopf gelegt werden, denn diese Maßnahme bringt ihn mit Sicherheit um (»tödliche Lagerung!«), da damit die Luftwege endgültig abgeknickt und verlegt werden.

Ursachen von Bewusstseinsstörungen:

🟥 Kreislaufkollaps durch Fehlregulation (oft bei Hitze und anfälligen Personen mit niedrigem Blutdruck)

🟥 Schwerer Schock (siehe Seite 33)

🟥 Hirnstörung oder Hirnverletzung durch: Schädel-Hirn-Trauma, Hirnschlag, Hirnblutung (siehe Seite 52 – 53), epileptischen Krampfanfall (Seite 97), Höhen-Hirnödem (siehe Seite 178 – 179)

🟥 Stoffwechselkoma (z. B. Unterzucker bei Diabetikern, siehe Seite 96)

🟥 Vergiftungen (auch durch Alkohol und Drogen)

Stadien des Bewusstseins (in der Reihenfolge vom gesunden zum ernsthaften Krankheitszustand):

🔄 Wach und orientiert

🔄 Wach, aber verwirrt

🔄 Schläfrig, aber weckbar

🔄 Nicht weckbar, aber Reaktion auf Schmerzreize

🔄 Nicht weckbar und keine Reaktion auf Schmerzreize (Koma)

Erste Hilfe:

➕ Freimachen der Atemwege mit Fingern und Taschentuch

➕ Überstrecken des Kopfes zum Freihalten der Atemwege

➕ **Stabile Seitenlagerung:** wegen der verminderten Durchblutung des unteren Armes ca. alle 30 Minuten auf die andere Seite umlagern

➕ Keine Flüssigkeitszufuhr, da Gefahr von Verschlucken bzw. Eindringen in die Lunge besteht

Evtl. weitere Maßnahmen je nach Verletzungsursache (zusätzliche Schocklage, Stillen von Blutungen, Schienen von Knochenbrüchen). Bei der Stabilen Seitenlagerung wird das Gesicht des Bewusstlosen durch seine eigene Hand gepolstert. Mund und Nase liegen tief, sodass Blut oder Erbrochenes ungehindert abfließen kann (Bildsequenz S. 16).

Jeder Bewusstlose könnte theoretisch auch am Rücken verletzt sein – daher unbedingt vorsichtig umlagern!

Bei dringendem Verdacht auf Wirbelsäulenverletzung (der Verletzte hat z. B. vor der Bewusstlosigkeit Gefühllosigkeit oder Lähmungen geschildert) und intakter Atmung ausnahmsweise keine stabile Seitenlage und keine Kopfüberstreckung! Dafür Atmung genau überwachen. Im Zweifelsfall schonendes Drehen des ganzen Körpers in die stabile Seitenlage ohne Abknicken oder Verdrehen des Halses (siehe auch »Rückenverletzung« – »Wirbelbruch«, Seite 50 – 52).

Überwachung eines Patienten

Nach erfolgter Hilfeleistung ist es immer nötig, den Verunfallten oder Erkrankten zu überwachen, da es eventuell verzögert zu einer (erneuten) Verschlimmerung kommen kann (z. B. nach Schädelverletzungen, bei übersehenen oder inneren Blutungen). Nachfolgende Punkte sind regelmäßig zu überprüfen, wobei diese Kontrollen ohne Hilfsmittel möglich sind.

- ◉ Ansprechbarkeit: Klar, schläfrig, verwirrt, bewusstlos
- ◉ Puls: Frequenz, Stärke, Regelmäßigkeit des Pulsschlages
- ◉ Atmung: Atemfrequenz, Atembewegungen, Atemtiefe
- ◉ Pupillen: Reaktion auf Lichteinfall, Weite oder Ungleichheit der Pupillen
- ◉ Haut: Farbe (blass, rosa), Schweiß, Temperatur

Bei einer Verschlechterung sind weitere Untersuchungen nötig (z. B. um verdeckte Verletzungen aufzuspüren), ggf. sind zusätzliche Erste-Hilfe-Maßnahmen durchzuführen (z. B. Schocklage) oder ein rascher Abtransport in ärztliche Behandlung einzuleiten.

Bei der Überwachung ist auch im Gegensatz zur akuten Notfallsituation das Pulsmessen wieder sinnvoll. Am besten wird es an der Halsschlagader durchgeführt, während es am Handgelenk (Daumenseite) nur dann gelingt, wenn kein Schock mit Kreislaufzentralisation vorliegt (Bilder S. 33 und 34).

2.7 Systematische Untersuchung von Kopf bis Fuß (Bodycheck)

Wenn die lebensrettenden Sofortmaßnahmen beendet sind, empfiehlt sich generell eine systematische Untersuchung des Unfallopfers,

um verdeckte Verletzungen und mögliche Komplikationen ausfindig zu machen. Nicht selten finden sich dabei nachträglich noch weitere lebensbedrohliche Verletzungen. Deshalb wird dieses wichtige Thema hier noch vor allen anderen Verletzungen und Erkrankungen behandelt. Der Bodycheck ist besonders dann wichtig, wenn der Verunfallte bewusstlos oder desorientiert ist bzw. er seine Verletzungen nicht adäquat beschreiben kann. Dabei sollte man seine Aufmerksamkeit bewusst von den zuerst ins Auge fallenden, aber vielleicht weniger schwerwiegenden äußeren Verletzungen auf eventuell verdeckte oder lebensbedrohliche innere Verletzungen richten.

Die Extremität wird auf (mögliche weitere) Verletzungen untersucht und nicht die (offensichtliche) Verletzung an der Extremität!

Nach der immer zuerst durchgeführten Kontrolle der Vitalfunktionen (Atmung, Kreislauf, Bewusstsein) sollte der Patient von oben nach unten, also von Kopf bis Fuß, untersucht werden. Dies geschieht durch Fragen und Anschauen sowie vorsichtiges Abtasten aller Körperregionen, um sich einen Überblick über sämtliche Verletzungen zu verschaffen. Dabei sollte man besonders auf Schmerzen, Schwellungen, Wunden, Blutungen, abnorme Stellungen von Gelenken oder Gliedmaßen, Fremdkörper, Durchblutung, Gefühl und Beweglichkeit achten.

Bodycheck = »5 x B«: Birne, beide Arme, Brust, Bauch, beide Beine.

Bei Bergunfällen kommt es in mehr als der Hälfte aller Fälle zu Verletzungen der Extremitäten. An den Armen wirken sich diese dabei meist geringer aus als an den unteren Extremitäten, da bei Beinverletzungen die Gehfähigkeit sehr schnell beeinträchtigt oder aufgehoben werden kann. Das Vorgehen bei derartigen Verletzungen beschreiben die Übersichtstabelle auf Seite 73 und die entsprechenden Bilder beim folgenden Kapitel.

Systematische Untersuchung (Bodycheck) von Kopf bis Fuß

Organ / Region	Eventuelle Zeichen	Gefahren bzw. Verdacht auf	Erste-Hilfe-Maßnahmen	Seite
Psyche	nicht / schwer ansprechbar	Bewußtlosigkeit	Stabile Seitenlage	16
Psyche	nicht orientiert, verwirrt	Hirnödem, Koma, Schock	Schockbehandlung	34
Atmung	keine Atmung fühlbar	Atemstillstand	Atemwege freimachen, Kopf überstrecken	24
Kreislauf	kein Puls tastbar	Herzstillstand	Herzdruckmassage	26
Kreislauf	Puls sehr schnell	Schock	Schocklage	34
Kopf	Beulen, Blutungen	Schädel-Hirn-Trauma	Kopfhochlage	52
Kopf	hochrot	Sonnenstich	Schatten, Kühlung	87
Augen	Pupillen ungleich groß	Hirnblutung, Trauma	Kopfhochlage	53
Ohren	Blutung / Sekretaustritt	Schädelbruch	Kopfhochlage	53
Mund / Rachen	Blut, Erbrochenes, Fremdkörper	Verlegung der Atemwege	Atemwege freimachen, Stabile Seitenlage	24, 16
Mund / Gesicht	blaue Zunge / Lippen	Sauerstoffmangel oder Unterkühlung	je nach Ursache Erwärmung	79
Hals	Asymmetrien, Schmerzen	Halswirbelverletzung	improvisierte Halskrause	52
Schultern	Instabilität, Verformung	Schulter-Luxation, Bruch Oberarm / Schlüsselbein	schonend lagern,evtl. Einrenken, Schienen	68
Arme	Verformung, Blutungen	Knochenbruch	Schienen, Blutstillung	40
Brustkorb	Rippenschmerzen, Schmerzen beim Atmen	Rippenprellung / -bruch	auf verletzte Seite legen, evtl. Schmerzmittel	43
Brustkorb	starke Schmerzen im Brustkorb	Herzinfarkt, Lungenembolie	optimale Lagerung, evtl. Schmerzmittel	90
Bauch	harte Abwehrspannung, Druckschmerz	innere Verletzungen, akute Kolik / Entzündung	Nacken- und Knierolle, evtl. Medikamente	94
Wirbelsäule	Bewegungsschmerzen, gefühllose Beine	Wirbelbruch, Querschnittslähmung	optimale Lagerung	50
Becken	Schmerzen, instabiles Becken	Beckenbruch	evtl. Schmerzmittel, evtl. Schockbekämpfung	43
Bein	Blutung, Schwellung, Schmerzen, Verformung	Knochenbruch	Schienen, evtl. Schmerzmittel	43
Bein	Blutung, Schwellung, Bewegungsschmerzen, Belastungsschmerzen	Bänderriss, Prellung, Zerrung, Meniskus-, Gelenkverletzungen	PECH-Schema, evtl. Schienen	60
Haut	blass, kaltschweißig	Schock	Schockbehandlung	34
Haut	trocken, rot, heiß	Hitzschlag	halbsitzende Lagerung, Kühlung, Pause	86

3. Erste Hilfe bei Knochenbrüchen

Behandlungsgrundsätze bei äußeren Verletzungen

Mechanische Verletzungen betreffen nicht nur etwa einen gebrochenen Knochen, sondern auch die ganze Umgebung der betroffenen Körperregion. Haut, Blutgefäße, Nerven, Muskeln, Bänder, Sehnen und Knochen bilden zusammen eine funktionelle Einheit und müssen gemeinsam behandelt werden. Lediglich aus Gründen der besseren Übersichtlichkeit werden Knochenbrüche sowie Wunden und Weichteilverletzungen in zwei aufeinander folgenden Kapiteln behandelt.

Erste Hilfe allgemein:

➕ Lebensrettende Sofortmaßnahmen stehen an erster Stelle, deshalb nicht durch äußerlich schlimm aussehende Verletzungen ablenken lassen

➕ Im Zweifelsfall immer von einer schweren Verletzung ausgehen und entsprechend behandeln

➕ Beengende Kleidung öffnen (aber wegen evtl. Auskühlungsgefahr nicht ausziehen)

➕ Schuhe lockern (aber nicht ausziehen, sie sind ein Wärmeschutz und eine zusätzliche Stabilisierung)

3.1 Knochenbrüche allgemein (Frakturen)

Brüche entstehen entweder durch direkte Gewalteinwirkung (Schlag, Sturz, Stoß) auf die Knochen oder durch indirekte mechanische Überlastung (Biegung, Stauchung, Verdrehen) der Knochen, z. B. durch Hängenbleiben mit dem Schuh zwischen zwei Felsen mit gleichzeitigem (Dreh-) Sturz oder durch den großen Hebelarm bei Stürzen mit Skiern.

Besondere Gefahren bei Brüchen:

🟥 Bei offenen Brüchen hohe Infektionsgefahr

🟥 Verletzung von Nerven durch Knochensplitter bzw. scharfe Knochenenden an der Bruchstelle (z. B. am Oberarm)

🟥 Schockgefahr durch inneren Blutverlust: Bei Gefäßverletzungen sind starke Blutungen in die Muskulatur möglich, die zum Teil von außen nicht sichtbar sind. Im Oberschenkelbereich können Blutverlus-te bis zwei Liter, im Becken auch deutlich darüber auftreten

Zeichen:

🔲 Äußere Formabweichung (Verkürzung, Abknicken oder Verdrehung)

🔲 Knochen von außen durch Wunde sichtbar (verschobenes Knochenende bei offenem Bruch)

🔲 Abnorme Beweglichkeit (nicht überprüfen!)

🔲 Knochenreiben bei Bewegung (nicht überprüfen!)

Unsichere Zeichen:

🔲 Schmerzen, Stauchungsschmerz

🔲 Schwellung, Bluterguss

🔲 Funktionsverlust (z. B. Instabilität, Gehunfähigkeit)

Erste Hilfe

Vor allem bei deutlicher Fehlstellung mit starken Schmerzen – eventuell zusammen mit Durchblutungsstörungen oder Nervenschädigungen (Gefühllosigkeit) – ist eine Erste Hilfe unter Outdoorbedingungen auch ohne Arzt durch Laien empfehlenswert:

➕ Schmerzbekämpfung durch vorsichtigen, kontinuierlichen Längszug in Richtung der Extremitäten und grobe Achsenkorrektur; dadurch geringere Gewebespannung

➕ Evtl. Gabe von (stärkeren) Schmerzmitteln

➕ Schwere Schuhe und Bekleidung werden normalerweise belassen, da ihre Entfernung zusätzliche Schmerzen verursachen würde

➕ Ruhigstellen in der für den Verunglückten angenehmsten Lage, ggf. behelfsmäßige Schienung und Hochlagern der Extremität

➕ Wärmeschutz, psychische Betreuung

3.2 Ruhigstellen und Schienen

Sie sind die besten Behandlungsmaßnahmen vor Ort, da sie die Schmerzen reduzieren, einem Schock vorbeugen, improvisiert durchführbar sind und ggf. erst einen Abtransport ermöglichen.

Materialien zum improvisierten Schienen:

🟥 Ski- und Wanderstöcke, Pickel, Zeltstangen, Äste

🟥 (Rückenteil-) Verstärkungen oder feste Polsterungen von Rucksäcken

Stabilisierungsprinzipien mit dem Sam-Splint

Sam-Splint = gepolsterte Aluschiene zum Ruhigstellen von Körperteilen;
blaue Schicht innen (mehr gepolstert), orangefarbene Schicht außen;
der flache Samsplint ist an unterschiedliche Körperformen anpassbar;
mit V-Profil oder T-Profil deutlicher Stabilitätsgewinn der Aluschiene

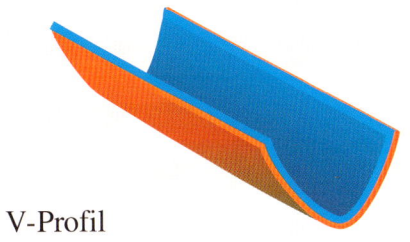

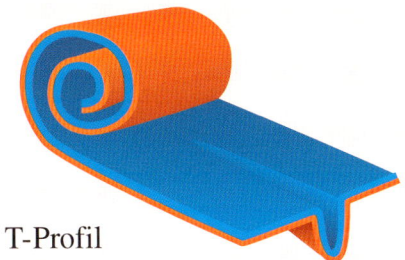

V-Profil   T-Profil

■ Isoliermatten, stabile Pappendeckel oder Kartons
■ Am besten flexible, gepolsterte Aluschiene (Sam-Splint)

Grundprinzipien beim Schienen:

✚ Schienen auch der benachbarten Gelenke für eine effektive Ruhigstellung sowohl oberhalb als auch unterhalb des Bruches (d. h. bei Unterschenkelbruch auch Schienen von Sprunggelenk und Kniegelenk)
✚ Schiene muss gepolstert sein
✚ Schiene für den Verletzten in angenehmster Lage anpassen, am besten erst an unverletzter Seite oder an sich selbst ausprobieren
✚ Schiene nicht zu fest fixieren, um die Durchblutung nicht zu behindern
✚ Schiene nicht direkt über dem Bruch fixieren, sondern oberhalb und unterhalb des Bruches (z. B. mit Dreiecktüchern oder elastischen Binden)
✚ Überprüfen von Durchblutung, Gefühl und Beweglichkeit unterhalb des Bruchs (vor und nach dem Schienen)
✚ Wärmeschutz in kalter Umgebung
✚ Kühlen der Bruchregion bei warmer Temperatur

Schienen von Knochenbrüchen oder Gelenkverletzungen mit Sam-Splint

Besser als improvisierte Schienenmaterialien sind leichte vorgefertigte Schienen, z. B. der so genannte Sam-Splint. Er besteht aus einer dünnen verformbaren Aluminiumschicht, die gut gerollt, geknickt und individuell angepasst

werden kann. Sie wird durch eine feste Schaumstoffauflage auf beiden Seiten abgepolstert. Die blaue oder graue Seite des Sam-Splints ist die weichere und sollte am Körper angelegt werden. Zum Stabilisieren muss nun ein V-förmiges Profil oder ein kleiner T-förmiger Falz in Längsrichtung durch Knicken ausgeformt werden, der die Schiene gut verfestigt und versteift (siehe Abbildungen auf dieser Seite).

Die normale Länge des Sam-Splints (100 x 11 cm) kann zur Gewichts- und Volumenersparnis auch halbiert werden. Meist reicht diese Größe völlig aus und ist ggf. mit einer ebenfalls kürzeren zweiten Schiene gut kombinier-

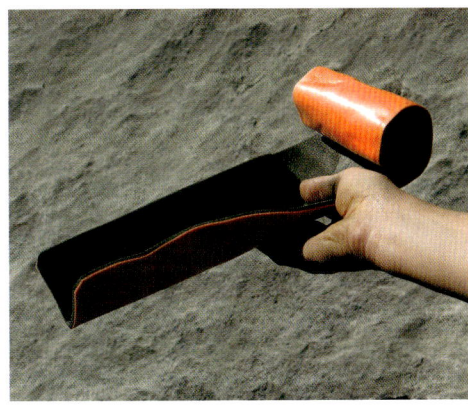

Universelle Schiene aus gepolstertem Aluminium, gut zu rollen, mit V-Profil oder Knick sehr steif, notfalls auch in verschiedene Größen zurechtzuschneiden.

Fingerruhigstellung mit Sam-Splint-Streifen

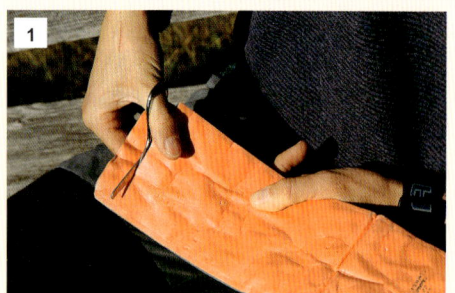

Zurechtschneiden einer kleinen Schiene aus
dem Sam-Splint.

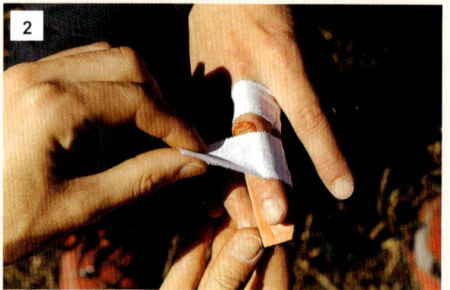

Fixieren des verletzten Fingers an der Schiene
mit Tapestreifen.

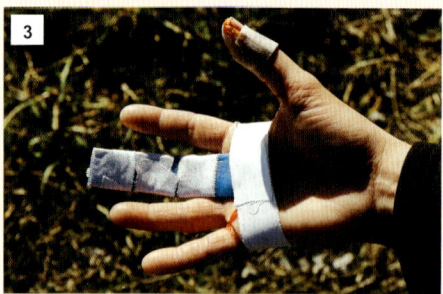

Fertige Fingerschiene mit Sam-Splint-Streifen.

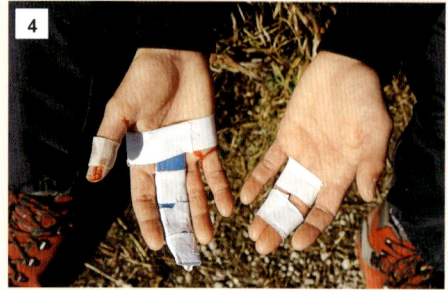

Alternativ: halbstarre Fixierung zweier Nachbarfinger mit Tapestreifen um Mittel- und Ringfinger.

Fingerschienung

U - förmige Finger-Schienung:
schmaler Streifen mit Schere aus
Sam-Splint herausgeschnitten

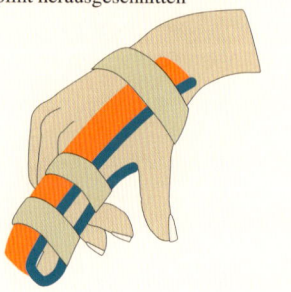

bar, z. B. auf beiden Seiten des Unterarms
oder am Knöchel. Besonders gut funktioniert
der Sam-Splint für Unterarm und Unterschenkel, eignet sich aber auch gut zur Stabilisierung der Halswirbelsäule oder von Fingern.
Dazu wird einfach mit einer kräftigen Schere
ein kleiner Streifen aus dem Sam-Splint herausgeschnitten (siehe Bilder 1 – 4 links).

3.3 Erste Hilfe bei speziellen Brüchen

Besondere Knochenbrüche erfordern oft zusätzliche oder abweichende Maßnahmen und
werden deshalb im Einzelnen besprochen.

Offener Bruch

Zur besseren Übersicht und Behandlung zunächst störende Kleidung entfernen oder über
dem Bruch wegschneiden. Bei einer verschmutzten Wunde am besten Auswaschen
mit klarem Wasser oder kalten Getränken,
dann Wunde desinfizieren und steril abdecken. Dieser sterile Verband wird erst wieder
im Krankenhaus abgenommen. Ansonsten
weitere Behandlung wie bei geschlossenen
Brüchen mit Schienen, Polstern usw.

Armbruch

Bei Brüchen von Unterarm, Oberarm oder Ellenbogen diese zunächst schienen (z. B. mit
Sam-Splint, siehe Abbildungen S. 41 – 42). Alternativ oder zusätzlich kann man ein Dreiecktuch als Armtragetuch verwenden und den
verletzten Arm ggf. noch extra mit einem zweiten Dreiecktuch (Krawatte) am Brustkorb fixieren (siehe Abbildung 41 oben). Verletzten

Dreiecktuchverbände zum Ruhigstellen des Arms

Ruhigstellen eines verletzten Armes durch zwei Dreieckstücher (Armtragetuch)

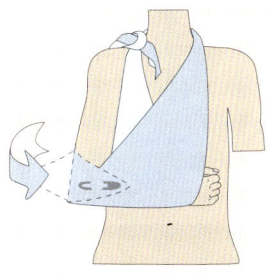

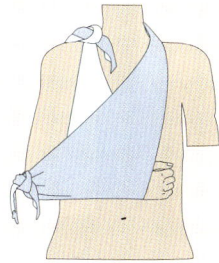

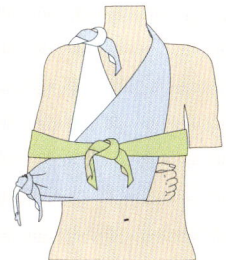

Fixierung am Ellenbogen
mittels Sicherheitsnadel

oder Knoten an der
Dreieckstuchspitze

zusätzliche Fixierung am
Körper mit Dreieckstuch-
krawatte

Schienung von Unterarm und Handgelenk

Ellenbogenschiene mit Sam-Splint,
wannenförmig um Unter-/Oberarm

Unterarmschiene mit Sam-Splint,
U-förmig um den Ellenbogen

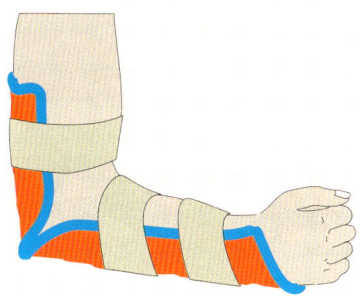

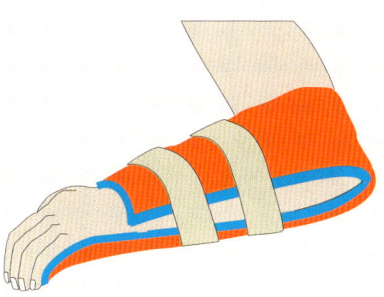

Schienung von Unterschenkel / Fuß mit Sam-Splint

Unterschenkelschienung
L-förmig von der Seite

Knöchelschienung
U-förmig von der Seite

Knöchelschienung
U-förmig von vorne

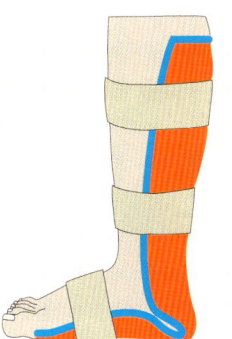

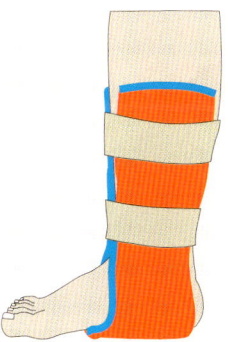

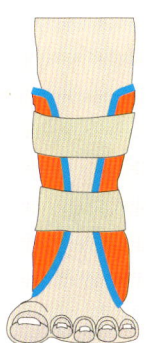

41

Unterarmschiene mit Sam-Splint

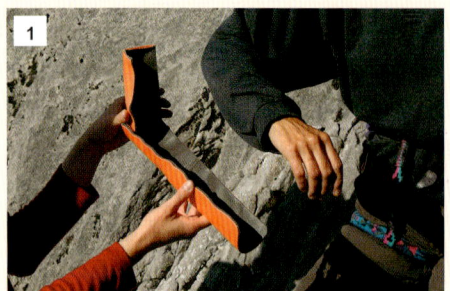

Ausformen des Sam-Splints am eigenen Körper oder am unverletzten Arm des Verunfallten.

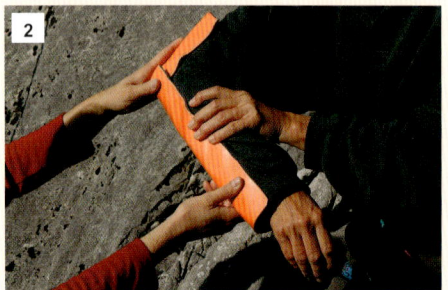

Anpassen des Sam-Splints über der Faserpelz-jacke (als zusätzliche Polsterung).

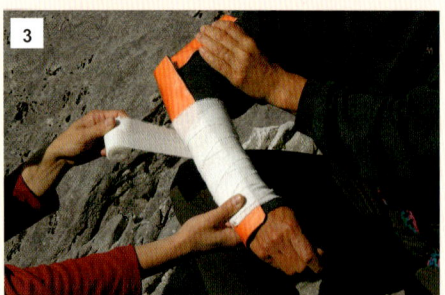

Umwickeln des Sam-Splints mit elastischer Binde (Ellenbogen ca. 90 Grad gebeugt).

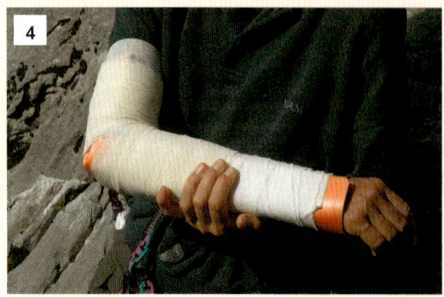

Fertige Unterarmschiene.

Improvisierte Schiene mit Lawinensonde

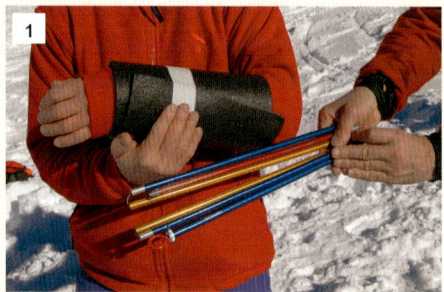

Umwickeln des Unterarms mit Isoliermatten-streifen zur Polsterung, mit Tape fixiert.

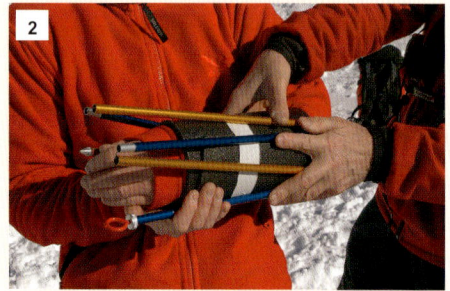

Anordnen der Lawinensondenstäbe rund um den gepolsterten Unterarm.

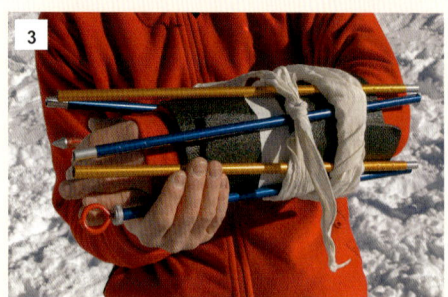

Fixieren mit Dreiecktüchern.

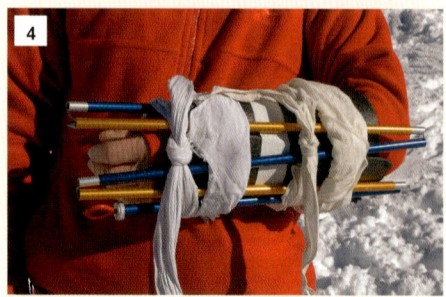

Feste Unterarmschiene mit guter Stabilität.

Arm notfalls auch ohne Benutzung des (Hemd-) Ärmels unter dem Hemd stabilisieren.

Als weitere einfache Alternative kann man den Arm im Ärmel belassen und mit Sicherheitsnadeln direkt an Hemd oder Jacke fixieren bzw. die Hand nach Öffnen eines Hemdknopfes auf der Gegenseite unter das Kleidungsstück hineinstecken.

Schlüsselbeinbruch

Dieser entsteht meist bei einem Sturz auf den ausgestreckten Arm (vor allem beim Mountainbiking). Oft findet sich eine deutlich tastbare Stufe, evtl. sogar Knochenreiben im Bereich zwischen vorderem Hals und Schulter. Arm sowie Schulter der betroffenen Seite liegen meist tiefer als auf der gesunden Seite. Zur Ersten Hilfe dient ein **»Rucksackverband«** zur Entlastung des Knochenbruches mit zusätzlichen Polstern in der Achselhöhle. Durch das Zurückziehen der Schultern wird automatisch die richtige anatomische Position der Knochenenden an der Bruchstelle ohne Aneinanderreiben oder Übereinanderschieben der Knochenteile erzielt. Auch beim Arzt oder im Krankenhaus wird genau das gleiche Prinzip mit vorgefertigten Klettverschlussverbänden angewandt (siehe Bilder 1 – 3, S. 44).

Rippenbruch

Meist kommt es hier zu einem durch Atembewegungen verstärkten lokalen Schmerz, evtl. sogar »bei jeder Bewegung«, zu Schmerzverstärkung beim Husten und lokalem Druckschmerz im Brustkorbbereich. Als Erste-Hilfe-Maßnahme entweder festen breiten Tape-Verband um den unteren Rippenrand in Ausatmungsstellung aufkleben oder breite elastische (Klebe-)Binde um den unteren Brustkorb wickeln (**»Rippenbandage«**). Evtl. zusätzlich Schmerzmittel geben, um ein freies Atmen zu ermöglichen. Bei der Lagerung oder in der Nacht sollte sich der Verletzte – entgegen dem normalen Instinkt – **auf die kranke Seite legen:** Diese wird dadurch geschient und zugleich geschont, während die gesunde Brustseite die (am meisten schmerzenden) Atembewegungen ausführen muss. Außerdem kann dadurch kein Blut von innen in die gesunde Lungenseite fließen.

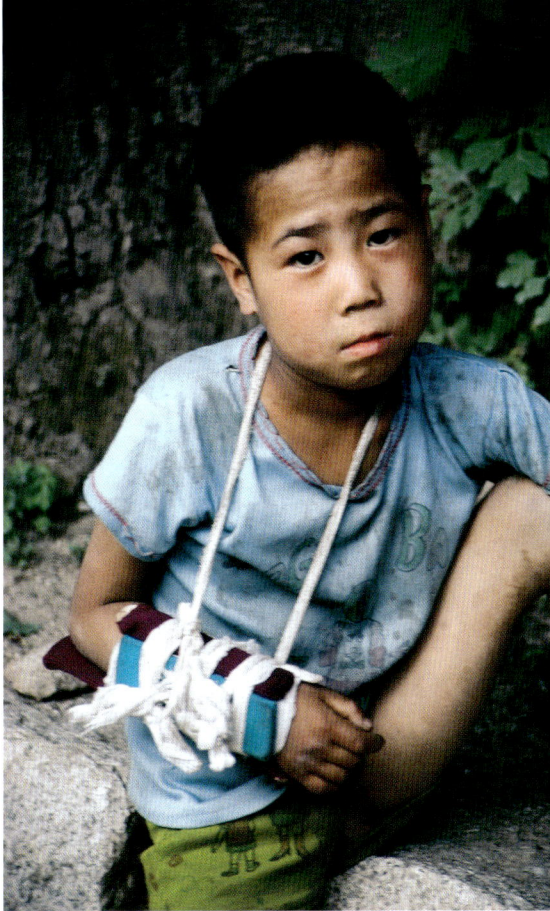

Chinesischer Junge mit einer improvisierten Unterarmschienung aus Pappe, Hölzern und Binden – man muss sich nur zu helfen wissen!

Oberschenkelbruch oder Beckenbruch

Hier ist es am besten und einfachsten, beide Beine mit Hilfe von Dreiecktüchern aneinander zu fixieren (siehe Bild S. 45 oben). Damit ist ohne größere Hilfsmittel oder Aktionen eine ausreichende Stabilität gewährleistet. Der Verletzte kann sich allerdings nicht mehr selbstständig bewegen, was aber bei einem Oberschenkelbruch sowieso unrealistisch wäre. Deshalb ist ein liegender Abtransport nötig. Das Gleiche gilt auch für einen Beckenbruch, bei dem ein Kompressionsschmerz besteht und das Bein der verletzten Seite meist nicht mehr gestreckt angehoben werden kann.

Improvisierte Unterarmschiene

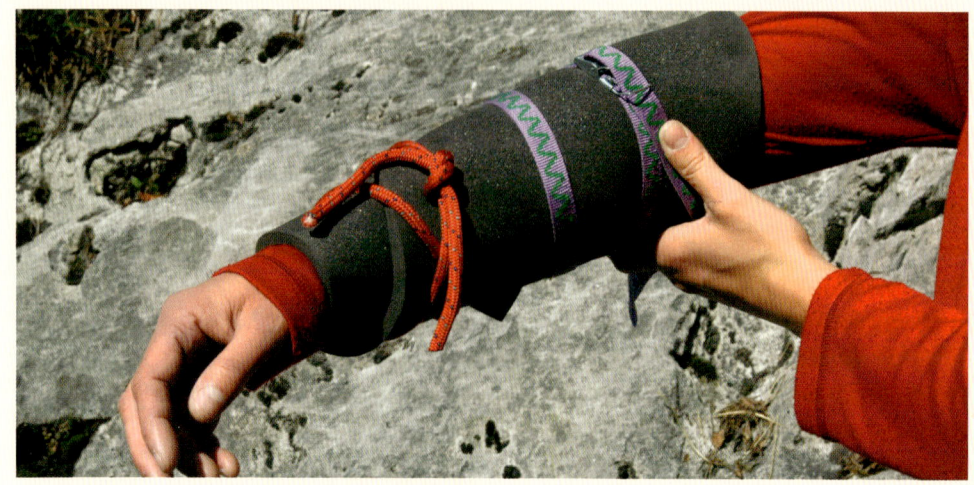

Alternative Stabilisierung eines Unterarmes mit Isoliermattenstreifen
sowie Rucksackbändern und Reepschnüren.

Rucksackverband bei Schlüsselbeinbruch

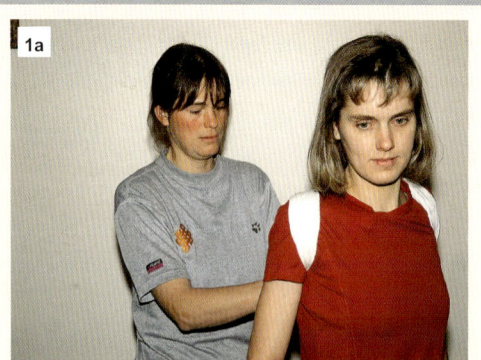

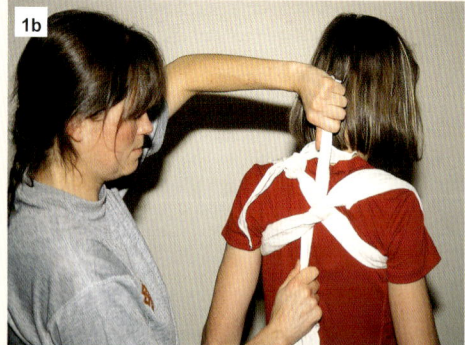

Zurückziehen der Schulter mit Rucksackverband aus zwei Dreiecktüchern von vorn und von hinten.

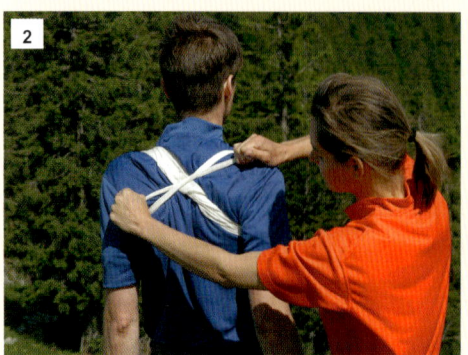

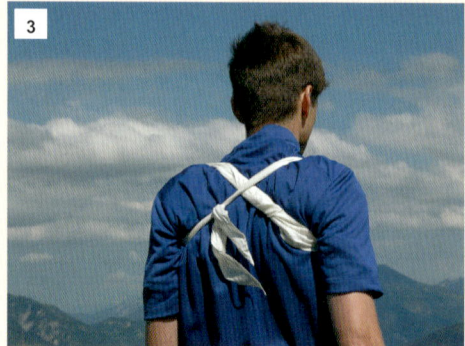

Zurückziehen der Schulter mit nur einem
Dreiecktuch bei schlanken Personen.

Fertiger Rucksackverband für Schlüsselbeinbruch
mit einem Dreiecktuch.

Oberschenkel-Stabilisierung

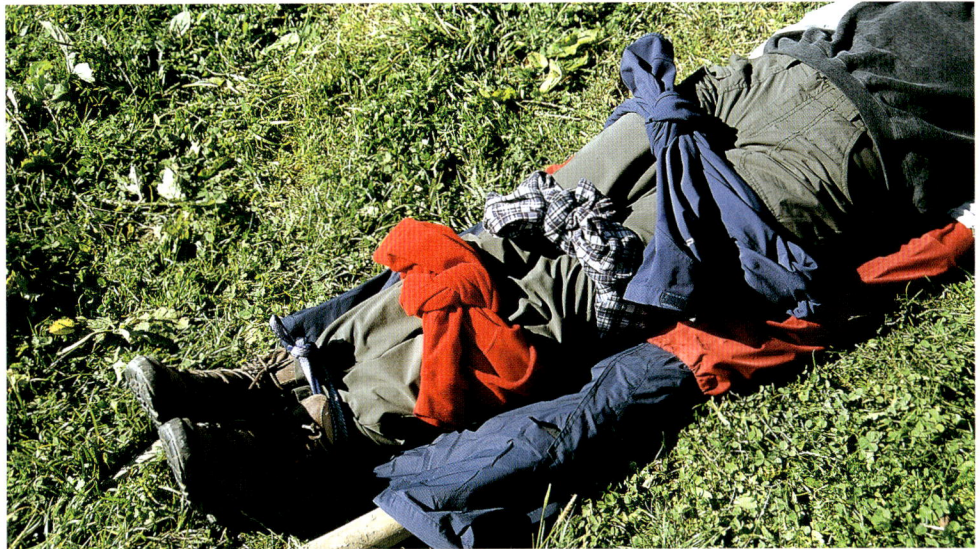

Fixieren beider Beine mit Kleidungsstücken zur gegenseitigen Stabilisierung bei Oberschenkelbruch.

Knöchelruhigstellung mit zwei Sam-Splints

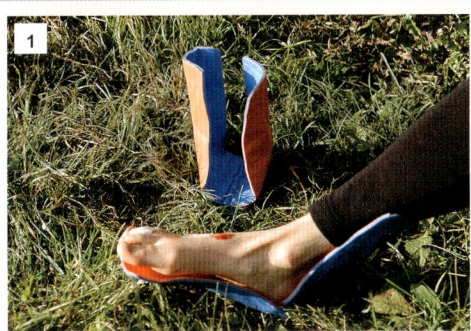

Knöchelstabilisierung (nach Bruch oder Bänderriss) mit zwei kurzen Sam-Splints.

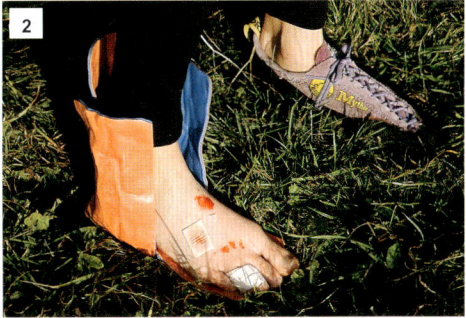

Eine L-förmige Schiene für Fußsohle und hinteren Unterschenkel sowie zusätzlich eine U-förmige Schiene um beide Knöchel bzw. Unterschenkel.

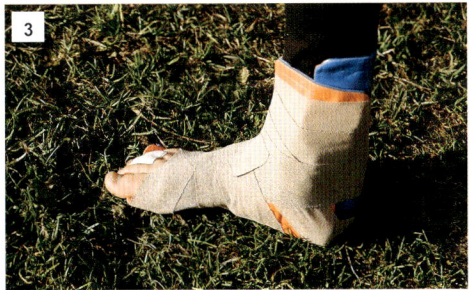

Fertige Schienen mit elastischer Binde fixiert von hinten.

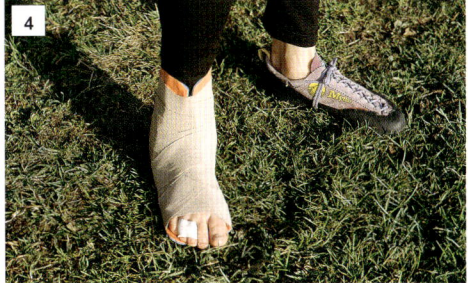

Zusätzliche Zehenstabilisierung mit Tapestreifen, z. B. bei einem Zehenbruch.

Unterschenkelschiene mit Sam-Splint

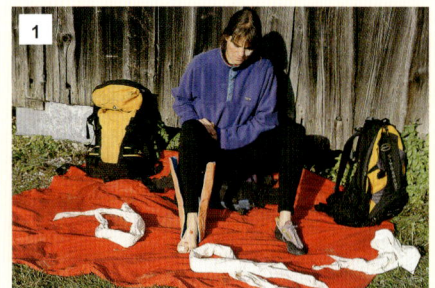

Alternativ: normal langer Sam-Splint U-förmig um Knöchel und Unterschenkel an Fußform angepasst.

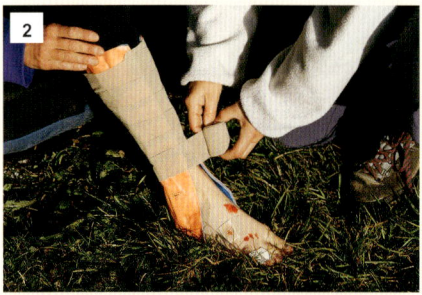

Entweder Fixierung mit einer Binde ...

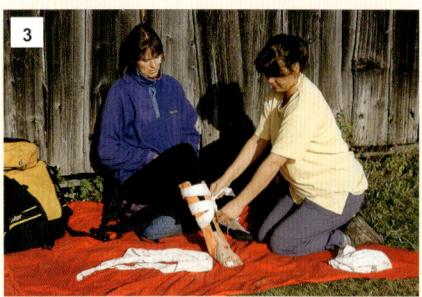

... oder provisorische Fixierung mit einem Dreiecktuch.

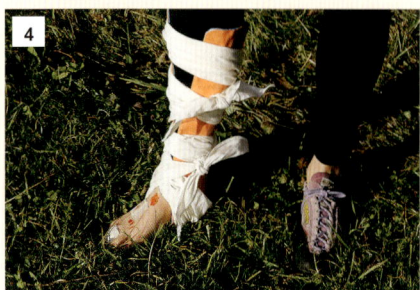

Fertige Unterschenkelschiene mit einem Sam-Splint.

Unterschenkel-Knochenbruch

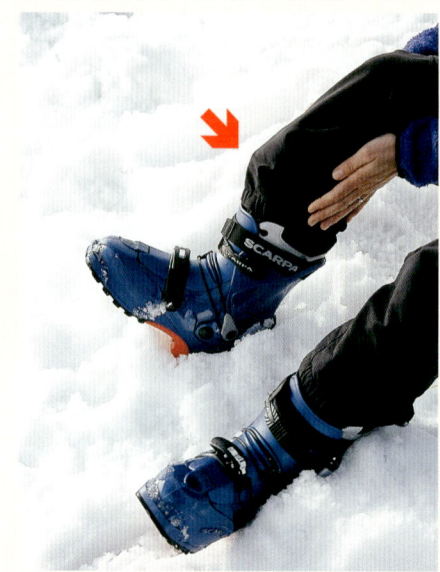

Gebrochener Unterschenkel bei einem Skifahrer mit Abknicken des Schienbeins.

Provisorische Unterschenkel-Schienung

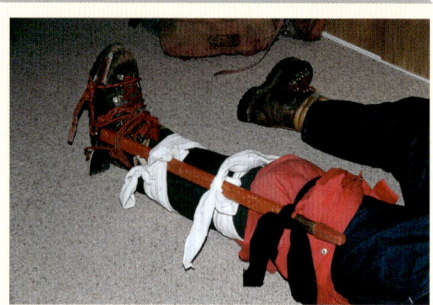

Provisorische Schienung eines Unterschenkels mit Pickel, Isoliermattenstreifen und Dreiecktüchern, Anorak als Kniepolster.

Knöchelbruch

Bei einem Verdacht auf Knöchelbruch oder Bänderriss am Sprunggelenk knöchelhohe Schuhe am besten nicht ausziehen (= provisorische Schienung), aber Schnürung lockern. Ansonsten Ruhigstellen und Schienen, am besten mit (Klebe-)Binde oder Sam-Splint. Dabei z. B. einen Sam-Splint als »U-Schiene« um beide Knöchel und Unterschenkel zusammen mit einer »L-Schiene« über Fußsohle und Wade verwenden (siehe Bilder S. 45 – 46).

3.3.1 Behelfsmäßige Knochen-bruch-Schienung mit Stöcken am Unterschenkel

Bei einem Beinbruch ist – besonders vor einem evtl. Abtransport – die Ruhigstellung am wichtigsten. Dazu stehen – außer einem Sam-Splint – im Gebirge meist nur die vorhandenen Ausrüstungsgegenstände zur Verfügung. In der Regel kann man sich bei einem Unterschenkelbruch gut mit zwei Ski- oder Wanderstöcken (im Folgenden nur noch »Stöcke« genannt) gut behelfen, zumal beim Skifahren, aber oft auch beim Wandern Stöcke sowieso dabei sind. Zusätzlich benötigt man am besten eine Reepschnur (ca. 4m lang) sowie drei bis vier Dreiecktücher oder notfalls elastische Binden. Dabei ist die im Folgenden dargestellte Art der Schienung nur eine von vielen Möglichkeiten. Der Improvisation sind hier keine Grenzen gesetzt – man muss lediglich mit dem vorhandenen Material auskommen. Im Folgenden der genaue Ablauf dieser wichtigen Schienung:

➕ **Vorbereitung:** Generell sollte der Verletzte zuerst vor Kälte und Wetter geschützt werden, z. B. durch eine Rettungsdecke, einen Biwaksack, eigene oder zusätzliche Kleidung von Begleitern usw. Danach wird das Bein unter leichtem Zug (damit die Bruchenden nicht aneinander reiben) in eine körpergerechte Stellung gebracht. Erst jetzt sollte mit dem Anlegen der Schiene begonnen werden.

➕ **Verbindung von zwei Stöcken mittels Reepschnur:** In der Mitte der mindestens zwei Meter langen Reepschnur werden die beiden Skistockspitzen fest miteinander verbunden (mittels einfachem Sackstich wie auf S. 48, Nr. 2, oder Mastwurfknoten). Der Abstand der zwei Skistöcke zueinander entspricht dabei maximal der Breite des Ski- oder Bergstiefels.

➕ **Verbindung von Stöcken mit Skischuhen oder knöchelhohen Bergschuhen:** Nun werden die Stöcke an das verletzte Bein angelegt, wobei die Skiteller unmittelbar an der Schuhsohle anliegen und die Stöcke genau über den Knöchel und die Mitte des Unterschenkels verlaufen, um später eine körpergerechte Streckung zu

erreichen. Die beiden Enden der Reepschnur werden jetzt über der Ferse gekreuzt und unter den Stöcken auf den Rist des Fußes geführt.

➕ **Verknoten der Reepschnur über dem Fuß-Rist:** Auf der jeweils gegenüberliegenden Seite wird die von den Stöcken kommende Reepschnur nochmal eingefangen und dann unter Zug auf dem Rist verknotet. Der feste Sitz dieser Konstruktion ist die Basis zum späteren Strecken der Schienung.

➕ **Weiteres Verbinden von Stöcken und Schuh:** Nun werden die verbleibenden Schnurenden jeweils um die Stöcke herum und noch je einmal um die Ferse und um den Rist durchgezogen bzw. verknotet, sodass die Skistöcke gegen ein seitliches Abrutschen gesichert sind. Die Fixierung der Skistöcke am Fuß ist damit abgeschlossen. Sie sollte mit äußerster Behutsamkeit durchgeführt werden, denn jede unbedachte Erschütterung bereitet dem Verletzten unnötige Schmerzen. Am besten hält ein zweiter Helfer während des Schienens kontinuierlich das Bein unter Zug und in leichter Streckstellung.

➕ **Strecken des Beines durch Gegenhalt in der Leiste:** In die (möglichst verkürzte) Schlaufe des inneren Stocks wird jetzt ein Dreiecktuch oder eine feste Binde geknotet und durch den Schritt zum anderen Stock und dessen Schlaufe geführt. Je nach den Beschwerden des Verletzten kann das Bein durch Zug an dem Dreiecktuch leicht gestreckt werden, um ein schmerzhaftes Aneinanderreiben der Bruchenden zu verhindern. Dies kann der Verletzte selbst unterstützen, indem er die Stöcke zum Fuß hin drückt. Bei einer Knieverletzung sollte jedoch nicht gestreckt werden! Danach wird das Tuch über den restlichen Oberschenkel geführt und am gegenüberliegenden Skistock ein zweites Mal verknotet.

➕ **Unterstützung im Kniegelenk mit leichter Beugung:** Mit einem weiteren Dreiecktuch (Mullbinde, Kleidungsstück) wird die Kniebeuge unterstützt bzw. das Kniegelenk leicht gebeugt (ca. 10 – 20 Grad). In dieser »anatomischen« Lage hat der Ver-

Behelfsmäßige Unterschenkel-Schienung mit Skistöcken

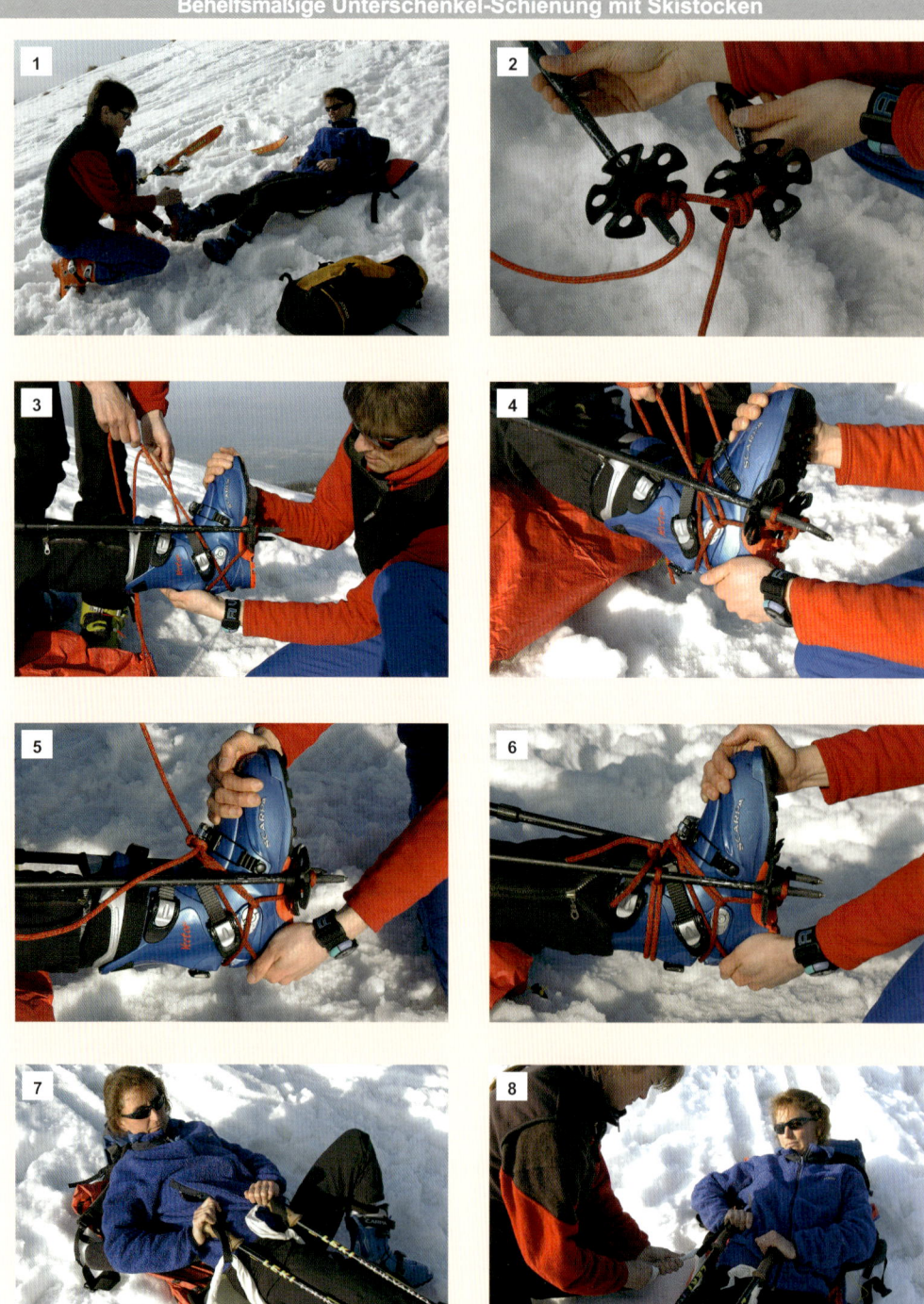

48

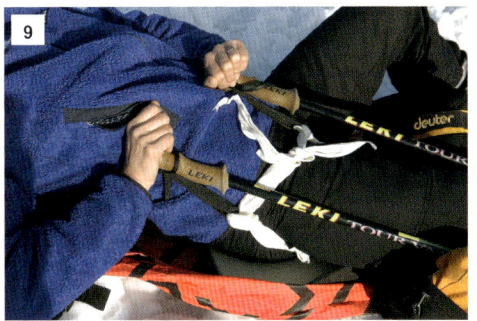

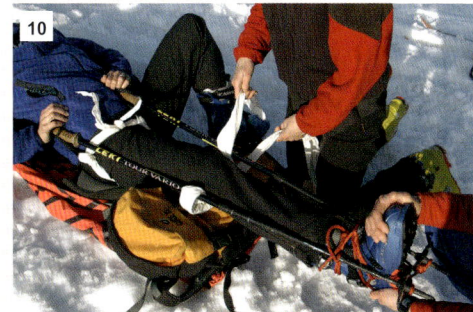

1 Vorsichtiges Strecken eines gebrochenen Unterschenkels durch Zug am Skischuh.

2 Fixieren zweier Skistockenden durch eine Reepschnur im Abstand der Skischuhbreite.

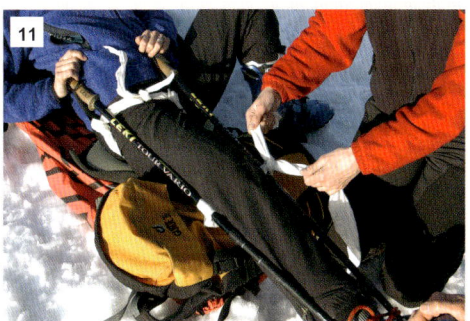

3 Anlegen der verbundenen Skistöcke an den Skischuh und Überkreuzen der Reepschnüre an der Ferse und am Rist.

4 Einfädeln der hinteren fersennahen Reepschnur mit der freien Reepschnur.

5 Festes Anziehen für ein optimales Fixieren von Schuh und Stöcken. Sodann Knoten am Rist.

6 Weitere Fixierung der Skistöcke durch die restliche Reepschnur für einen festen Halt um den Skistiefel.

7 Verknoten eines Dreiecktuchendes an der Stockschlaufe des inneren Skistockes, Durchziehen des Dreiecktuchs unter den Oberschenkel.

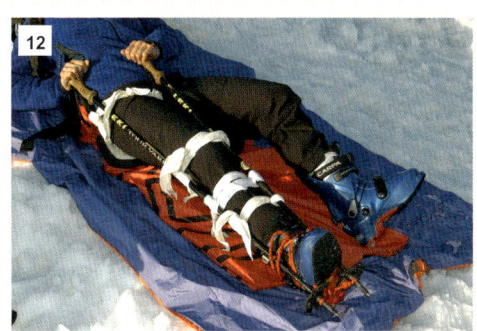

8 Verknoten an der äußeren Skistockschlaufe bei gleichzeitigem Strecken der Skistöcke (am besten durch den Verletzten selbst).

9 Fixierung der beiden Dreiecktuchenden, um ein Abrutschen der Skistöcke zu verhindern.

10 Ein weiteres Dreiecktuch wird unter der Kniekehle doppelt durchgeschlungen.

11 Beim Anziehen wird das Knie leicht gebeugt und unterstützt (angenehmere Stellung mit weniger Schmerzen).

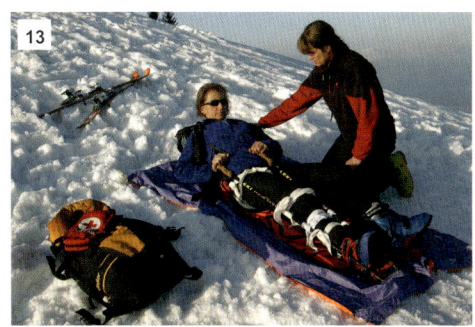

12 Zum Schluss noch mit weiteren Dreiecktüchern über- und unterhalb des Bruches den Unterschenkel mit den Skistöcken fixieren. Vorteilhaft wäre eine zusätzliche Polsterung des Unterschenkels auch als Wärmeschutz, die jedoch zur besseren Übersicht weggelassen wurde.

13 Fertige Unterschenkelschienung unter Zug und in günstiger Stellung für weniger Schmerzen. Zusätzliche psychologische Betreuung des Verletzten.

letzte durch gleichmäßige Muskelspannung der Strecker und Beuger die geringsten Schmerzen. Bei dieser Maßnahme ist stets auf eine gute Polsterung der Stöcke – vor allem seitlich außen am Wadenbeinköpfchen – zu achten, denn dort verlaufen kurz unterhalb der Hautoberfläche wichtige Nerven, deren Schädigung durch ein Abdrücken zu Lähmungen führen kann.

✚ **Fixierung des Bruches mit Dreiecktüchern:** Zuletzt wird das Bein ober- und unterhalb der Bruchstelle mit Dreiecktüchern fixiert. Dabei wird das Tuch auf beiden Seiten zwischen Stock und Bein durchgezogen, um den Skistock herumgeführt, an der Unterseite gekreuzt, über das Bein geführt und schließlich seitlich verknotet.

Bei dem gesamten Anlegen der Schiene ist stets auf die Äußerungen des Verletzten zu achten. Er allein weiß, was ihm gut tut und was ihm Schmerzen bereitet, ohne die es natürlich nie ganz abgehen wird!

3.4 Rückenverletzungen – Wirbelbruch

Gerade im Gebirge kann es durch sehr viele verschiedene Arten von Stürzen durchaus zu einer Wirbelsäulenverletzung kommen. Die Wirbelsäule umschließt das empfindliche Rückenmark mit seinen vielen Nervensträngen, die das Gehirn mit dem gesamten Körper verbinden. Eine Schädigung des Rückenmarks kann durch verschobene oder gebrochene Wirbelkörper oder durch den Druck einer Blutung bzw. einer Schwellung hervorgerufen werden. Verletzungen der Wirbelsäule können durch Schädigung des Rückenmarks schwere Folgen haben – bis hin zu Querschnittslähmungen. Deshalb ist hier besondere Sorgfalt geboten.

Vorsichtsmaßnahmen:

■ Jede Rückenverletzung sollte als möglicher Wirbelbruch behandelt werden

■ Jedes bewusstlose Unfallopfer ist möglicherweise ein Wirbelverletzter

■ Alle unsachgemäßen Umlagerungen und Transporte sind zu vermeiden, insbesondere ein Drehen oder Abknicken des Rumpfes!

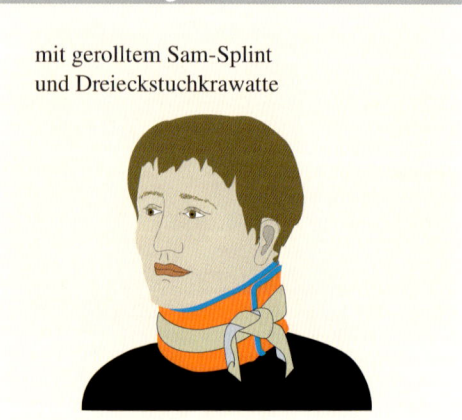

Schienung der Halswirbelsäule

mit gerolltem Sam-Splint und Dreieckstuchkrawatte

Zeichen:

◉ Wichtigstes Erkennungszeichen ist der Unfallmechanismus (z. B. Aufprall mit dem Rücken auf einer Kante, Verstauchen und Abknicken der Wirbelsäule bei einem Sturz aus größerer Höhe)

◉ Deshalb Rekonstruktion des Unfallherganges: ggf. Opfer oder Zeugen befragen

◉ Druckschmerz oder Schwellung direkt über der Wirbelsäule

◉ Gefühllosigkeit und/oder Muskellähmungen von Armen oder Beinen

Umlagern eines Wirbelsäulenverletzten:

Dies kann nötig sein bei der Sofortbergung, aber auch für einen kurzen Transport des Verletzten auf einen günstigeren Platz oder um ihn auf eine Unterlage zu legen.

✚ Umlagerung des Wirbelsäulenverletzten immer nur **»en bloc«** mit mindestens drei bis vier Helfern (siehe Bilder rechts)

✚ Dabei ist immer **ein Helfer nur für Kopf und Hals** zuständig, der den Kopf unter leichtem Zug hält

✚ Der Helfer am Kopf übernimmt in der Regel das Kommando zum gleichzeitigen Hochheben

✚ Aufnehmen des Verletzten auf die Arme der Helfer und zusätzliches Stabilisieren am Brustkorb der Helfer (siehe Bilder 2 und 3 auf S. 51)

✚ Oder Drehen des ganzen Körpers per **»Walzentechnik«**, z. B. auf eine Isoliermatte oder in einen Schlafsack

Umlagern und Transport bei Wirbelsäulenverletzungen

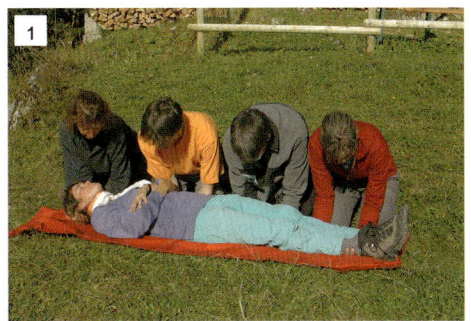

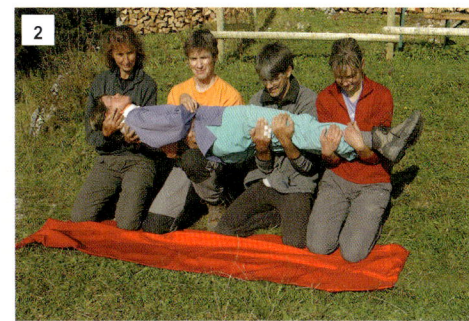

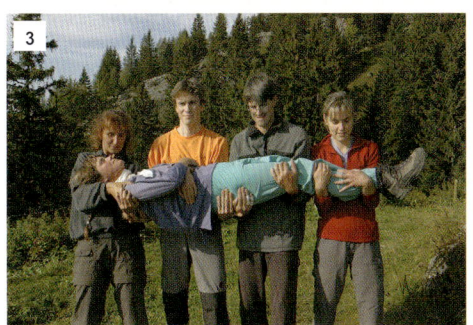

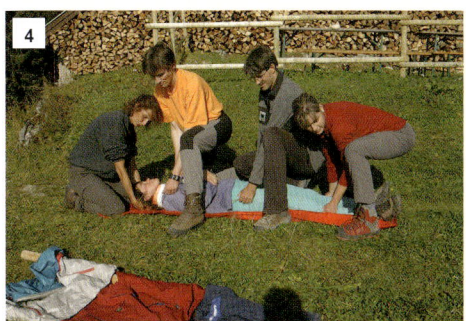

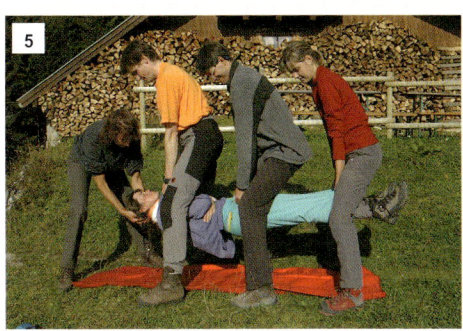

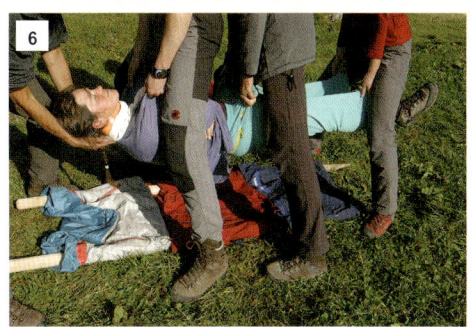

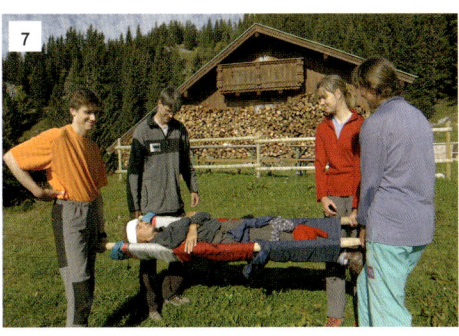

1 Aufnehmen eines Wirbelsäulenverletzten von der Seite.

2 Stabilisieren am Brustkorb der Helfer.

3 Die Wirbelsäule des Verletzten liegt gerade.

4 Alternativ: Hochheben eines Wirbensäulen-verletzten, nur an stabilen(!) Kleidern.

5 Die Helfer stehen über dem Verletzten und heben ihn auf Kommando.

6 Umlagern auf Trage (oder Biwaksack bzw. Isoliermatte).

7 Sicherer Abtransport mit Jackentrage (S. 116).

Improvisierte Halsstabilisierung

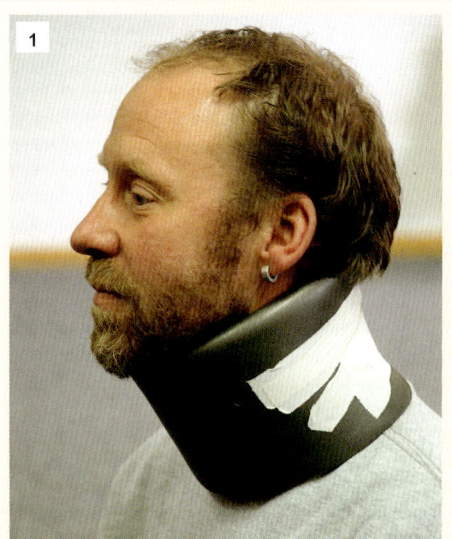

Stabilisierung der Halswirbelsäule mit einer zusammengelegten Rucksackpolsterung und Fixierung mit Tapestreifen.

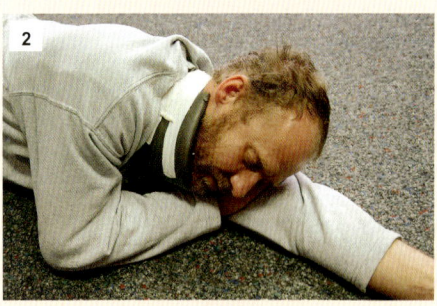

Spezielle Lagerung bei Halswirbelsäulenverletzung und gleichzeitiger Bewußtlosigkeit: Stabile Seitenlage des Körpers, aber keine Verdrehung und Überstreckung des Kopfes, sondern Lagerung auf dem ausgestreckten unteren Arm. Dabei kann immer noch Blut o. ä. aus Mund und Rachen abfließen.

➕ Oder **Hochheben des Verletzten an festen Kleidern** zur gleichmäßigen, großflächigen Zugverteilung auf den Körper. Dabei Anpacken an Kopf, Schultern, Hüften und Unterschenkeln (siehe Bilder S. 51). In diesem Falle schiebt ein zusätzlicher Helfer das jeweilige Hilfsmittel (wie Isoliermatte, Biwaksack, Jackentrage, Brett, Ackja usw.) unter den Verletzten.

Erste Hilfe:

➕ Bei Halsverletzungen Ruhigstellen durch improvisierte Halskrause (zusammengelegter Anorak, Sam-Splint oder zurechtgeschnittene Isoliermatte, siehe Abbildungen links und Seite 50)

➕ Lagerung in Rückenlage auf harter und ebener Unterlage mit Kälteschutz

➕ Ggf. Ganzkörperimmobilisierung mit Fixieren des Verletzten auf Isoliermatte, Brett oder Trage mittels Bandagen, Dreiecktüchern oder breiten Tapestreifen

➕ Ist der Verletzte bewusstlos, wird trotz möglicher Wirbelsäulenverletzung eine stabile Seitenlagerung durchgeführt, um ein Ersticken zu verhindern. Dies muss jedoch äußerst vorsichtig durchgeführt werden

➕ Unbedingt besonders gute psychologische Betreuung notwendig

➕ Wenn möglich immer Abtransport mittels Hubschrauber-Evakuierung

➕ Nur bei fehlender professioneller Hilfe und nur unter ansonsten optimalen Bedingungen eventuell Abtransport in Eigenregie, dabei laufende Überprüfung der Vitalfunktionen

3.5 Schädelverletzungen (Schädel-Hirn-Trauma)

Schädelverletzungen sind Folgen einer direkten Gewalteinwirkung auf den Kopf, meist mit Prellungen oder auch gelegentlichen Schädelbrüchen. Im Gebirge treten sie vor allem bei Stürzen, aber auch nach Stein- und Eisschlag auf. Bei der Ersten Hilfe nicht von schlimm aussehenden Gesichtsverletzungen abschrecken lassen. Gesicht und Schädel sind die »physiologischen Knautschzonen« des Kopfes – wichtiger ist der Schutz des Gehirns.

Gefahren:

🟥 Änderungen des Bewusstseins innerhalb weniger Minuten möglich

🟥 Häufig mit Begleitverletzungen kombiniert, z. B. an der Halswirbelsäule

🟥 Bei Bewusstlosigkeit erhöhte Erstickungsgefahr

🟥 Bei Hirnblutung/Hirnschädigung mit Eintrübung des Bewusstseins große Lebensgefahr!

Zeichen:

- **Leitsymptom: Bewusstseinsstörung**, manchmal nur kurzzeitig direkt nach dem Unfall
- **»Trias«** der häufigsten Erkrankungen: Übelkeit, Erbrechen, Gedächtnislücke (Frage nach Unfallhergang oder Wochentag!)
- Ansonsten Kopfschmerzen, Schwindel, evtl. Kopfwunden oder Beulen

Besondere Formen von Schädel-Hirn-Verletzungen

Gehirnerschütterung (kein Hirnschaden):

- Bewusstlosigkeit (bis zu einer Stunde), Erinnerungslücke an den Unfall
- Kopfschmerzen, Übelkeit, Erbrechen, Kreislaufprobleme
- Keine bleibenden Schäden

Gehirnprellung (Störungen von Hirnfunktionen):

- Strukturschaden am Gehirn mit Ausfällen: z. B. Unruhe, Verwirrtheit, Seh- und Sprachstörungen
- Bewusstlosigkeit (länger als eine Stunde), größere Erinnerungslücken

Schädelbasisbruch:

- Evtl. Austritt von kleinen Mengen Blut oder Gehirnflüssigkeit aus Nase, Mund und/oder Ohren
- Monokelhämatom oder Brillenhämatom: Bluterguss (»Veilchen«) um ein Auge oder sogar um beide Augen (ca. 30 Minuten nach dem Unfall). Dies kann aber bekanntlich auch sonst – z. B. nach Schlägereien – vorkommen!

Hirnblutung (durch Gefäßverletzung):

Hirnschaden durch zunehmenden Druck eines Blutergusses auf die Gehirnzellen

Zeichen für Hirnblutung bzw. erhöhten Schädelinnendruck:

- Häufig lange nicht erkennbar
- Kurze oder auch längere Bewusstlosigkeit
- Dann Erwachen bzw. Aufklaren des Bewusstseins (so genanntes freies Intervall)
- Später erneutes Eintrüben des Bewusstseins und Bewusstlosigkeit mit akuter Lebensgefahr!
- Atmung mit längeren Atempausen
- Ungleichmäßige oder verlangsamte Lichtreaktion der Pupillen
- Pupillen ungleich weit (größere Pupille als Hinweis auf einseitige Gehirnkompression mit schlechter Prognose)
- Evtl. Krämpfe

Erste Hilfe:

- Lebensrettende Sofortmaßnahmen (siehe S. 22 – 37)
- Lagerung bei Ansprechbarkeit: Kopf bzw. Oberkörper hochlagern (ca. 30°, siehe Buchklappe hinten)
- Lagerung bei Bewusstlosigkeit: Stabile Seitenlagerung (evtl. mit kleinem Kopfpolster, bei Schock Kopftieflage, siehe Abbildungen S. 16 und Buchklappe hinten)
- Evtl. Blutstillung durch Druckverband
- Evtl. Stabilisierung der Halswirbelsäule (improvisierte Halskrause, siehe Abbildungen S. 52)
- Besonders aufmerksame Überwachung, das heißt nie allein lassen!
- Rascher Abtransport in ärztliche Behandlung, am besten mit Hubschrauber

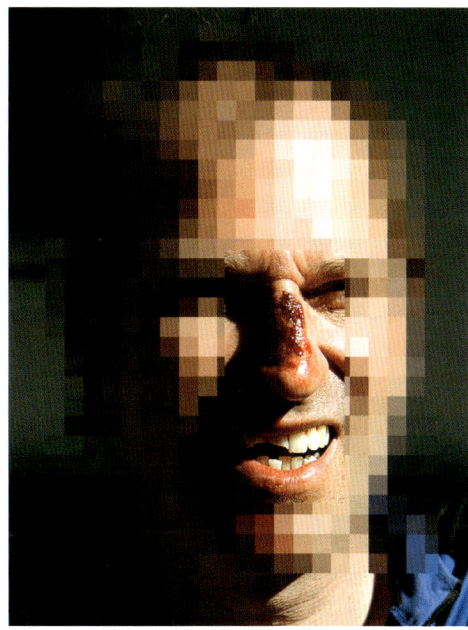

Erste Hilfe bei Schürfwunden an Nase und Kinn sowie zwei ausgeschlagenen Schneidezähnen. Dieser Mountainbiker wurde wegen Gehirnerschütterung und Erinnerungsstörungen vorsichtshalber zur Kontrolle und Überwachung in ein Krankenhaus transportiert.

4. Wunden und Weichteilverletzungen

4.1 Allgemeine Wundversorgung

Die Haut ist ein wichtiges Körperorgan mit vielfältigen Funktionen. Sie schützt das Körperinnere vor mechanischen, chemischen und temperaturbedingten Schäden, vor Strahleneinwirkung oder auch dem Eindringen von Krankheitserregern. Sie hilft mit bei der Regulation der Körpertemperatur sowie des Flüssigkeitshaushaltes und dient als Sinnesorgan für die Tast-, Schmerz- und Temperaturempfindung.

Eine Verletzung der Haut (= Wunde) kann daher vielfältige Folgen haben. Jede Wunde schmerzt, kann bluten und ist infektionsgefährdet. Bei allen Arten von Wunden ist es stets das Ziel, Blutungen zu stillen, Infektionen zu vermeiden und günstige Bedingungen für eine Wundheilung herzustellen. Auch die Psyche des Verletzten kann durch eine gute Wundversorgung oft gebessert werden.

Beim Bergsteigen kommt es durch Stürze oder andere Verletzungen öfters zu kleineren Wunden. Selbst wenn eine Wundversorgung aus medizinischer Sicht nicht immer oberste Priorität hat, ist sie die häufigste Erste-Hilfe-Maßnahme sowohl im Haushalt als auch im Outdoorbereich und sollte deshalb beherrscht werden.

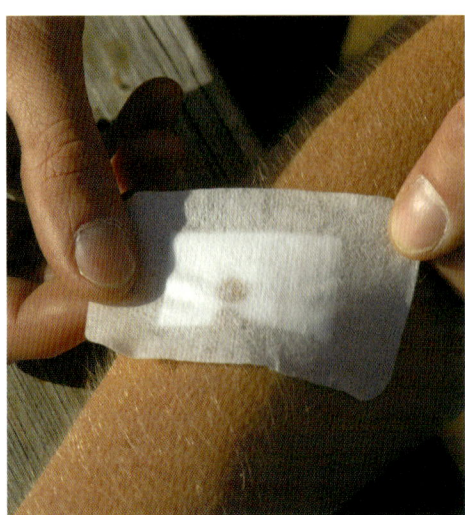

Rundumpflaster bei einer normalen Wunde.

Allgemeine Erste-Hilfe-Maßnahmen bei Wunden:

✚ Patienten zuerst bequem lagern (nicht im Stehen behandeln!)

✚ Blutende Körperteile hochhalten (reicht oft zur Blutstillung aus)

✚ Stark verschmutzte Wunden mit klarer Flüssigkeit ausspülen (Getränke, sauberes Bachwasser)

✚ Ggf. kleinere Fremdkörper entfernen, größere festsitzende Fremdkörper aber unbedingt belassen bzw. bei Bedarf knapp über der Haut kürzen

✚ Zur Wundversorgung als Schutz möglichst Einmalhandschuhe tragen

✚ Wunde mit Desinfektionsmittel behandeln (keine Hausmittel wie Salbe oder Puder!)

✚ Wundumgebung am besten mit Alkoholtupfer reinigen (aber nicht direkt in die Wunde, da dies zu sehr brennt!) – immer von der Wunde nach außen wegwischen

✚ Bei kleineren Wunden reichen Pflaster, die evtl. individuell zurechtgeschnitten werden

✚ Größere Wunden keimfrei mit steriler Kompresse oder Verbandspäckchen verbinden (notfalls sauberes Dreieck- oder Taschentuch verwenden)

✚ Ggf. zusätzliche Ruhigstellung im Bereich von großen Wunden (z. B. mit Sam-Splint)

✚ Eine Arztbehandlung ist in der Regel nötig bei Wunden über Gelenken, im Gesicht, bei Kindern oder älteren Personen, bei notwendiger Tetanus-Impfung sowie bei Zweifeln, ob eine Selbstbehandlung ausreicht

✚ Eine notwendige Wundnaht sollte innerhalb von sechs bis acht Stunden erfolgen

Prinzip eines Wundverbandes:

■ Keimfreie Wundauflage (Kompresse, nichtklebende Gaze, notfalls sauberes Tuch)

■ Saugfähige Polsterschicht (Zellstoff oder Mull)

■ Befestigung auf Haut (Gewebe mit Klebestreifen, Tape, Binden usw.)

Ein Wundverband dient zur Blutstillung und soll das Eindringen von Keimen in die Wunde verhindern. Er muss groß genug und dicht sein, auch darf er nicht verrutschen oder abschnüren. Am besten eignen sich vorgefertigte Schnellverbände (Verbandspäckchen) oder selbstklebende Pflasterverbände (Heftpflasterstreifen oder Rundum-Pflaster).

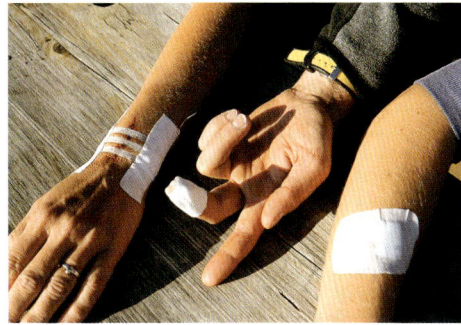

Verschiedene Arten der Wundversorgung: Steristrips, Fingerkuppenpflaster und Rundumpflaster.

4.2 Wundinfektion

Bei großer Keimzahl (vor allem im Erdboden, aber auch bei Bisswunden) und schlechten Abwehrkräften im Körper kann es zu einer gefährlichen Infektion kommen – entweder als lokale Infektion um die Wunde herum oder als allgemeine Infektion, das heißt Keimbesiedlung im Blut oder in den Lymphbahnen (Blutvergiftung).

Vorbeugung:

■ Verschmutzte Wunden mit klarem Wasser oder kalten Getränken auswaschen

■ Keine heißen Flüssigkeiten verwenden, da durch Erweiterung der Blutgefäße neue Blutungen auftreten können

Zeichen einer Infektion:

◗ Eiterbildung um die Wunde

◗ Fieber, ggf. Schüttelfrost

◗ Schwellungen und Druckschmerzen von benachbarten Lymphknoten (z. B. in der Achselhöhle oder in der Leiste)

◗ Rote Striche zwischen Wunde und Herz entlang der Lymphbahnen (Alarmsignal!)

Erste Hilfe:

Zur Wundversorgung, besonders bei Kontakt mit Blut, Wundsekret und sonstigen Körperflüssigkeiten, möglichst Einmalhandschuhe zum eigenen Schutz vor Infektionen (Aids, Hepatitis, etc.) tragen, notfalls Plastiktüte überstreifen oder normale Handschuhe verwenden.

✚ Bei einer kleinen lokalen Wundinfektion reicht evtl. eine antibiotische Salbe aus, bei größeren Infekten ist eine ärztliche Kontrolle, z. B. wegen einer Tetanus-Auffrischungsimpfung, dringend notwendig und sollte möglichst innerhalb von 24 Stunden erfolgen

✚ Bei Wundinfektionen abseits der Zivilisation ggf. Gabe von Breitspektrum-Antibiotika (z. B. Ciprofloxacin, siehe Seite 123)

4.3 Spezielle Wunden

Die verschiedenen Wundformen unterscheiden sich in der Ursache, aber zum Teil auch in der Behandlung oder Prognose und werden etwa in der Reihenfolge ihrer Gefährlichkeit aufgeführt.

Schürfwunden

Bei dieser häufigsten Wundart (auch beim Bergsteigen) ist durch Scherkräfte die oberste Hautschicht verletzt: Es besteht daher nur eine geringe Blutungs- und Infektionsgefahr sowie eine gute Heilungstendenz.

Erste Hilfe:

Siehe allgemeine Erste-Hilfe-Maßnahmen bei Wunden (Seite 54).

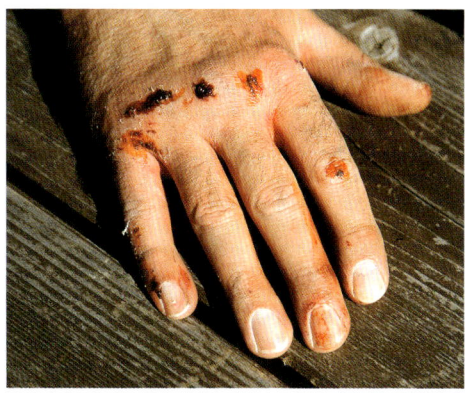

Einfache Schürfwunden müssen nur mit Desinfektionsmitteln behandelt werden.

Quetschwunden

Durch Gewalteinwirkung von zwei Seiten (z. B. auch durch Steinschlag) entstehen meist starke Schmerzen, Schwellungen und deutliche Blutergüsse. Ebenso ist eine höhere Infektionsgefahr und ein langwieriger Verlauf möglich.

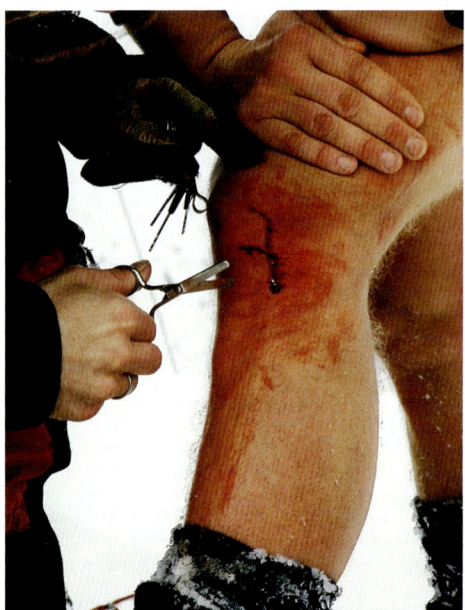

Versorgung einer kleinen Platzwunde am Unterschenkel. Damit ein Wundpflaster auf der Haut kleben bleibt, müssen erst die umliegenden Haare mit einer Schere entfernt werden.

Erste Hilfe:

✚ Kühlen mit kaltem Wasser, Schnee, Eis oder feuchten Kompressen
✚ Hochlagern, schonen, ggf. kühlende Sport-Salben auftragen
✚ PECH-Schema (siehe Seite 60)
✚ Bei großen Quetschungen ggf. abschwellende und schmerzstillende Medikamente verabreichen (z. B. Ibuprofen, siehe Seite 124)

Platzwunden

Sie sind die häufigsten Wundformen am Kopf, hervorgerufen durch stumpfe Gewalt auf die Haut und die direkt darunterliegenden Knochen (ohne dazwischen liegende Pufferzone von Weichteilen). Durch Aufplatzen der Haut kommt es zu unregelmäßigen, gezackten Wundrändern (meist mit starken Blutungen).
Erste Hilfe:
Für evtl. Wundnahtstreifen oder auch einen (Druck-)Verband an behaarten Körperstellen müssen meist die umliegenden Haare auseinandergehalten und mit einer Schere vorsichtig abgeschnitten werden, da sonst keine Über-

sicht möglich ist und Nahtstreifen nicht halten (siehe Bild links).

Schnittwunden

Sie haben einen glatten Wundrand und verursachen je nach Tiefe des Schnittes meist eine stärkere Blutung. Beim Skifahren können sie durch die Stahlkanten der Skier verursacht werden, ansonsten am ehesten beim Campingkochen.
Erste Hilfe:

✚ Bei sauberer Wunde Zusammenziehen der Wundränder mit sterilen Wundnahtstreifen (Steristrips, siehe Bild Seite 58)
✚ Wundränder dabei durch leichten Zug zusammenziehen
✚ Evtl. zur Sicherheit noch einen Tapestreifen über die Enden der Wundnahtstreifen kleben, darüber steriler Verband oder großes, steriles Pflaster
✚ Bei größeren Schnittwunden evtl. spätere Kontrolle und Wundnaht durch einen Arzt
✚ Kein Wundschluss bei sehr tiefen oder verschmutzten Wunden (diese nur ausspülen, desinfizieren und steril verbinden sowie unbedingt ärztliche Kontrolle innerhalb von 6-8 Stunden!)

Stichwunden

Sie werden hervorgerufen durch Messer oder andere spitze Fremdkörper (z. B. Pfählungsverletzung, beim Bergsteigen eher selten) und haben eine deutlich erhöhte Verletzungsgefahr in der Tiefe (z. B. innere Blutungen und hohes Infektionsrisiko).
Erste Hilfe:

✚ Noch steckende größere Fremdkörper nicht entfernen, sondern diese nur ringförmig umpolstern und für den Transport mit Verband stabilisieren – der Gegenstand kann wie ein Verschlusskorken wirken und unter Umständen lebensbedrohliche Blutungen verhindern
✚ Ansonsten weitere Versorgung wie bei Wunden allgemein (siehe Seite 54)
✚ Bei tiefen Stichen kein Verschließen der Wunde mit Wundnahtstreifen
✚ Ggf. Schockbekämpfung bei inneren Blutungen

Wundverband und Druckverband

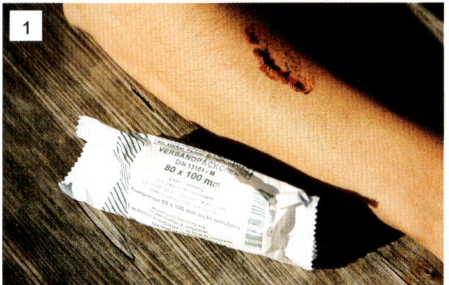

Versorgung einer Wunde am Unterarm mit einem sterilen Verbandspäckchen.

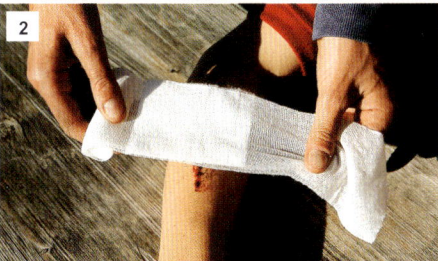

In der Binde ist eine quadratische Kompresse eingearbeitet, die über die Wunde gelegt wird.

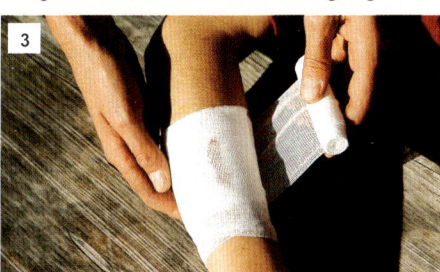

Wickeln der Binde um den Arm.

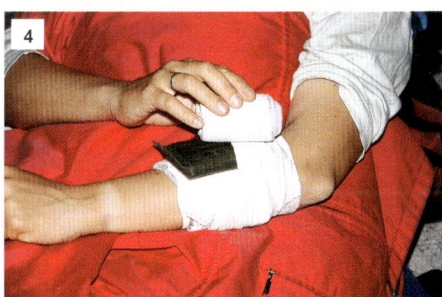

Versorgung einer stark blutenden Wunde mittels Druckverband. Über die sterile Wundauflage wird ein flaches Päckchen (z. B. Verbandspäckchen oder verpackte Papiertaschentücher etc.) zur punktuellen Blutstillung gebunden.

Wundversorgung Fingerkuppe

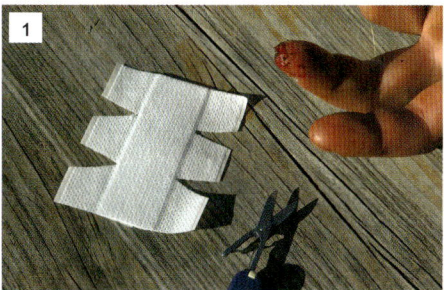

Einschneiden des Pflasters für eine Wunde an der Fingerkuppe.

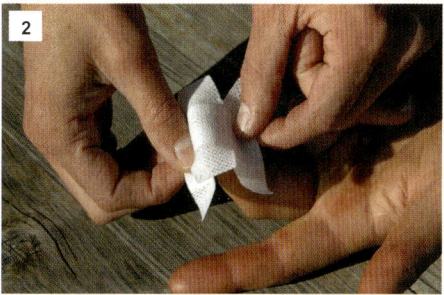

Aufkleben des vorbereiteten Pflasterstreifens um den verletzten Finger.

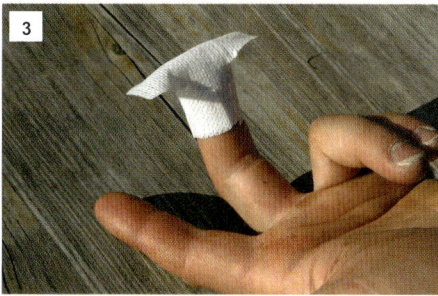

Die beiden unteren Klebestreifen werden rund um den Finger geklebt.

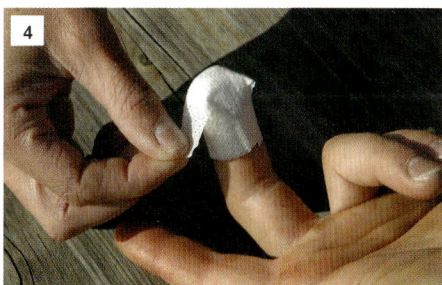

Die zwei verbleibenden Klebeflächen werden umgeschlagen und ebenfalls angeklebt – fertig!

Versorgung einer klaffenden Wunde mit sterilen Wundstreifen (Steristrips)

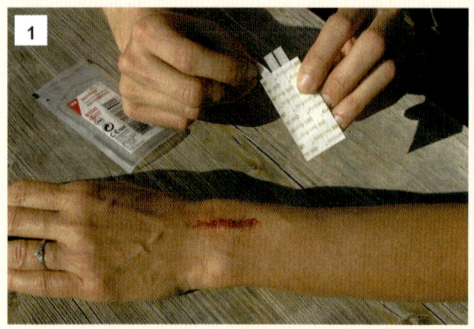

Wunde und Päckchen mit Steristrips
(normalerweise 3 Streifen).

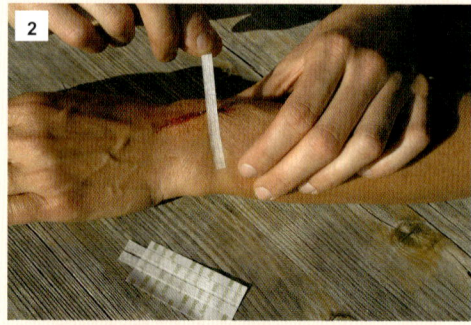

Anlegen des Wundstreifens auf einer Seite.

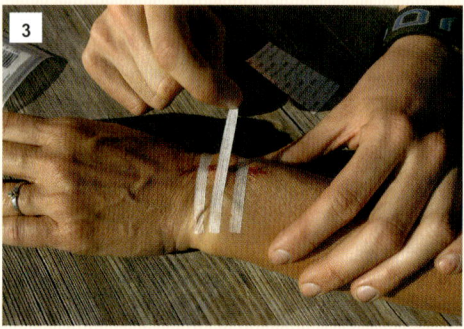

Zuziehen der Wunde und Ankleben des Steristrips
auf der anderen Wundseite.

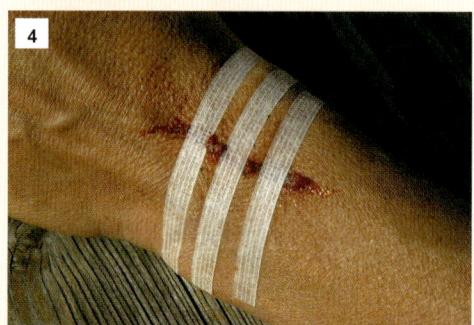

Ankleben der Wundstreifen in geringen
Abständen.

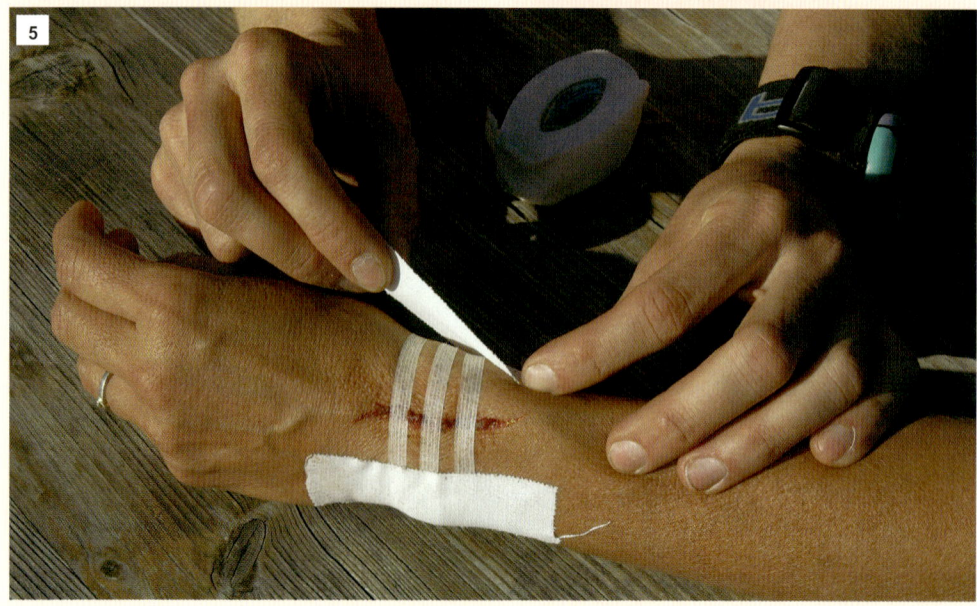

Zusätzliches Fixieren der Steristrip-Enden mit einem quer verlaufendem Tapestreifen,
darüber großes Pflaster oder Verband.

Behandeln einer stark verschmutzten Wunde

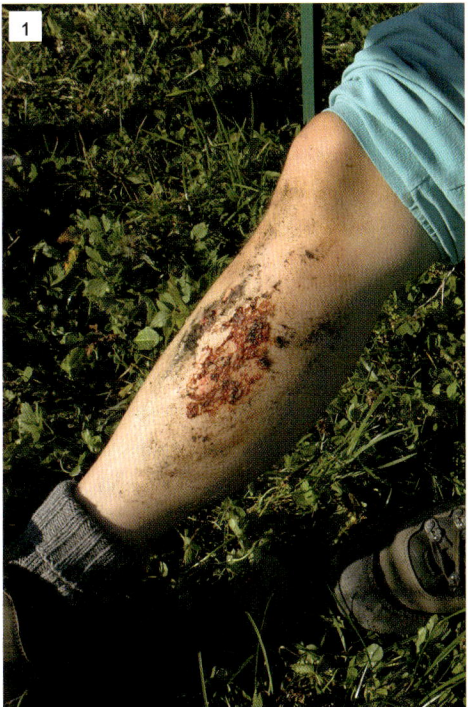

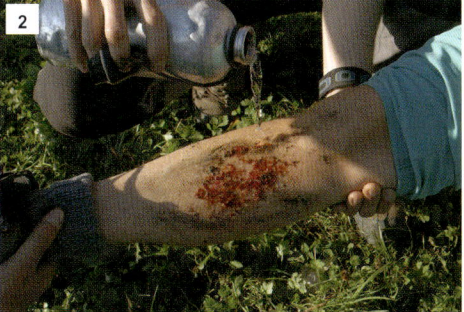

Säubern der Wunde mit klarem Wasser.

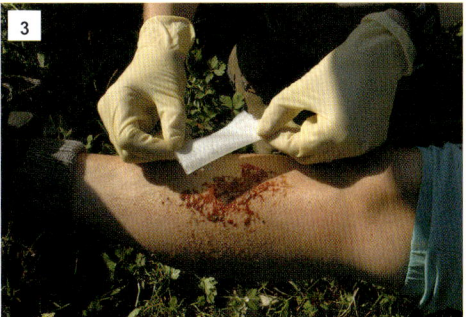

Durch Erde stark verschmutzte Wunde am Unterschenkel – sehr große Infektionsgefahr!

Auflegen einer nicht klebenden Wundauflage (Gaze) auf die gesäuberte Wundfläche.

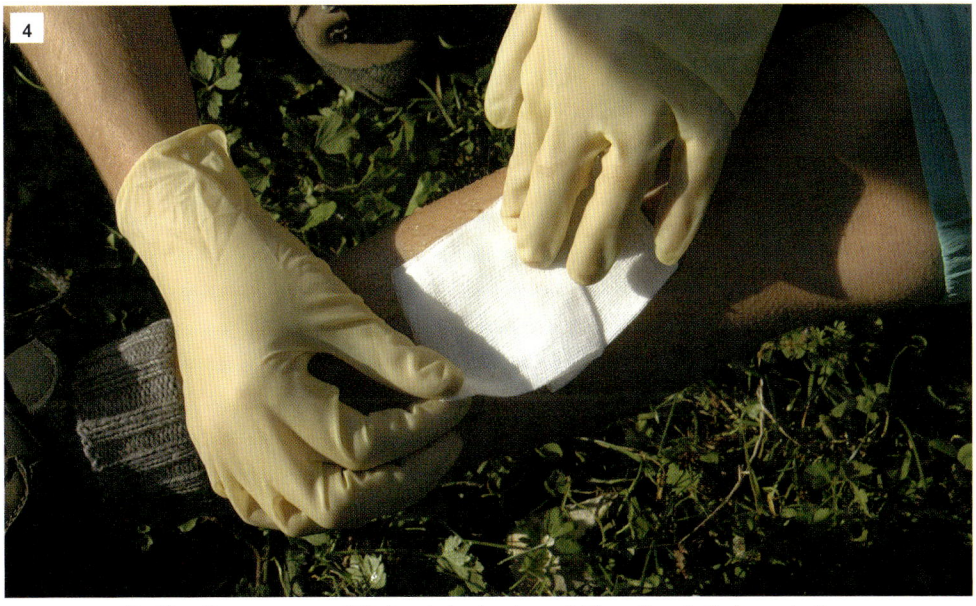

Darüber Kompresse und Verband. Am besten mit Einmalhandschuhen arbeiten.

Bisswunden

Tier- und Menschenbisse sind besonders stark mit Keimen belastet, das heißt, es besteht eine ausgesprochen hohe Infektionsgefahr. Bei Kratzwunden ist diese etwas geringer. Beim Bergsteigen kommt dies am ehesten auf Fernreisen oder Trekkingtouren vor, insbesondere durch streunende Hunde.

Erste Hilfe:

➕ Ausgiebige Wundreinigung (evtl. mit etwas Seifenwasser) und Desinfektion

➕ Steriles Abdecken und baldige ärztliche Behandlung

➕ Ggf. Gabe eines Breitband-Antibiotikums in der Wildnis (auch wenn kein Arzt vor Ort ist)

➕ Bei Bissen durch Wildtiere Tollwutimpfung in gefährdeten Gebieten

Offene Wunden im Brustkorbbereich

Bei einer offenen Verletzung des Brustkorbes kann Luft von außen in den Spalt zwischen Rippenfell und Lungen eindringen, in dem normalerweise ein Unterdruck herrscht. Eventuell wird sogar durch einen sich entwickelnden Überdruck (Ventilfunktion im Wundbereich) das Lungengewebe komprimiert und die Atmung stark behindert.

Erste Hilfe:

➕ Direkt über der Verletzung einen sterilen, luftdurchlässigen Verband mit Kompressen anlegen

➕ Darüber eine luftundurchlässige Abdeckung aus Plastikfolie an drei Seiten festkleben. Auf einer Seite bleibt die Abdeckung offen, sodass Blut und Luft beim Ausatmen entweichen können (durch den Überdruck im Brustraum), während beim Einatmen das »Leck« abgedichtet ist

Wundheilung in großer Höhe

Bei längeren Aufenthalten in der Höhe (über 4000 m) heilen kleinere Wunden und Schrammen meist nicht mehr von allein ab. Banale Hautwunden können so zu tiefen und schmerzhaften Schrunden werden, die besonders an den Händen sehr behindern. Es ist daher empfehlenswert, bei gröberen Arbeiten zur Vorbeugung Handschuhe zu tragen.

Erste Hilfe:

➕ Schrunden gut säubern und desinfizieren

➕ Notfalls mit einem normalen Acrylkleber (Sekundenkleber) die Wundränder aneinander kleben und einige Zeit zuhalten

➕ Evtl. später wiederholen, falls die Wundränder noch einmal aufgehen sollten

Augenverletzungen

Sie werden meist durch kleine Fremdkörper verursacht, die ins Auge kommen (Staubkorn, Härchen, Sand, Mücke usw., siehe auch Schneeblindheit auf Seite 88).

Zeichen:

🔴 Brennender Schmerz

🔴 Tränenfluss (sinnvolle Reaktion zum Ausspülen des Auges)

🔴 Rötung der Bindehaut

Erste Hilfe:

➕ Ausspülen mit Wasser: in Rückenlage Wasser in den inneren Augenwinkel tröpfeln und nach außen abfließen lassen

➕ Entfernen des Fremdkörpers mit einem Tuchzipfel oder Wattestäbchen

➕ Keine Manipulation mit spitzen Gegenständen (Pinzette) wegen zu großer Verletzungsgefahr!

➕ Bei größeren Verletzungen oder Erkrankungen beide Augen gleichzeitig verbinden (bei einseitigem Verband wird sonst das verletzte Auge unter dem Verband mitbewegt)

4.4 PECH-Behandlungsschema und Kältebehandlung

Dieses allgemeine Behandlungsschema gilt in der Regel für alle Weichteilverletzungen und im Wesentlichen auch für Knochenbrüche. Hauptziel es ist dabei, die Schmerzen zu reduzieren und Schwellungen zu vermeiden. Dabei bedeutet **PECH**:

– **P**ause, d. h. Schonung, Ruhigstellung, kein Weitergehen, ggf. passiver Abtransport

– **E**is, d. h. Kühlung durch Eisbeutel, Schnee, kaltes Wasser oder feuchte Umschläge

– **C**ompression, d. h. festes Bandagieren mit elastischer Binde

– **H**ochlagern, d.h. Hochhalten/Hochlegen der betroffenen Extremität

Das englische Merkwort (mit dem gleichen Inhalt) lautet:

RICE = Rest + Ice + Compression + Elevation.

Kältebehandlung im Gebirge

Eine schmerzstillende Kältepackung kann bei jeder frischen Verletzung und auf jede Stelle des Körpers aufgelegt werden (nur nicht über die Augen!). Am besten wird eine Plastiktüte mit zerstoßenen Eisstücken, Schnee oder Wasser gefüllt. Die betroffene Region wird zuvor mit einer elastischen Binde umwickelt (Compression), die gleichzeitig als Kälteschutz dient (wegen lokaler Erfrierungsgefahr nie einen Eisbeutel direkt auf die blanke Haut legen!). Die anmodellierte Kältepackung wird mit einer weiteren elastischen Binde über die Verletzung gewickelt und sollte 20 – 30 Minuten belassen werden. Nach einer etwa gleichlangen Pause kann erneut eine Kältepackung verwendet werden, ggf. innerhalb der ersten drei Tage mehrfach hintereinander. Da aber eine solche Kältepackung viel Wärme entzieht, muss wegen evtl. Schockgefahr auf einen entsprechenden Wärmeschutz des Verletzten geachtet werden.

4.5 Verbände

Wundverbände sind immer dann notwendig, wenn durch äußere Einwirkungen die Schutzfunktion der Haut beeinträchtigt ist, z. B. durch mechanische Gewalt, Hitze, Kälte oder chemische Stoffe. Als Stützverbände werden sie auch – eventuell in Verbindung mit Schienen – verwendet, um verletzte Extremitäten elastisch ruhig zu stellen und zu schonen.

Prinzipien bei Verbänden:

- Beim Verbinden den Verletzten hinsetzen oder hinlegen (nicht im Stehen behandeln!)
- Evtl. sind Kreislaufprobleme des Verletzten durchs Zuschauen möglich: deswegen wegschauen oder Augen schließen lassen
- Es stehen verschiedene Materialien zur Verfügung: Pflaster, Tape, Dreiecktücher, elastische Binden, Schlauchverbände
- Verbände nicht zu fest fixieren, um Durchblutungsprobleme zu vermeiden
- Trotzdem stabil genug befestigen, um eine konsequente Ruhigstellung zu erreichen

Verbände mit Dreiecktüchern

Sie können zum Abdecken größerer Körperregionen verwendet werden, vor allem, wenn Kleidung und Haut beschädigt sind. Sie eignen sich aber auch zum Stabilisieren von Arm- und Schlüsselbeinbrüchen sowie als wichtiges Hilfsmittel bei der Knochenbruchschienung (siehe auch Seite 47 sowie die darauf folgenden Bilder).

Dreiecktuch

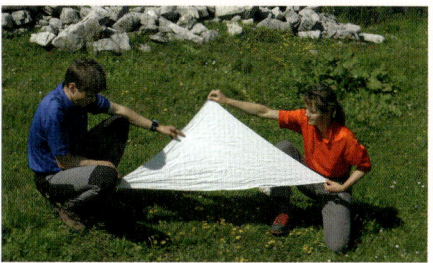

Dreiecktuch mit Basis, zwei Enden und Spitze.

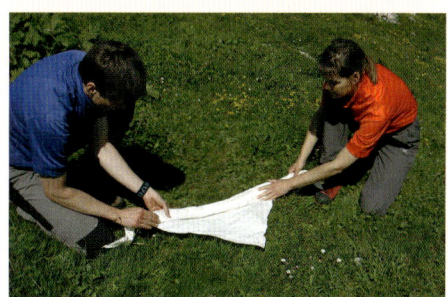

»Dreiecktuchkrawatte«: entweder sorgfältig falten oder Dreiecktuch im Notfall einfach an den Enden halten und Spitze mehrfach um die Basis drehen oder schleudern.

Verbände mit elastischen Binden

Verbände geben gerade bei leichteren Verletzungen eine gewisse Stabilität des betroffenen Gelenkes, jedoch kommt es hierbei sehr auf das Material und die Technik an. Normale elastische Binden lassen sich leicht anlegen, halten aber nicht besonders, da sie bei Belastung relativ schnell verrutschen. Sehr viel besser sind Klebebinden, die auf der Haut und auf sich selber haften und eine bessere und längere Stabilisierung garantieren. Spezielle Binden mit Acrylkleber sind zwar teuer, dafür aber auch hautschonender und verträglicher (hypoallergen).

Kopfverband (mit Dreiecktuch)

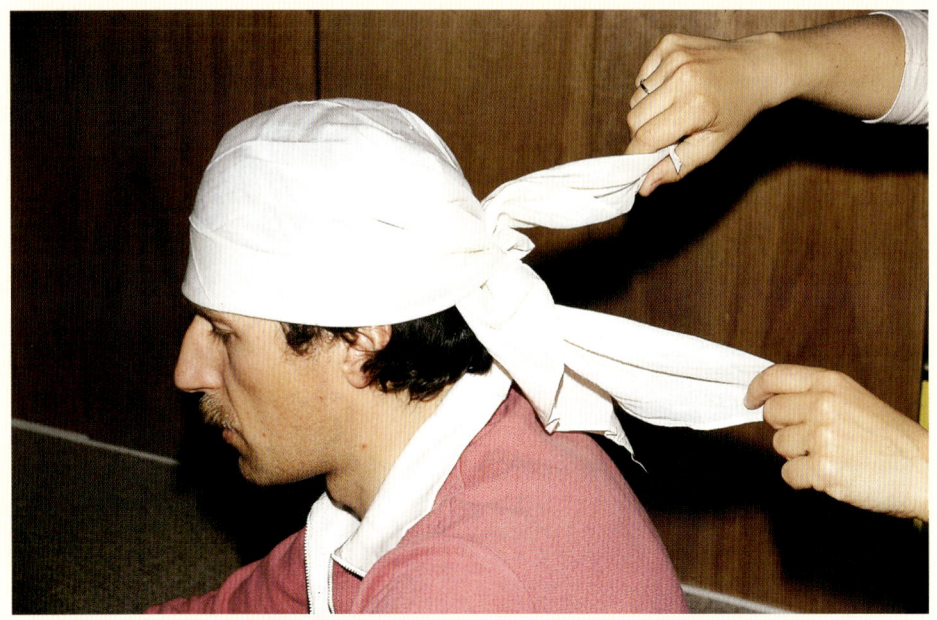

Anlegen eines Kopfverbandes bei Verletzungen.
Auch als Hutersatz zum Schutz vor Sonne oder Kälte verwendbar.

Kopfverband (als Krawatte)

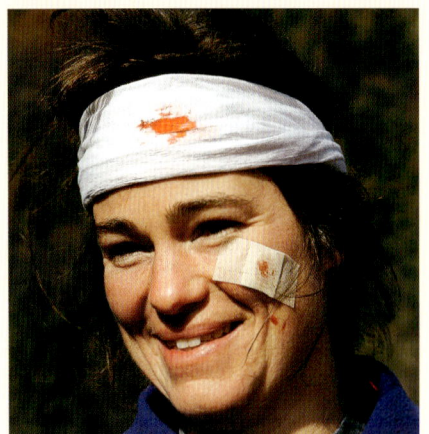

Notverband (als Krawatte) bei Blutungen,
Schürfwunden, Platzwunden im Kopfbereich.

Unelastische Tapeverbände

Tapeverbände (auch Leukoplast) sind nur etwas für Spezialisten mit viel Erfahrung. Sie kleben direkt auf der Haut und belasten diese, da sie nicht elastisch sind. Wegen der Gefahr von Durchblutungsstörungen dürfen keine kompletten Wicklungen um eine Extremität herum durchgeführt werden, und der Tapeverband darf nicht zu fest sein. Tapestreifen können aber gut zur Verstärkung und gegen das Verrutschen über elastische Verbände geklebt werden. Zusätzlich sind Tapeverbände bei richtiger Anwendung auch zur Verletzungsprophylaxe geeignet.

Spezialverbände

Die oben genannten Materialien und Techniken können auch gut miteinander oder mit Schienen verbunden werden – mit Improvisation lässt sich hier viel erreichen. Ein Beispiel ist die Handrolle zur provisorischen Ruhigstellung von verletzten Fingern oder der Mittelhand. Dabei wird ein weicher, verformbarer und rundlicher Gegenstand in die verletzte Hand genommen, z. B. zusammengedrückte Kompressen, Tücher, Handschuhe oder Socken. Dann wird die ganze Hand mit einem Dreiecktuch eingeschlagen und zusätzlich mit einer elastischen Binde umwickelt sowie am Handgelenk fixiert.

Übersicht Wundverbände

Verbandsart	Zweck	Bemerkungen
normales Wundpflaster	für kleine Wunden	zur Formanpassung ggf. einschneiden
Steristrips (Klammerpflaster)	Wundnahtstreifen für klaffende, saubere Wunden	nach gründlicher Desinfektion
Verbandspäckchen	sterile Wundauflage mit elast. Verbandsbinde kombiniert	für stärkere Extremitätenblutungen
Kompressen steril	zum Abdecken von Wunden am Rumpf	Befestigung mit Tape oder Leukoplaststreifen

Übersicht Dreiecktuch-Verbände
(zum Abdecken von Körperteilen und zum Stabilisieren)

Kopfverband	bei Blutungen	auch Hutersatz
Handverband	bei Erfrierungen und bei großflächigen Verletzungen	auch bei Handschuhverlust
Fußverband	bei Schwellungen / Verletzungen	wenn Schuhe durch starke Schwellung zu klein geworden sind
Ellenbogenverband	bei großflächiger Verletzung	auch nach Zerfetzen von Kleidung
Knieverband	bei großflächiger Verletzung	auch nach Zerfetzen von Kleidung
Schulterverband	bei großflächiger Verletzung	2 Tücher notwendig: 1 Krawatte um Achsel auf Gegenseite
Hüftverband	bei großflächiger Verletzung	2 Tücher notwendig: 1 Krawatte um Taille auf Gegenseite
Armtragetuch einfach	bei Unterarm-, Ellenbogen- oder Oberarm-Verletzungen	einfache Ruhigstellung des Armes
Armtragetuch doppelt	bei Unterarm-, Ellenbogen- oder Oberarm-Verletzungen	zusätzliches Fixieren am Brustkorb durch zweite Dreiecktuchkrawatte
Rucksackverband	bei Schlüsselbeinbruch zur Schmerzlinderung und Stabilisierung durch Zurückschieben beider Schultern	2 Dreiecktücher hintereinander verknoten, Polster in Achselhöhle

Schulterverband mit zwei Dreiecktüchern

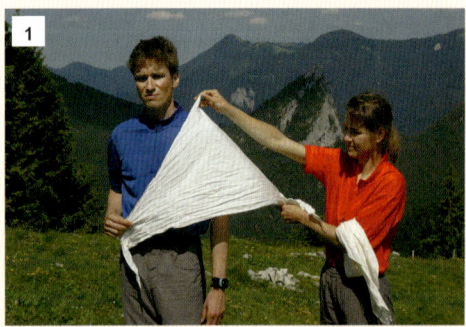

Anlegen des Dreiecktuches über die Schulter.

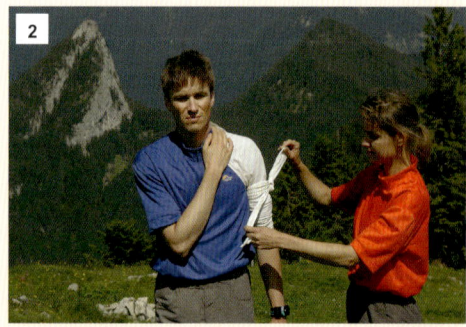

Verknoten des ersten Dreiecktuches am Oberarm.

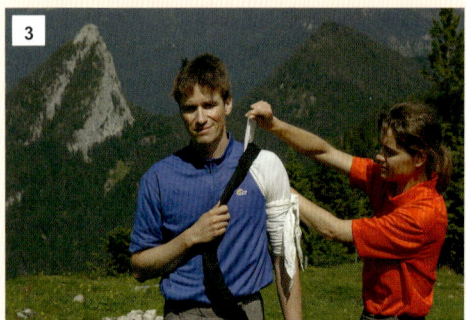

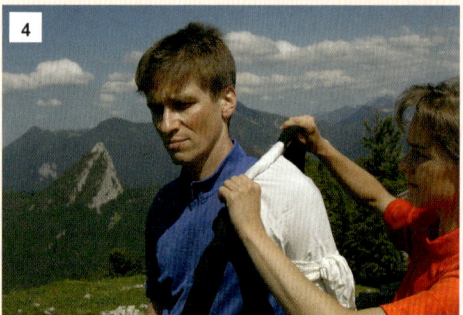

Einrollen der Krawatte aus dem zweiten Dreiecktuch um die Spitze des ersten Dreiecktuches auf der Schulter zur festen Verbindung beider Tücher.

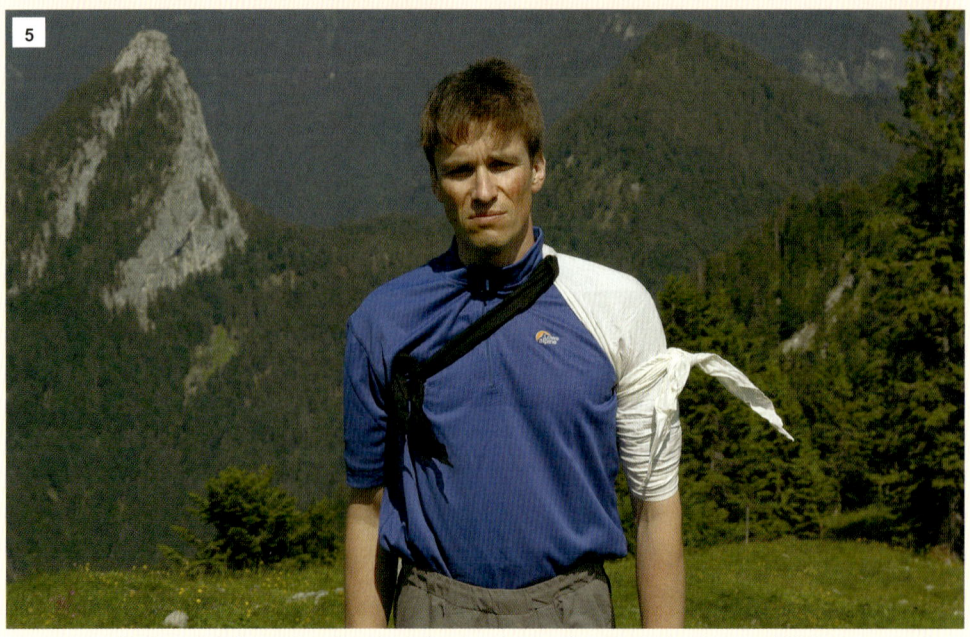

Fertiger Schulterverband nach Verknoten des zweiten Dreiecktuches am Rücken.

Armtragetuch mit zwei Dreiecktüchern

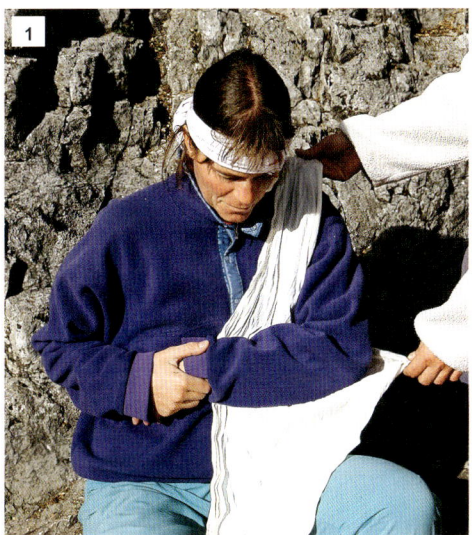

Anlegen des Dreiecktuches unter den Unterarm des Verletzten.

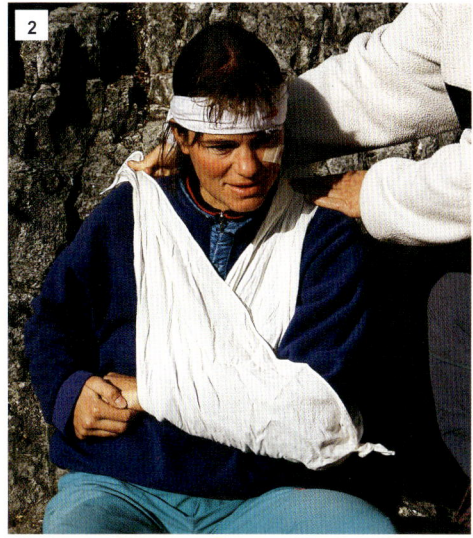

Armtragetuch wird am Hals verknotet, der Unterarm soll etwa waagerecht liegen.

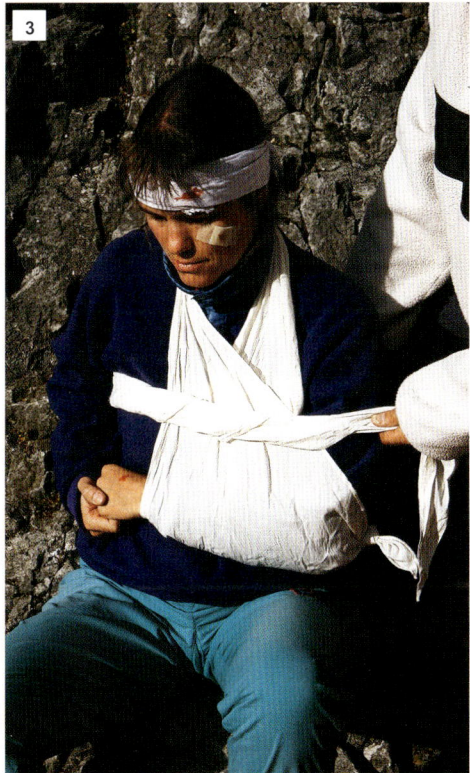

Zusätzliche Stabilisierung des Armes durch zweites Dreiecktuch am Brustkorb.

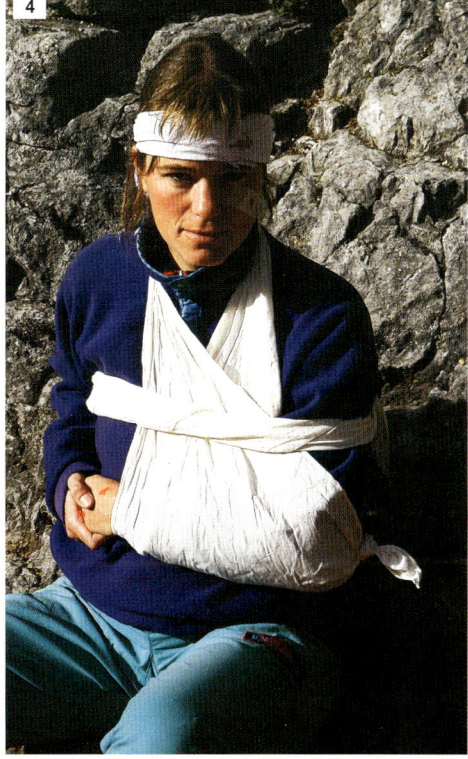

Fertiges Armtragetuch mit Zusatzstabilisierung.

Hüftverband mit zwei Dreiecktüchern

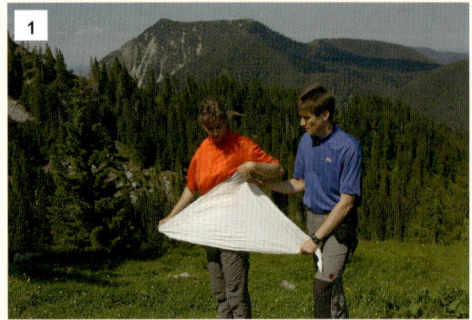

Anlegen des Dreiecktuches an der Hüfte.

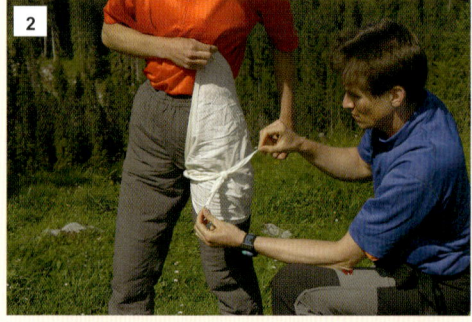

Umschlingen des Oberschenkels und Verknoten
der beiden Enden des Dreiecktuches.

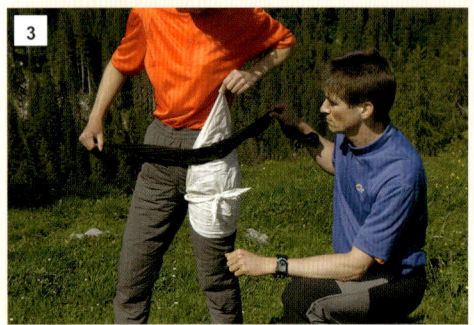

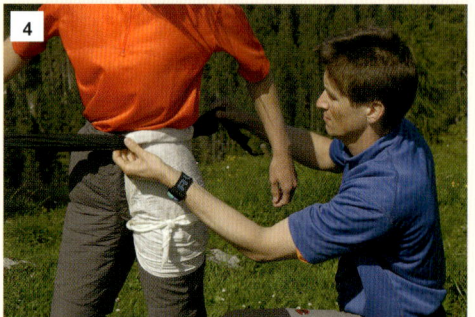

Einrollen des zweiten Dreiecktuches (Krawatte) in die Spitze des ersten Dreiecktuches.

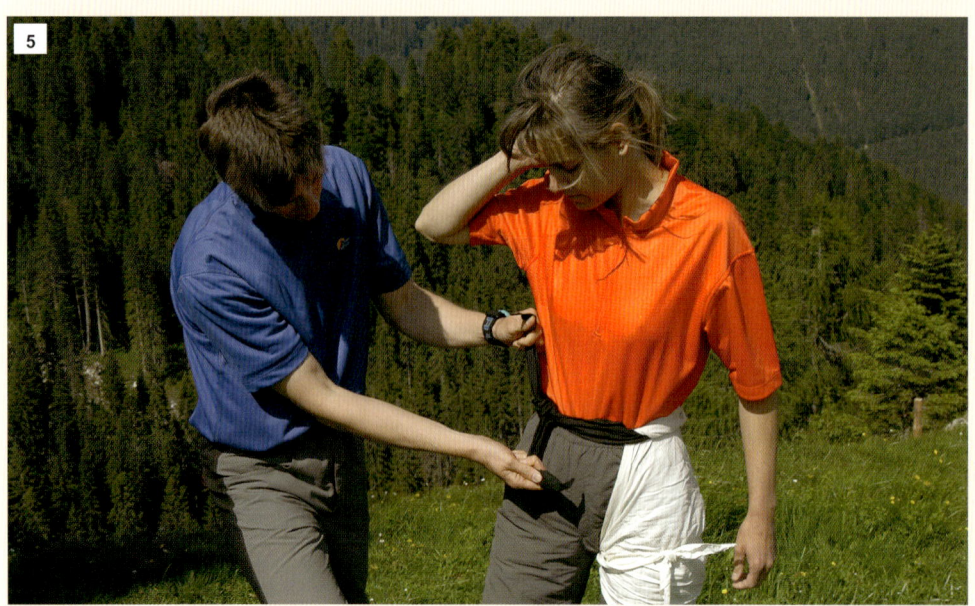

Fertiger Hüftverband mit zwei Dreiecktüchern.

Fußverband mit einem Dreiecktuch

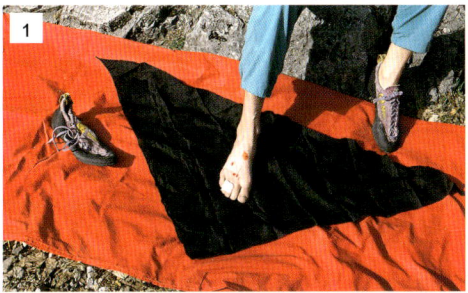

Vorbereitung des Dreiecktuches, Auflegen des Fußes.

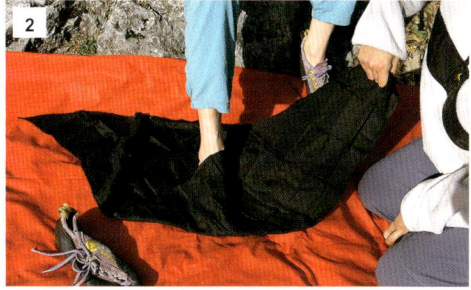

Einschlagen der Spitze des Dreiecktuches.

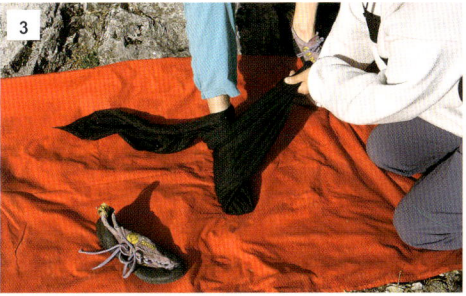

Dann Übereinanderschlagen beider Dreiecktuchenden.

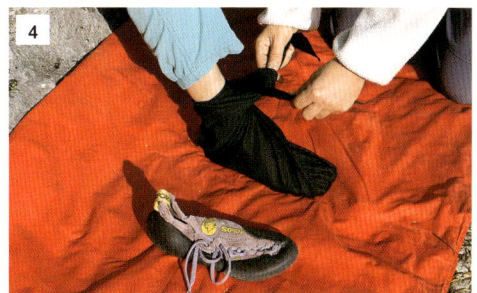

Verknoten des Dreiecktuches am Rist.

Sprunggelenk-Klebeverband

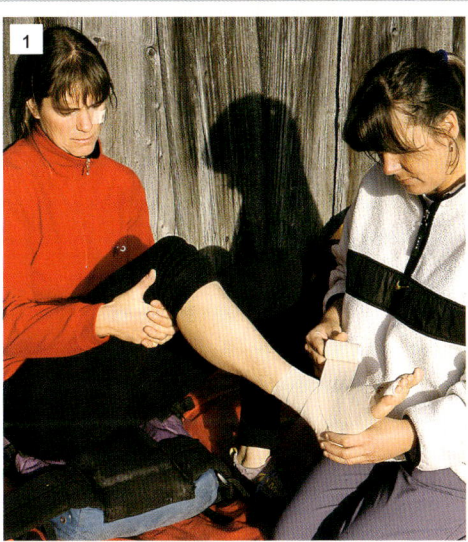

Elastischer Klebeverband (Acrylbinde) um den Knöchel in so genannten Achtertouren zur Stabilisierung, z. B. nach einem Bänderriss am Außenknöchel.

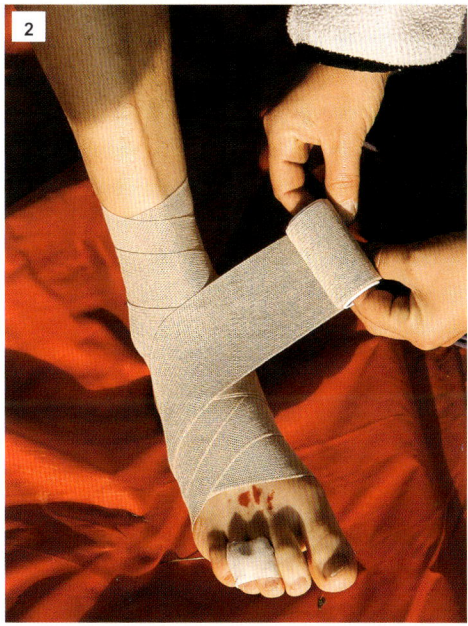

4.6 Verrenkungen (Luxationen)

Unter Verrenkung versteht man das Herausspringen eines Gelenkes mit Zerreißen der gelenkstabilisierenden Kapsel und Bänder. Dabei tritt der Gelenkkopf aus der Pfanne aus und führt zu einer dauerhaften Lageveränderung des Gelenkes. Meist sind Schulter- oder Fingergelenke nach einem Sturz oder durch Verdrehen betroffen. Im Folgenden werden die wichtigsten Luxationen in der Reihenfolge ihrer Häufigkeit beschrieben.

Schulterluxation

Die häufigste Verrenkung passiert im Schultergelenk, da dieses das beweglichste Gelenk des Menschen ist. Auslösend ist hauptsächlich eine abrupte Bewegung des erhobenen Armes nach hinten und außen, ein direkter Sturz auf die Schulter oder ein Sturz beim Klettern, wobei der Körper um den noch hängenden Arm verdreht wird.

Zeichen:

- Schmerzen und Funktionsverlust (Arm kann nicht mehr aktiv angehoben werden)
- Bewegungsunfähigkeit, Schultergelenk federnd gesperrt
- Im Seitenvergleich abnorme Gelenkkontur (Beule vorne zwischen Schulter und Brustkorb, Delle unter dem Schultereck, das heißt stufenförmige Schulterkontur)
- Meist hält der Betroffene den ausgerenkten Arm mit der gegenüberliegenden Hand in typischer Schon-Stellung

Erste Hilfe:

- Keine gewaltsamen Einrenkungsversuche (nur nach entsprechender Schulung!)
- Ruhigstellung in angenehmster Lage (Patient hält Arm am besten selbst)
- Ggf. Polster zwischen Arm und Brustkorb zum Abstützen
- Rascher Abtransport in ärztliche Behandlung

Fingerluxation

Sie kommt relativ häufig nach extremer Belastung oder Verdrehen einzelner Finger vor, wie z. B. beim Klettern an Fingerlöchern und anschließendem Sturz.

Zeichen:

- Deformierung des Gelenks mit Schwellung
- Schmerzen, Bewegungseinschränkung, Funktionsverlust

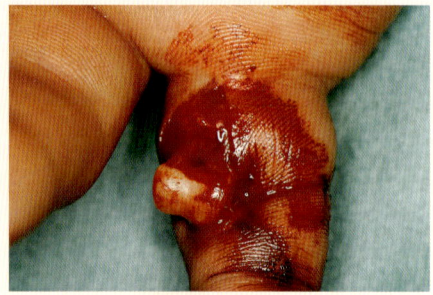

Offene Fingerluxation

Offene Fingerluxation am Mittelgelenk mit Austritt des Knochens durch die Weichteile. Diese schwere Verletzung musste operiert werden.

Erste Hilfe:

- Durch langsames Ziehen am Finger in Längsrichtung (mit Gegenhalt an der Mittelhand) springt das ausgerenkte Gelenk meist wieder von allein in seine ursprüngliche Stellung zurück
- Danach Ruhigstellung durch Tapen des betroffenen Fingers an den Nachbarfingern (siehe S. 40). Damit ist eine notwendige Schonung, aber trotzdem ein (leicht eingeschränkter) Gebrauch des Fingers möglich
- Alternativ kommt ein kleiner Sam-Splint zur Schienung in Frage (siehe Abb. S. 40)

Kniescheibenverrenkung (Patellaluxation)

Gelegentlich kommt es auch zu einer Verrenkung der Kniescheibe (= Patella). Dies passiert meist bei einer plötzlichen Streckung des Kniegelenks bei gleichzeitiger Drehung (z. B. beim Klettern) – dabei rutscht die Kniescheibe immer nach außen ab.

Zeichen:

- Starker Schmerz unter der Kniescheibe an der Außenseite
- Deformierung des Kniegelenks mit Schwellung außen
- Keine Belastung möglich

Erste Hilfe:

- Das leicht gebeugte Bein des Verletzten wird bei angewinkelter Hüfte durch den Helfer passiv gestreckt; dabei sollte der Verletzte nicht mithelfen, da sonst die Kniescheibe durch Muskelzug unter Spannung gerät!
- Ggf. zusätzlich und vorsichtig Kniescheibe mit den Fingern nach innen drücken

✚ Nach dem Einrenken meist sofortige Schmerzlinderung und Funktionsfähigkeit des Kniegelenks

✚ Danach Kühlung, Ruhigstellung durch Bandage, ggf. Schmerzmittel

Nachbehandlung

In der nachfolgenden Zeit unbedingt Kniebeugen und Drehungen vermeiden sowie eine konsequente Krankengymnastik zur Stärkung der inneren Oberschenkelmuskulatur durchführen, um die Kniescheibe dauerhaft nach innen zu ziehen und zu stabilisieren.

4.6.1 Spezielle Erste Hilfe bei Schulterluxationen im Gelände

Bei einer Schulterluxation fernab der Zivilisation (etwa mehrere Stunden oder gar Tage dauernder Transport bis zum nächsten Krankenhaus oder Arzt) kann ein Einrenkversuch auch durch (geschulte) Laien durchaus sinnvoll sein. Je länger man mit dem Einrenken wartet, desto schwieriger wird die Behandlung durch zunehmende Verspannungen der Oberarm- und Schultermuskulatur. Im Krankenhaus muss dann eventuell sogar eine Narkose und Muskelentspannung mit Medikamenten durchgeführt werden. Deswegen wurde beim Beispiel auf Seite 70 das Einrenken gleich vor Ort durchgeführt. Eine Luxation kann sehr schmerzhaft sein und sich durch Abschnüren von Blutgefäßen oder Nervenüberdehnungen verschlimmern. Alarmzeichen hierfür sind zunehmende Gefühl- und Kraftlosigkeit sowie Kälte oder Kribbeln in den Fingern bzw. Händen. Eine zusätzliche Kontrolle durch Pulsfühlen am Handgelenk ist sinnvoll – bei ganz schwachem oder fehlendem Puls sollte möglichst wenig Zeit verloren werden. Außerdem kann mit einer Schulterluxation ein Abstieg in schwierigem Gelände sehr kritisch werden. Deshalb ist bei einer sicheren Diagnose unter solchen Umständen ein Einrenkversuch zur Vermeidung weiterer Gefahren zu verantworten, besonders dann, wenn bei dem Verletzten schon vorher Luxationen stattgefunden haben.

Achtung: Es besteht Verwechslungsgefahr mit einem Knochenbruch im Gelenkbereich. Dabei sind auch kleinste Bewegungen sehr

schmerzhaft, evtl. verbunden mit Knochenreiben, und normalerweise fehlt die »federnde« Beweglichkeit. Dann natürlich nicht einrenken!

Vorbereitung zum Schultereinrenken:

■ Einverständnis des Verletzten einholen

■ Ggf. Gabe eines stärkeren Schmerzmittels

■ Entspannte Lagerung auf dem Boden

Prinzip des Schultereinrenkens

Nur langsames, vorsichtiges und kontinuierliches Ziehen am betroffenen Arm führt zu einem Erfolg. Es kann manchmal mehrere Mi-

Prinzip des Schultereinrenkens

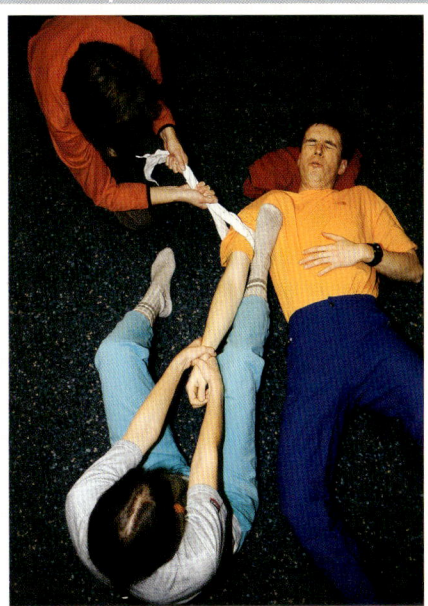

Prinzip des Schulter-Einrenkens von oben mit zwei Helfern durch kontinuierlichen Zug.

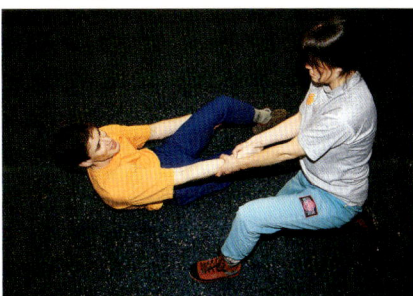

Bergwachtmethode: Der luxierte Arm wird vom Helfer gehalten (ca. 30° angehoben). Der Verletzte lässt sich zurücksinken und kann so selbst den Zug regulieren.

Improvisiertes Schultereinrenken im Gelände

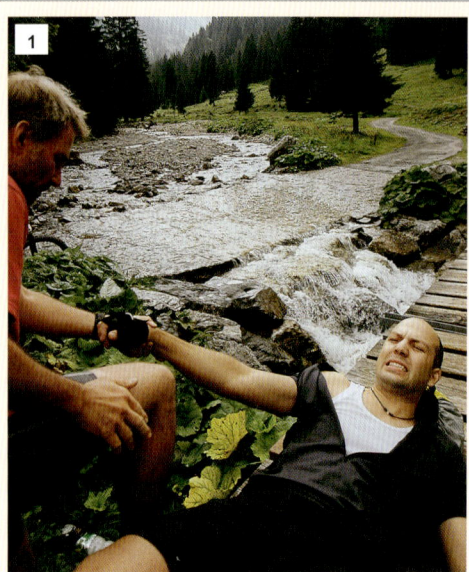

Der Mountainbiker war bei einer Bachdurchfahrt direkt auf die Schulter gestürzt und hatte sie sich ausgerenkt. Nach Lagerung des Verletzten Wiedereinrenken durch den Arzt (Buchautor).

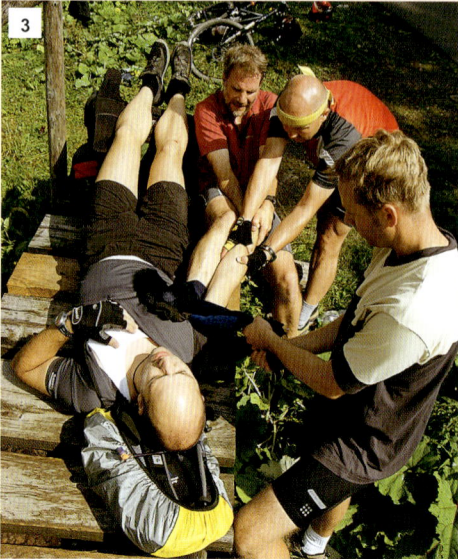

Der Verletzte wurde in der Zwischenzeit vorsichtshalber in eine Schocklage gebracht. Unterstützung durch einen dritten Helfer beim kontinuierlichen Ziehen am Arm des Verletzten.

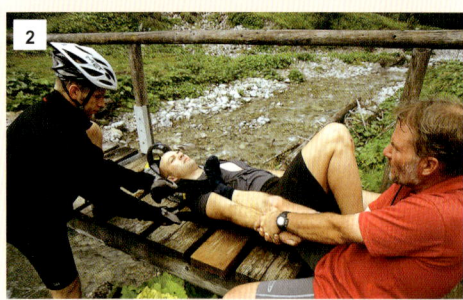

Der Arzt stemmt seine Ferse in die Achselhöhle des Verletzten und zieht langsam und kontinuierlich am ausgestreckten Arm.

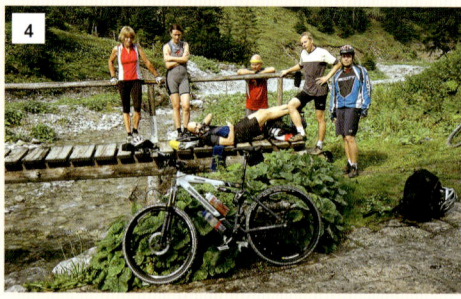

Nach dem erfolgreichen Wiedereinrenken. Im Tal wurde der Mountainbiker im Krankenhaus zur Kontrolle geröngt.

nuten dauern, bis die verkrampfte Schultermuskulatur sich durch den Dauerzug lockert. Wenn dann der Oberarmkopf wieder den Pfannenrand erreicht hat, springt er plötzlich durch den Zug der umliegenden Kapselbänder und Muskeln wieder in seine ursprüngliche Lage in die Pfanne. Das passiert oft mit einem deutlich hörbaren Schnappen, das dem Helfer manchmal mehr Schreck einjagt als dem Verletzten. Dieser verliert nahezu schlagartig seine Schmerzen und kann seinen Arm wieder normal bewegen. Trotzdem ist danach ein Ruhigstellen des Armes, z. B. mit einem Dreiecktuch, sinnvoll und notwendig.

Es gibt zwei für den Laien brauchbare Methoden zum Schultereinrenken:

1. Klassische Methode nach dem griechischen Arzt Galen

Der Ersthelfer stemmt seine Ferse (natürlich ohne Schuhe!) in die Achselhöhle des Verletzten und zieht über einen längeren Zeitraum vorsichtig am Arm (siehe Bildserie oben).

2. Bergwachtmethode mit Eigenzug des Verletzten (Bild S. 69 unten)

Der Retter steht oder kniet neben dem sitzenden Verletzten und hält den ausgerenkten Arm am Handgelenk fest. Der Verletzte kann nun den Zug selbst regulieren, indem er seinen Oberkörper zurücklehnt und die eigene Schwerkraft benützt, um den Zug auf seinen möglichst entspannten, leicht angehobenen Arm allmählich zu erhöhen. In beiden Fällen kann es nützlich sein, wenn eine zweite Hilfsperson ein Dreiecktuch in Achselhöhe um den Oberarm schlingt und nach vorausgegangenem längerem Vordehnen des Armes mit leichtem Zug nach außen und oben dem Oberarmkopf hilft, über den Pfannenrand in seine normale Lage zu springen (Bilder S. 69 oben sowie Nr. 2 und 3 auf Seite 70).

Medizinische Nachbehandlung und orthopädische Empfehlungen

Es empfiehlt sich in jedem Fall ein baldiger Arztbesuch zur (Röntgen-) Kontrolle sowie gleich nach dem Einrenken eine ca. zweiwöchige Ruhigstellung mit Armtragetuch, damit die überdehnten bzw. gerissenen Schulterbänder und die Gelenkkapsel in Ruhe ausheilen können. Zusätzlich ist eine Krankengymnastik zur gezielten Muskelkräftigung sinnvoll. Vor allem dann, wenn die Schulter nach der ersten Verletzung nicht richtig und lang genug ruhiggestellt wurde und die Bänder und Kapsel »ausgeleiert« sind, kann es zu wiederholten Schulterverrenkungen kommen. Aber auch bei bestimmten Rissen der Pfannenrandverstärkung kann sich eine chronische Instabilität der Schulter entwickeln. Wenn dann trotz adäquater Nachbehandlung mit konsequenter Krankengymnastik immer wieder eine Schulterluxation auftritt, sollte spätestens nach dem dritten bis vierten Mal die Schulter durch einen Spezialisten operiert werden. Dies ist vor allem auch deshalb sinnvoll, um weitere Gefährdungen beim Sport auszuschließen. Eine Luxation kann nämlich immer öfter und bei harmloseren Ursachen auftreten, z. B. durch Hochziehen beim Klettern, Stockeinsatz beim Skifahren, Schwimmen oder im Extremfall sogar beim Umdrehen im Bett!

4.7 Prellung (Kontusion)

Prellungen sind mit die häufigsten Verletzungen beim Bergsteigen und Skifahren. Sie entstehen meist bei Stürzen, oft an mehreren Stellen gleichzeitig.

Zeichen:

- Deutliche Schwellungen und Druck- bzw. Bewegungsschmerzen
- Ggf. Bluterguss, oft erst später und in verschiedenen Farben auftretend

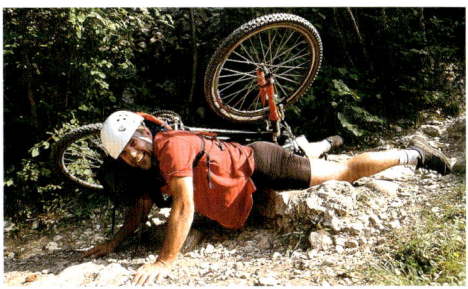

Prellungen beim Sturz mit Mountainbike (Autor).

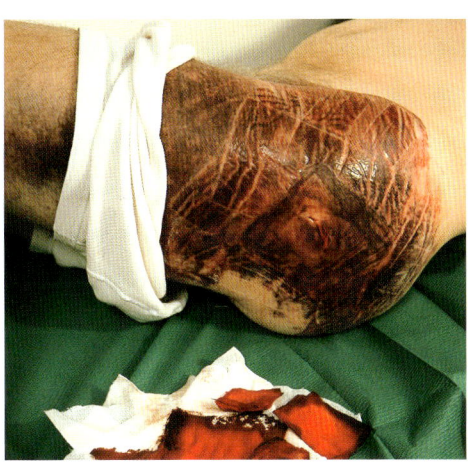

Schwerer Bluterguss nach Sturz auf Glatteis.

Erste Hilfe:

- **PECH**-Schema: **P**ause, **E**is, **C**ompression, **H**ochlagern (siehe Seite 60)
- Salbenverband, elastische (Klebe-)Binden

Die Heilungs-Prognose ist normalerweise gut, lediglich bei Stürzen auf nicht gepolsterte Knochenvorsprünge (Ellenbogen, Schultereckgelenk, Kniescheibe) sind oft noch lange Zeit Beschwerden auch ohne Bruch möglich.

4.8 Verstauchung (Gelenküberdehnung)

Verstauchung ist eine der häufigsten Verletzungen beim Bergwandern. Es handelt sich um eine vorübergehende Gelenküberdehnung mit Kapsel- und Bänderverletzung durch Umknicken. Am häufigsten geschieht dies am Sprunggelenk an der Außenseite, wobei entweder die Kapsel bzw. Bänder am Außenknöchel nur überdehnt werden oder oft sogar einreißen bzw. zerreißen (Bänderriss).

Zeichen:

- Schwellung, (Belastungs-)Schmerzen, evtl. Bluterguss
- Bewegungsschmerzen vor allem beim »Nachahmen« der Verstauchung mit Zug an den verletzten Gewebestrukturen

Erste Hilfe:

- PECH-Schema: Pause, Eis, Compression, Hochlagern (siehe Seite 60)
- Beim Sprunggelenk knöchelhohe Bergschuhe nicht ausziehen, aber Schnürung lockern
- In schweren Fällen ggf. Ruhigstellung des Gelenkes mit Schiene, Binden oder Tape (siehe Abbildung Seite 40)
- Ggf. Salbenverband über Nacht bzw. Schienenbehandlung zu Hause beim Arzt

4.9 Bänderzerrung, Bänderriss, Meniskusverletzung

Diese Verletzungen treten besonders bei Skifahrern und oft an den Kniegelenken auf, meist nach Stürzen mit Verdrehen von Gelenken durch den langen Hebelarm des Skis. Die halbmondförmigen Menisken sind für eine gute Führung zwischen Oberschenkel- und Unterschenkelknochen sowie für eine Pufferung von senkrechten Stößen zuständig. Ein Meniskusriss tritt meist bei Drehung nach außen auf, kombiniert mit einem Abknicken des Kniegelenks nach innen (z. B. beim »Einfädeln« mit der Skispitze).

Zeichen:

- Meist Schwellung (oft mit Reizerguss oder Blut im Gelenk)
- Bewegungs-, Belastungs- und Druckschmerzen
- Speziell am Knie: Schmerzen meist auf der Innenseite bei Drehung nach außen

- Unsicherheitsgefühl bzw. Instabilität mit Einknicken (durch Verletzung des Innenbandes oder vorderen Kreuzbandes)

Erste Hilfe:

- PECH-Schema: Pause, Eis, Compression, Hochlagern (siehe Seite 60)

Nachbehandlung

Da Kniegelenksverletzungen leider oft unterschätzt werden, empfiehlt sich eine Kontrolle beim Orthopäden. Innenbandschäden werden in der Regel nicht operiert, Meniskusverletzungen dagegen schon. Besonders kritisch ist ein Riss des wichtigen vorderen Kreuzbandes. Da diese Gelenklockerung die sportliche Leistungsfähigkeit deutlich einschränken kann, werden aktive Sportler zur besseren Kniegelenks-Stabilisierung meist operiert, wobei sich hier eine lang dauernde krankengymnastische Nachbehandlung anschließt.

4.10 Muskelverletzungen

Am häufigsten treten Zerrungen oder spontane Muskelfaserrisse durch plötzliche Überdehnung, vor allem bei kalten Muskeln auf. Besonders gefährdet sind ältere Männer aufgrund der nachlassenden Muskelelastizität. Am meisten betroffen sind Wadenbereich, aber auch Oberschenkel.

Vorbeugung

Als Vorbeugung sollte man vor Beginn der Sportausübung regelmäßige Aufwärm- und Dehnübungen durchführen, vor allem beim Klettern und Skifahren.

Zeichen:

- Bewegungsabhängiger Schmerz im betroffenen Muskel
- Evtl. kleine Delle über der Muskulatur tastbar
- Später Bluterguss möglich

Erste Hilfe:

- PECH-Schema: Pause, Eis, Compression, Hochlagern (siehe Seite 60)
- Muskelunterstützung durch einen Kompressionsverband (Klebe-Binden)
- Körperliche und sportliche Schonung für zwei bis drei Wochen

Muskelkrampf

Es handelt sich um unangenehme Verkrampfungen der Muskulatur, vor allem in der Wade, die oft in der Nacht oder durch Mineralsalzmangel nach starkem Schwitzen auftreten können. Bei gefährdeten Personen empfiehlt sich deshalb eine prophylaktische Einnahme von Magnesium.

Erste Hilfe:

➕ Passive Dehnung des betroffenen Muskels

➕ Bei Wadenkrampf Fußspitze nach oben drücken

➕ Vorsichtige Massage

Muskelkater

Ein Muskelkater entsteht bei Überlastung eines (zu) wenig trainierten Muskels, beim Wandern meist an der Oberschenkelvorderseite oder in den Waden. Besonders ungewohntes Bergabgehen mit Dehnen des angespannten Muskels ist sehr muskelkaterfördernd. Eine oft diskutierte Übersäuerung des Muskels mit Laktat (siehe Kapitel »Training«, ab Seite 130) wirkt sich nur kurzzeitig aus. Der Muskelkater tritt meist erst nach einem Tag (Maximum oft am zweiten Tag) auf und wird wahrscheinlich durch kleinste Verletzungen (so genannte Mikrotraumen) in den Muskelfasern hervorgerufen.

Erste Hilfe:

➕ Vorübergehende Schonung oder nur leichte Belastungen

➕ Leichte Massagen

Abschließend eine zusammenfassende Übersicht über mechanische Verletzungen (Knochen, Wunden und Weichteile) mit Erkennungszeichen und Behandlungsmaßnahmen.

Mechanische Verletzungen, ihre Symptome und Behandlungen

Verletzungsart	Anzeichen	Behandlungsmaßnahmen
Wunden		
größere Wunden	deutliche Blutung (arteriell)	Druckverband
klaffende Wunde (z. B. Schnittwunde)	Wundränder weit auseinander	Wundstreifen (Steristrips) oder Wundnaht
Prellung	Bluterguss, Schwellung	PECH-Schema
verschmutzte Wunden oder Bisswunden	Dreck, Erde usw. in Wunden	gründliches Wundreinigen, steriles Abdecken ohne Wundverschluss
Stichwunden	mit größerem Fremdkörper	Fremdkörper belassen, aber umpolstern
Verletzungen an Knochen und Weichteilen		
Bänderzerrung oder Riss	Gelenkinstabilität, Schwellung	PECH-Schema, stabilisierender Verband
Verletzungen von Muskeln, Bändern oder Sehnen	Belastungsschmerz bis Funktionsverlust	PECH-Schema, Verbände, ggf. Schienung
Verrenkung (Luxation)	abnorme Gelenkstellung, Gebrauchsunfähigkeit	Einrenken (falls möglich), danach Ruhigstellung
Knochenbruch (geschlossen)	abnorme Beweglichkeit, Achsabweichung, Verkürzung, Knochenreiben	grobes Einrichten unter Zug, Anlegen einer Schiene, ggf. Schockbekämpfung
offener Knochenbruch	Knochen sichtbar, durch Haut durchgespießt	gründliche Wundreinigung, steriles Abdecken, Schienen, Schockbekämpfung

5. Kälteschäden im Gebirge

Im Gebirge herrschen oft sehr große Temperaturunterschiede, nicht nur zwischen den Jahreszeiten, sondern auch innerhalb eines einzigen Tages. Verantwortlich dafür ist die sehr variable Differenz zwischen Mittagshitze und Nachtkälte, aber auch die deutliche Temperaturspanne zwischen Sonnen- und Schattenseiten. Hinzu kommt oft auch ein kurzfristiger, wetterbedingter Temperaturwechsel. Hitze und vor allem Kälte sind deshalb im Gebirge sowohl bei der Ausrüstung als auch für eventuelle Gesundheitsschäden immer ein wichtiges Thema.

5.1 Wärmeregulation des Menschen

Der Mensch braucht als Warmblüter eine konstante Körpertemperatur von ca. 37,5 °Celsius, da die chemischen Prozesse seines Organismus nur in engen Grenzen funktionieren. Von der Stoffwechselenergie fallen ca. 75 % als Wärme (bzw. Abfallprodukt) an, der Rest wird in Ruhe hauptsächlich von den inneren Organen, bei der Arbeit von der Muskulatur benötigt.

Zur Wärmeregulation dient hauptsächlich die Haut, vor allem von Armen und Beinen, da sie eine große Oberfläche und damit eine gute Kühlfunktion haben. Bei Hitze wird durch eine verstärkte Durchblutung der Blutgefäße in diesen Bereichen eine Wärmeabgabe an die Umgebung erzeugt, das rückströmende Blut kühlt dann den Körperkern.

Bei Kälte funktioniert das Ganze umgekehrt: Durch Engstellung der Blutgefäße in den Extremitäten wird die Durchblutung der Peripherie vermindert, damit primär der Körperkern mit seinen lebenswichtigen Organen (Herz, Lunge, Leber, Niere, Gehirn) versorgt wird und warm bleibt. Diese so genannte »**Kreislaufzentralisation**« (siehe Abbildung Seite 74) stellt einen wirksamen Selbstschutz des Organismus zum Überleben dar, eventuell jedoch auf Kosten von Erfrierungen in der Peripherie.

Beim Schock bzw. Kreislaufzusammenbruch ist genau das Gegenteil der Fall: Der Körperkern bekommt durch größeren Blutverlust oder fehlgesteuerte Blutverteilung weniger Blut als er brauchen würde.

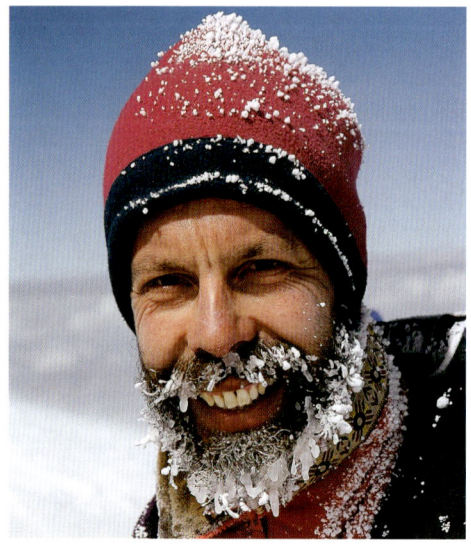

Vereister Bart als Zeichen für große Kälte in der Höhe. Bergsteiger auf dem Huascaran, dem höchsten Gipfel Perus (6768 m).

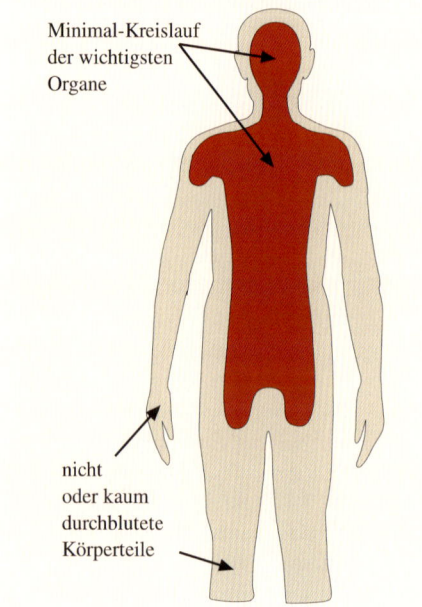

Kreislaufzentralisation

Blutversorgung nur des lebenswichtigen Körperkerns bei Schock oder allgemeiner Unterkühlung

Minimal-Kreislauf der wichtigsten Organe

nicht oder kaum durchblutete Körperteile

5.2 Wärmeverluste beim Bergsteigen

Sie werden hervorgerufen durch Kälte, wobei vor allem Nässe und Wind die Auskühlung gefährlich verstärken.

Risikofaktoren für allgemeine Unterkühlung:

- **Tiefe Lufttemperatur:** Zusätzlich zur Wärmeabstrahlung von bis zu 30 % (z. B. beim Biwakieren) kommt es zu Wärmeverlusten durch den ausgeatmeten Wasserdampf in der Atemluft
- **Wind:** Normalerweise existiert eine stabile warme Luftschicht als schützende Hülle um den Körper (Prinzip von Daunenjacke oder Faserpelzbekleidung), die jedoch bei Sturm fortgeblasen wird (siehe auch Wind-Chill-Effekt, Seite 76)
- **Feuchte Kleidung:** Sie führt zu Wärmeverlusten des Körpers durch Verdunstung von Feuchtigkeit (gleiches Prinzip wie beim Schwitzen)
- **Erschöpfung oder Verletzungen:** Durch das Aufbrauchen der Energiereserven nimmt die aktive Bewegung ab, und es wird weniger Wärme produziert
- **Unterdrückung des Kältereizes:** Durch Alkohol, Drogen, Bewusstseinsstörungen oder sehr großen Stress kann das normale Muskelzittern ausbleiben
- **Spaltensturz und Lawinenverschüttung:** Sie stellen neben ihren mechanischen Verletzungsmöglichkeiten durch die großflächige Berührung mit Eis und Schnee bei längerer Exposition ebenfalls ein hohes Risiko von allgemeiner Unterkühlung dar

Risikofaktoren für lokale Erfrierungen:

- **Enge Kleidungsstücke oder Schuhe:** Sie vermindern die lokale Blutzirkulation, vor allem in den besonders gefährdeten Fingern und Zehen
- **Verlust von Kleidungsstücken:** Bei großer Kälte ist der Verlust von Handschuhen, Gamaschen oder Mützen sehr gefährlich
- **Wassermangel:** Durch Bluteindickung kommt es zu einer gestörten Zirkulation und zu langsamerem Sauerstoff-Transport mit schlechterer Gewebeversorgung

- **Große Höhe:** Sauerstoffmangel durch Luftdruckabfall begünstigt ebenfalls örtliche Erfrierungen im Gewebe

Weitere Risikofaktoren sind bereits bestehende Durchblutungsstörungen, vorausgegangene Erfrierungen und Rauchen bei Kälte (Nikotin verengt deutlich die Blutgefäße im Gewebe!).

5.3 Einfluss von Wind und Kleidung

Der Einfluss des Windes spielt eine sehr wichtige Rolle für den Abfall der Körpertemperatur bzw. für eine Unterkühlung: Der so genannte **»Wind-Chill-Effekt«** kann bereits bei geringen Windgeschwindigkeiten zu einer deutlichen Erhöhung des Wärmeverlustes gegenüber Windstille führen, da die isolierende warme Luftschicht um den Körper fortgeblasen wird.

Auch die Bekleidung hat unterschiedliche Einflüsse: So kommt es z. B. bei -10 °Celsius und zwei Stunden Einwirkzeit bei Isolation nur mit Baumwollkleidung zu einem Abfall der Körpertemperatur auf 25 °Celsius und mit modernen, gut isolierenden Bekleidungsmaterialien nur auf 32 °Celsius.

Bei Kleidung und Schuhen hat sich in den letzten Jahren die Ausrüstung für den Bergsteiger entscheidend verbessert. Gerade beim Bergsteigen in der Kälte (Hochtouren, Skitouren, Expeditionen) hat sich moderne **Sportunterwäsche aus Polypropylen** weitgehend durchgesetzt, da die Feuchtigkeit von der Haut weg nach außen transportiert wird. **Faserpelz als die »mittlere Bekleidungsschicht«** ist ebenfalls leicht, warm, schnelltrocknend, praktisch und bequem zu tragen. **Goretex-Materialien und ähnliche Stoffe als »äußere Schicht«** haben sich mit ihren wind- und wasserdichten Membranen, die ebenfalls bis zu einem gewissen Grad Feuchtigkeit nach außen transportieren, generell im Outdoor-Markt etabliert. Alle diese Materialien haben die Kleidung des Bergsteigers innerhalb von wenigen Jahren revolutioniert und das Risiko von Kälteschäden deutlich gesenkt, da sie zudem auch als Handschuhe, Kopfbedeckung oder Fußbekleidung erhältlich sind.

Zu dieser Palette gehören auch die Plastik- (und Goretex-) Bergschuhe mit ihren unemp-

Wind-Chill-Effekt

Effektive (»gefühlte«) Lufttemperatur auf der Haut in Abhängigkeit von der Windgeschwindigkeit und der (»gemessenen«) Lufttemperatur.

Windge-schwindig-keit in km/h	Lufttemperatur in Grad Celsius				
0 km/h	**0 °**	**-10 °**	**-20 °**	**-30 °**	**-40 °**
18 km/h	-2	-13	-24	-36	-47
36 km/h	-3	-15	-27	-39	-51
54 km/h	-4	-17	-29	-41	-54
72 km/h	-5	-18	-31	-43	-56
90 km/h	-6	-19	-32	-45	-57

Ab –25 °C gefühlter Lufttemperatur kann es theoretisch zu örtlichen Erfrierungen kommen, ab –35 °C treten diese bereits nach 10 Minuten ein.

findlichen Kunststoffmaterialien, die nicht mehr – wie nasse Lederstiefel – gefrieren können. Modernes Isolationsmaterial bei den Innenschuhen, Detailverbesserungen wie elastischere Kunststoffe oder integrierte Gamaschen haben die Erfrierungsgefahr gerade beim Winter- oder Höhenbergsteigen stark herabgesetzt.

Trotz moderner Ausrüstung können auch heute immer noch schwere Kälteschäden auftreten, wenn Unkenntnis, Nachlässigkeit oder Fehlentscheidungen des Bergsteigers vorliegen!

5.4 Vorbeugung von Kälteschäden

Da sich Kälteschäden meist langsam und schleichend einstellen, muss man zunächst einmal an diese Möglichkeit denken bzw. ein **Problembewusstsein** für diese oft unterschätzte Gefahr entwickeln. Schmerzen treten oft nur am Anfang auf und werden übersehen bzw. nicht ernst genommen. Deshalb ist hier

gerade bei beginnender Ermüdung ein regelmäßiger **Partnercheck** besonders wichtig! Zusätzlich zur empfohlenen Kleidung sollte bei entsprechenden Touren trockene, warme Ersatzwäsche mitgeführt werden. Dazu zählen Unterhemd oder T-Shirt, evtl. eine lange Unterhose, Socken, Handschuhe, Sturmhaube sowie Halstuch oder Schal. Ein elastischer, textiler »Schlauchschal« dient universell entweder als Stirnband, Mütze oder Halsschutz.

Nasse Wäsche sollte unbedingt rechtzeitig gegen **trockene Ersatzwäsche** gewechselt werden. Oft genügt es, trockene (Sport-)Unterwäsche anzuziehen, die darüber liegenden feuchten Schichten können durch warme Überkleidung wieder am Körper trocknen. Selbst bei Tagestouren lohnt sich dieses Prinzip für ein besseres Wohlbefinden. Ist die Kleidung sehr feucht bzw. nass, zieht man sie am besten außen an (also z. B. Hemd über Faserpelz), da sie dort trocknet und noch etwas wärmen kann. Feuchte Wäsche oder Innenschuhe können auch über Nacht im Schlafsack getrocknet werden, wenn es keine andere Möglichkeit gibt. Gerade bei Expeditionen ist es ein alter Trick, vor dem Gipfelsturm die Füße zu waschen und frische Socken anzuziehen, da so eine bessere Wärmeisolation bzw. geringere Erfrierungsgefahr besteht.

In jedem Fall sollte als **Biwakschutz** im Rucksack eine Alu-Rettungsfolie (2 x 1 m) sein, während ein Biwaksack aus Platz- und Gewichtsgründen in der Praxis leider meist nur für größere Touren eingepackt wird. Wichtig und komfortabel ist eine Mini-Isoliermatte als Schutz vor Bodenkälte, die meist in der Größe eines (aufblasbaren) Sitzkissens erhältlich ist. Manche Rucksackmodelle haben eine solche herausnehmbare Isolierschicht im Rückenteil eingebaut. Alternativ hat sich auch eine ca. acht Millimeter dicke Isoliermatte in der Größe von ca. 80 x 35 cm bewährt, die einmal zusammengefaltet als Sitzkissen in jeden Rucksack passt. In voller Größe dient diese Unterlage sogar als Liegefläche bei Biwaks, da sie von den Schultern bis zum Gesäß reicht, während Kopf und Beine leicht auf Rucksack, Seil oder Ähnlichem liegen können.

Auch das Vermeiden von Erschöpfungszu-

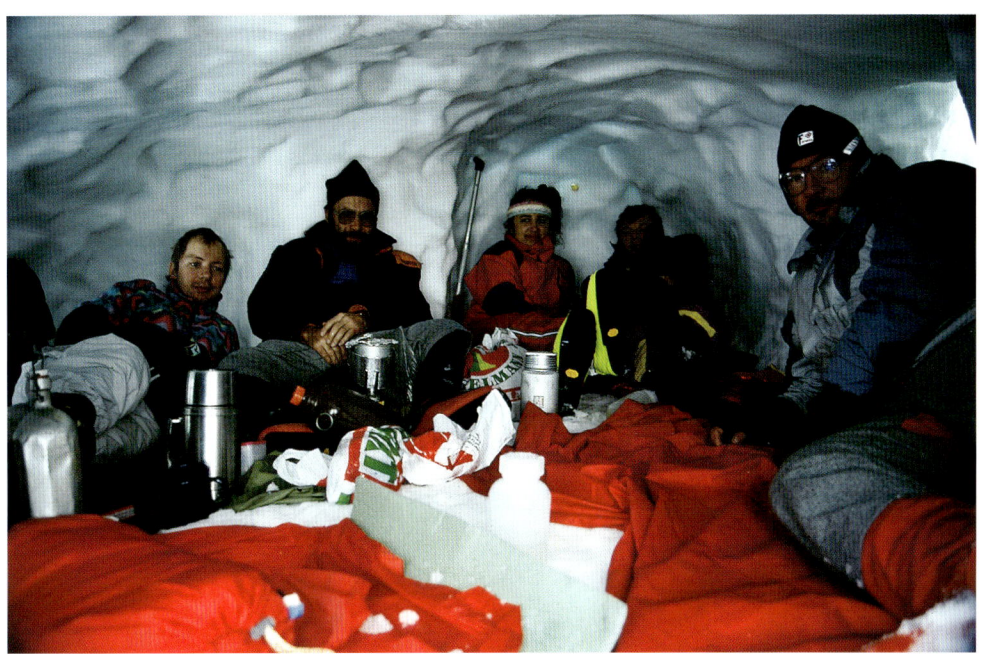

Geplantes Biwak in einer Schneehöhle, bei ca. 0 Grad Umgebungstemperatur und Windstille. Mit warmen Mahlzeiten, Getränken und Schlafsäcken war die Winternacht gut zu überstehen.

ständen bzw. eine ausreichende **Flüssig-keits- und Nahrungszufuhr** kann Kälteschä-den vorbeugen. Warme Getränke aus der Thermosflasche oder vom mitgenommenen (Mini-)Kocher können die Ausdauer und Moral entscheidend verbessern. Weniger bekannt ist, dass man auch mit Essen die Kälte be-kämpfen kann: Speziell Eiweiße, also vor al-lem Milchprodukte und Fleisch, haben eine so genannte spezifisch-dynamische Wirkung, das heißt, beim Verdauen im Magen-Darm-Trakt fällt als Abfallprodukt zusätzliche Wärme an.

Entscheidend für die Vermeidung einer Unterkühlung ist besonders das Herstel-len einer möglichst windstillen Situ-ation, z. B. durch entsprechend dichte Kleidung, Biwaksack oder das Graben einer Schneehöhle.

5.5 Allgemeine Unterkühlung

Sie tritt beim Bergsteigen vor allem auf beim Sturz in kaltes Wasser oder in eine Gletscher-spalte, beim Biwakieren im Freien, innerhalb

einer Lawine oder beim Auskühlen über meh-rere Tage, z. B. auf Expeditionen. Häufig ist die Unterkühlung ein Begleitsymptom einer gleichzeitig vorhandenen Erkrankung oder Verletzung und oft bestimmt sie sogar die wei-tere Prognose bei einem Notfall.

Die Abkühlungsgeschwindigkeit hängt mehr von der unmittelbaren Umgebung als von der Außentemperatur ab: Am schnellsten kühlt der Körper beim Eintauchen in kaltes Wasser ab, dann folgen Kälteexposition und Verschüt-tung in einer Lawine.

Zusätzliche Risikofaktoren sind:

- Verletzung mit Bewusstseinstrübung (z. B. bei Schädel-Hirn-Trauma)
- Erschöpfung (mit Aufbrauch der Energiere-serven)
- Schwere chronische Erkrankungen
- Vergiftungen, z. B. durch Alkohol, Drogen oder Medikamente

Besonders gefährdet sind Kinder unter acht Jahren (schlechteres Verhältnis der Körper-oberfläche zum Gewicht) und Ältere über 60 Jahren (nachlassende Abwehrreaktionen).

Eine Abkühlung verlangsamt alle Stoffwechselvorgänge und führt über zunehmende Aktivitätsabnahme bis hin zur Bewusstlosigkeit. Das Absinken der Körperkerntemperatur unter den Sollwert, das heißt auf weniger als 35 °C, ist vorrangig zu behandeln, da die Unterkühlung gefährlicher ist als eine lokale Erfrierung. Die einzelnen Stadien gehen fließend ineinander über und sind nicht immer genau voneinander abgrenzbar (siehe auch Tabelle Seite 85).

Zeichen der allgemeinen Unterkühlung:

◉ **Stadium 1 (37 – 32 °Celsius):**
Unterkühlter ansprechbar mit Muskelzittern. Erregungssteigerung als Gegenregulation mit Kältezittern der Muskulatur (»Verheizen« durch Stoffwechselsteigerung auf etwa das 2,5-fache), Erhöhung von Puls und Atmung, Verengung der kleinen Hautgefäße verbunden mit Schmerzen, Bewusstsein klar (evtl. leicht verwirrt)

◉ **Stadium 2 (32 – 28 °Celsius):**
Unterkühlter schläfrig ohne Muskelzittern. Erregungsabnahme durch Energiemangel (zunehmende Verlangsamung aller Lebensvorgänge), Puls und Atmung unregelmäßig, keine Schmerzen mehr, steife Muskeln, Bewusstsein getrübt (bis hin zum »Lähmungsstadium«)

◉ **Stadium 3 (28 – 24 °Celsius):**
Schwer Unterkühlter nicht mehr ansprechbar. Bewusstlosigkeit (Reaktionslähmung) mit akuter Lebensgefahr! Puls kaum tastbar, tiefe Atmung mit Pausen, keine Schmerzreaktion, weite, aber evtl. auf Licht noch reagierende Pupillen (Komastadium)

◉ **Stadium 4 (unter 24° Celsius):** Scheintod/Tod. Puls nicht mehr tastbar, Atemstillstand, weite lichtstarre Pupillen

Spezielle Aspekte bei der Unterkühlung

Die Probleme einer Beurteilung von Unterkühlung im Gelände liegen in der individuellen Kältereaktion und in der Bewusstseinsbeeinflussung auch durch zusätzliche Faktoren wie Verletzungen, durchblutungsbedingte Erkrankungen, Einnahme von Medikamenten oder Alkohol sowie Erschöpfung.

Bei der professionellen Rettung wird eine Temperaturmessung des Körperkerns durch ein Trommelfellthermometer durchgeführt: Das Ergebnis ist entscheidend für die einzuschlagende Behandlung, für die Beurteilung der Prognose oder für die Feststellung des Todes. Dabei wird grob unterschieden zwischen einer **»Safe Zone«** bis maximal 32 °Celsius, in der die körpereigenen Abwehrmechanismen noch funktionieren, und einer **»Danger Zone«**, in der Unterkühlte äußerst vorsichtig »wie ein rohes Ei« zu behandeln sind. Bei den handelsüblichen elektronischen Thermometern ist zu beachten, dass der untere Temperaturbereich möglichst tief reicht, um auch bei Unterkühlung noch messen zu können.

Vorteilhaft für eventuelle Wiederbelebungsmaßnahmen ist, dass die **Überlebenszeit des Gehirns** bei herabgesetzter Körpertemperatur deutlich verlängert wird. Normalerweise beträgt diese ab Beginn des Sauerstoffmangels maximal fünf Minuten, danach treten irreparable Gehirnnervenschädigungen auf. Als Faustregel gelten etwa sieben Prozent mehr Überlebenszeit pro ein Grad Celsius Temperaturabfall. Das bedeutet bei 30 °Celsius Körpertemperatur etwa 10 Minuten Überlebenszeit, bei 25 °Celsius 25 Minuten und bei 20 °Celsius 45 Minuten. Ab 28 °Celsius Körpertemperatur nimmt der Sauerstoffverbrauch stark ab. Er sinkt bei 24 °Celsius etwa auf 50 % und bei 20 °Celsius auf 25 % der Normalwerte ab. Nur dadurch ist es möglich, dass schwer Unterkühlte auch nach einem längeren Herz-Kreislaufstillstand ohne Dauerschaden überleben können.

Bei sehr tiefer Körpertemperatur erlöschen die Vitalfunktionen und es ist von außen nur sehr schwer feststellbar, ob der Patient noch lebt. Deshalb gilt – außer bei eindeutigen mechanischen Todesursachen – das Prinzip:

Niemand ist tot, bevor er wiedererwärmt und tot ist!

Dies wird durch die Tatsache belegt, dass es in den letzten Jahren erfolgreiche Wiederbelebungen ohne Dauerschäden bei schwer Unterkühlten mit einer Körpertemperatur von nur 13 °Celsius gegeben hat!

5.6 Erste-Hilfe-Maßnahmen bei allgemeiner Unterkühlung

Generell gilt:

➕ Bewegungsarme Bergung
➕ Herstellen windstiller Verhältnisse
➕ Kälteisolation bzw. Wiedererwärmung

Immer ist ein Kälteschutz durch Alufolie, Biwaksack, zusätzliche Bekleidung und Ähnlichem zu empfehlen, um eine Isolation gegen Bodenkälte und Windeinfluss zu erreichen. Auf keinen Fall Alkohol verabreichen, der zwar einen hohen Brennwert hat, aber gleichzeitig zu einer Steigerung der Hautdurchblutung mit gefährlicher Wärmeabgabe an die Umgebung führt! Außerdem besteht die Gefahr eines Bergungstodes (siehe unten).

Stadium 1 (37 – 32 °Celsius):

➕ Schutz vor weiterer Auskühlung
➕ Feuchte Kleidung durch trockene Wäsche ersetzen
➕ Vorsichtige aktive Bewegung des Unterkühlten
➕ Heiße, süße Getränke (Körpererwärmung von ca. 1° Celsius pro Liter)

Stadium 2 (32 – 28 °Celsius):

➕ Schutz vor weiterer Auskühlung
➕ Wärmebeutel am Rumpf (Hibler-Wärmepackung: siehe Bilder Seite 79)
➕ Heiße Getränke nur bei sicherem Schlucken (wenn Patient bewusstseinsklar)
➕ Unterkühlten so wenig wie möglich bewegen, d. h. behandeln wie ein »rohes Ei«!

Stadium 3 (28 – 24 °Celsius):

➕ Transport in ein zentrales Krankenhaus (mit Herz-Lungen-Maschine)

Stadium 4 (unter 24 °Celsius):

➕ Beatmung und Herzdruckmassage

Gefahr des »Bergungstodes«

Ab Stadium 2 (unter 28 °Celsius) ist ein Aufwärmen im Gelände nicht mehr möglich und es sollten keine aktiven oder passiven Bewegungen bzw. Massagen mehr durchgeführt werden, da der so genannte »Bergungstod« droht. Dabei kommt es durch Vermischung des kalten Schalenblutes mit dem warmen Kernblut (siehe auch Abbildung S. 74 unten)

Hibler-Wärmepackung

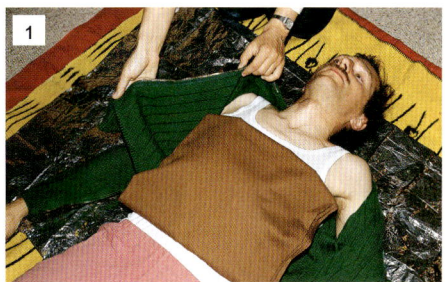

Feucht-heißes Tuch oder besser chemische Wärmepackung auf Brust- und Bauchraum über Unterhemd als Hautschutz.

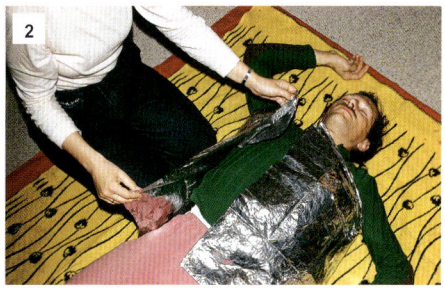

Darüber Anziehen einer Jacke und Einwickeln nur des Rumpfes in Alufolie.

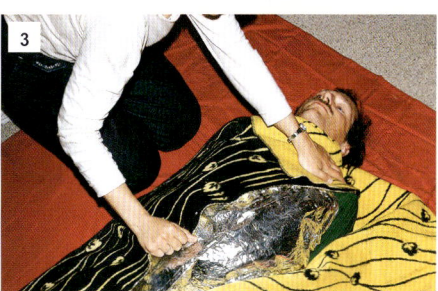

Einwickeln in vorbereitete Decke mit festem Abschluss am Hals.

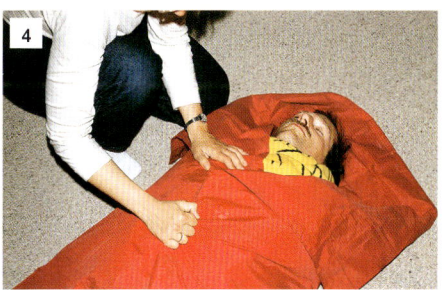

Zuletzt Biwaksack als äußere Schutzschicht.

zu einem gefährlichen Temperatursturz und damit zum Kreislaufschock (blasse, feuchtkalte Haut, Pulsanstieg über 100, schwache und beschleunigte Atmung), zu Herzrhythmusstörungen oder evtl. sogar zum Herzstillstand! Daher keine derartigen Manipulationen durchführen (auch keinen Kleiderwechsel!), sondern für schnellen passiven Abtransport in guter Wärmeisolierung sorgen. Sollten Bewegungen von Rumpf und großen Gelenken unvermeidbar sein, dann nur so langsam und schonend wie möglich! Aus den gleichen Gründen soll auch zunächst nur der Körperkern (Rumpf) aufgewärmt werden, und zwar mit vorgewärmten Decken, Helferwärme oder Wärmebeutel (über dem Pullover).

Erwärmung durch Hibler-Wärmepackung

Am besten eignet sich die so genannte Hibler-Wärmepackung (siehe Bilder S. 79). Dabei werden am besten große chemische Wärmebeutel oder notfalls heiße Plastikflaschen bzw. auch mehrfach zusammengefaltete, feuchtheiße Tücher auf die Unterwäsche von Brust und Bauch gelegt, nicht jedoch auf die nackte Haut. Darüber folgen Kleidung, Alufolie (quer) nur um den Rumpf sowie zwei Decken (einmal längs und einmal quer) und Biwaksack um den ganzen Körper mit einem guten Abschluss am Hals. Eine warme Mütze schützt den Kopf, da über ihn wegen der schlechten Isolation und der geringen Gefäßregulation bis zu 50 % der Körperwärme verloren gehen können. Bei dieser Methode erfolgt die Wärmezufuhr nur über den Rumpf mit den lebenswichtigen inneren Organen, während der sonstige Körper mit seinem kalten Schalenblut zunächst nicht extra erwärmt wird, sondern später langsam vom Zentrum her wieder »auftauen« soll. Die Hibler-Wärmepackung sollte bei längerem Abtransport alle ein bis zwei Stunden erneuert werden.

Während die reinen Expositions-Unterkühlungen, z. B. nach Sturz in Spalte oder Bach, die besten Prognosen haben, sind die Überlebensaussichten bei zusätzlichen Verletzungen sowie vor allem bei Lawinenopfern deutlich schlechter (siehe auch Kapitel Lawinenunfall, Seite 102 – 104).

5.7 Lokale Erfrierungen

Beim Erfrierungsvorgang handelt es sich um einen lokal begrenzten Kälteschaden ohne Abkühlung des Körperkerns. Es kommt dabei nicht nur zu Eiskristallbildung, Zellschädigung oder gar Absterben, sondern auch immer zu einer schweren Durchblutungsstörung der angrenzenden Bezirke. Besonders gefährdet sind Zehen, Finger, Nase, Ohren infolge großer Oberfläche und schlechter Blutversorgung. Der Kältereiz führt zum Zusammenkrampfen der Blutendgefäße, zur Engerstellung der Blutzufuhr (Drosselung), zum Aneinanderkleben von Blutplättchen und – verbunden mit eventuellem Sauerstoffmangel in größeren Höhen – zu einer Verlangsamung und schließlich zum Stillstand des ernährenden und erwärmenden Blutstromes. Der Kälteeffekt wird durch Wind und Nässe gesteigert, wobei Erfrierungen der Füße in nassen Schuhen schon bei Temperaturen weit über 0 °Celsius möglich sind! Besonders gefährlich ist

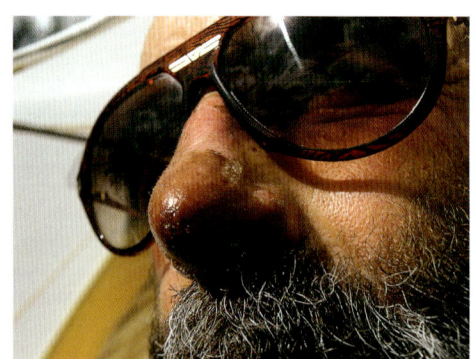

Erfrierungen an der Nase mit Hautablösungen. Verschlimmert wird der Hautschaden oft durch gleichzeitigen Sonnenbrand bzw. UV-Schäden. Diese Nase war in 8.400 m Höhe am Mt. Everest völlig weiß, hart und gefroren, was der sehr erfahrene Bergsteiger selbst gar nicht bemerkte! Siehe auch Bild Seite 88.

auch die Kombination von Kälte und Druck (enge Schuhe oder Steigeisenbindung). Der Beginn der örtlichen Erfrierung ist meist unmerklich und schmerzlos. Das einzige Warnsymptom besteht in anhaltender Gefühllosigkeit und muss unbedingt beachtet werden.

Erste-Hilfe-Maßnahmen im Gebirge • Kälteschäden im Gebirge

Verschiedene Grade von Erfrierungen

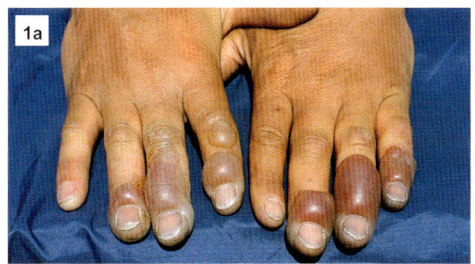 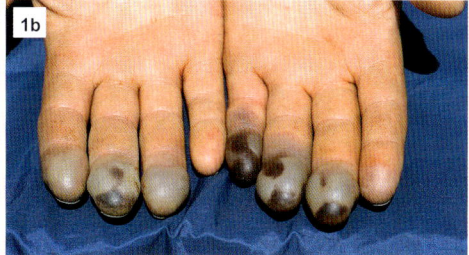

Erfrierungen der Fingerspitzen mit zum Teil blutgefüllten Blasen (Grad 2 – 3) an den Fingerkuppen.

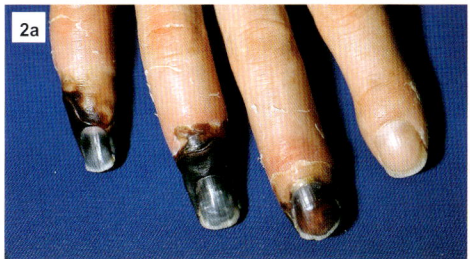 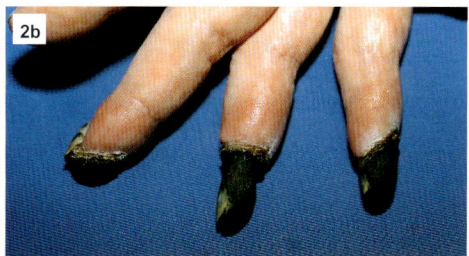

Erfrierungen dritten Grades am Aconcagua mit nachfolgender Endgliedamputation des Ringfingers und Verlust der Fingerkuppe des Kleinfingers.

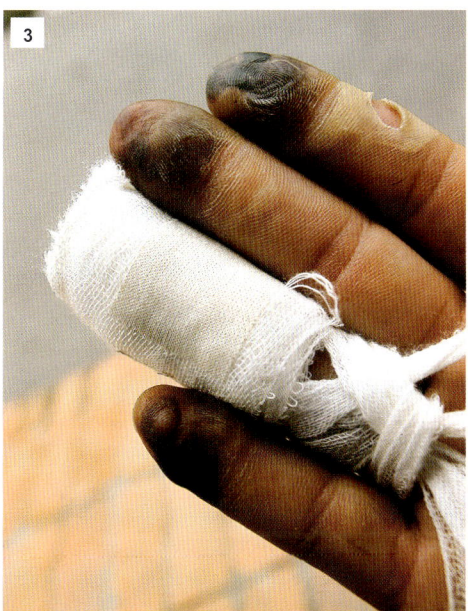

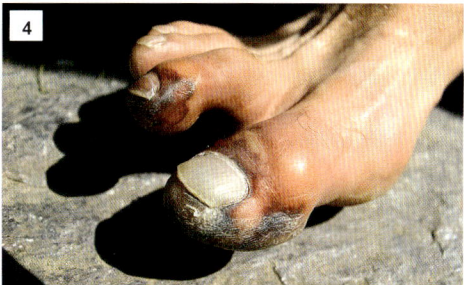

Erfrierungen (Grad 1 – 2) an der Großzehe und der zweiten Zehe mit Schwellung, Verfärbungen sowie blutunterlaufenem Zehennagel.

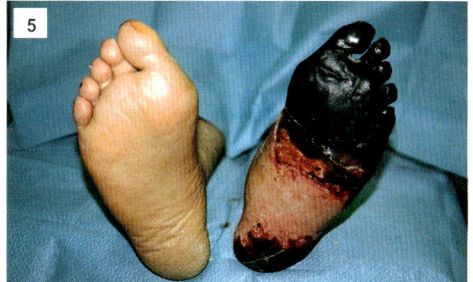

Erfrierungen an den Fingern nach Anfassen von Metall in der Kälte ohne Handschuhe (am Mount Everest). Grad 2 mit Verfärbung und z. T. Ablösung der oberen Hautschicht, noch stärker am eingebundenen Ringfinger.

Erfrierungen dritten Grades am Vorfuß und an der Ferse mit Schwarzwerden des abgestorbenen Gewebes vor der Amputation.

Im Gelände sind Schweregrad und Ausdehnung der Erfrierung meist noch nicht zu unterscheiden – jede Erfrierung sieht anfangs aus wie eine Erfrierung ersten Grades!

Grad 1: Blasses, (grau-)weißes, kaltes, gering geschwollenes Gewebe, schmerzlos, jedoch mit Gefühlsstörungen (Taubheit). Nach dem Auftauen ist die Haut gerötet, später evtl. bräunlich verfärbt und blättert nach ein paar Tagen ab. In der Regel kommt es zu vollständiger Heilung, jedoch bleibt eventuell eine lokale Kälteempfindlichkeit bestehen.

Grad 2: Die Gegenregulation (Engstellung der Blutgefäße) ist aufgehoben. Dadurch entsteht ein scheinbar wohliges, aber täuschendes Wärmegefühl, da der Erfrierungsprozess trotzdem weiterschreitet! Dieser psychologisch sehr gefährliche Vorgang muss durch genaue Selbstbeobachtung kontrolliert werden. Bei Nichtbeachten kommt es zu blauroter Verfärbung, Blasenbildung mit Infektionsgefahr und zu Zerstörungen im Haut- und Unterhautgewebe. Die Schäden sind erst nach ein

bis drei Tagen beurteilbar und hinterlassen meist ein sehr empfindliches Gewebe an der Erfrierungsgrenze.

Grad 3: Es kommt zu arteriellen Gefäßverschlüssen und tiefen Gewebezerstörungen sowie Entzündungen und Geschwüren. Charakteristisch sind meist harte, gefrorene Gewebeschichten sowie nach Auftauen völlige Gefühllosigkeit und starke Schwellung. Später entstehen eine blauschwarze Verfärbung und eine Mumifizierung mit scharfer Abgrenzung vom gesunden Gewebe sowie eine Abstoßungsreaktion. Das Ausmaß des Schadens ist spätestens nach ein bis zwei Wochen erkennbar, die Abheilung kann Monate dauern.

5.8 Erste-Hilfe-Maßnahmen bei lokalen Erfrierungen

Sofortmaßnahmen im Gelände

Hierzu gehören zunächst **Windschutz** in einem Biwaksack oder Schneeloch sowie das Lockern von einengenden Kleidern oder Schuhen. Erfrierungen im Gesicht (meist rundliche weiße Flecken an Nase, Wangen oder Ohren) werden durch **Auflegen von**

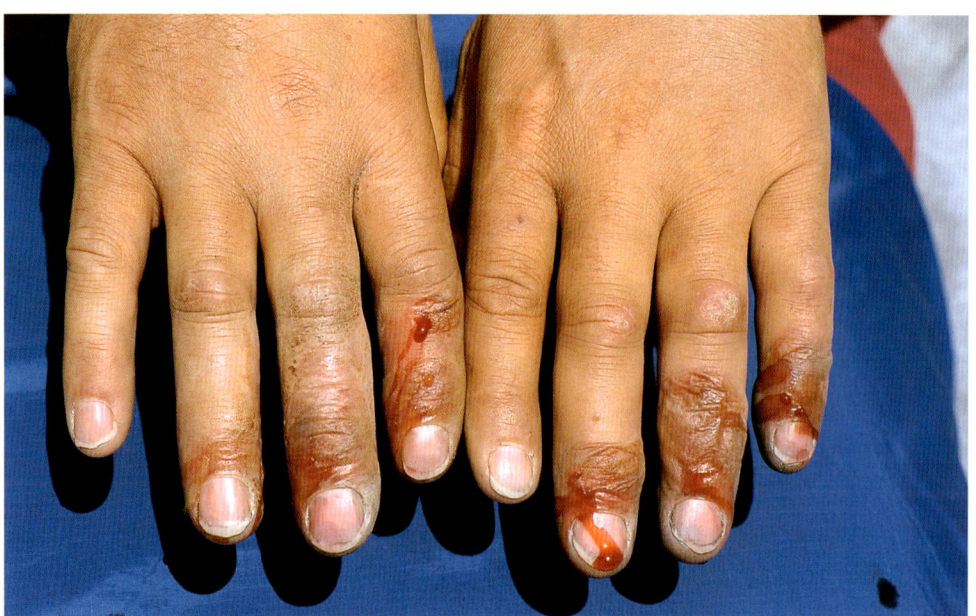

Hände nach steriler Punktion der Blasen und Spritzen eines Desinfektionsmittels unter die Blasenhaut. Bei diesem Bergsteiger (siehe Bild 1 und 2 auf Seite 81) wären die Blasen sonst bald alleine aufgeplatzt. Zu Hause wurde eine Fingerkuppenamputation des linken Ringfingers nötig.

warmen Händen erwärmt. Das gleiche gilt für gefühllose Zehen, wobei dies nur an einem günstigen, windstillen Ort erfolgen sollte. Ein **Auftauen in der Achselhöhle oder zwischen den Oberschenkeln** kommt vor allem für taube Finger und Hände in Frage. Chemische Wärmebeutel sollten nur bei beginnender Erfrierung eingesetzt werden.

Aktive Bewegungsgymnastik und vorsichtige Massage dürfen nur dann durchgeführt werden, wenn gleichzeitig keine allgemeine Unterkühlung vorliegt. Ansonsten sollten nasse Kleider gewechselt und **warme Getränke** gegeben werden. Körperteile, die an Metallgegenständen festgefroren sind, sollten mit lauwarmem Wasser abgelöst werden.

Bei schweren Erfrierungen ist wegen der Gefühllosigkeit und Hautempfindlichkeit ein warmer, **lockerer Verband** nötig sowie eine **druckfreie Lagerung** und **passiver Abtransport**, z. B. in eine Hütte, da eine entsprechende Behandlung im Freien kaum möglich ist.

Erste Hilfe in warmer, windgeschützter Umgebung

Nur in Unterkünften mit günstigen äußeren Bedingungen (warme Hütte oder Zelt) ist die weitere Behandlung mit Auftauen der erfrorenen Gliedmaßen sinnvoll. Nur hier ist auch die **Gabe von Alkohol** empfehlenswert, da er durch seine starke gefäßerweiternde Wirkung die Durchblutung im Gewebe fördert. Eine Behandlung von Erfrierungen ist nur dann sinnvoll, wenn keine allgemeine Unterkühlung vorliegt bzw. ein Unterkühlter bereits erfolgreich wiedererwärmt worden ist.

Am günstigsten, vor allem bei frischen Erfrierungen, ist ein **rasches Auftauen der erfrorenen Körperteile** in einem körperwarmen Wasserbad bis maximal 40 °Celsius mit aktiven Bewegungen. Dies ist allerdings sehr schmerzhaft, deshalb am besten mit Schmerzmitteln und, falls möglich, unter ärztlicher Kontrolle durchführen. Nach dem Beginn mit lauwarmem Wasser wird unter aktiven Bewegungen der Finger oder Zehen laufend warmes Wasser nachgegossen. Das Bad kann beendet werden, wenn eine rosige Hautfarbe auftritt, das Gewebe ganz aufgetaut ist und auch wieder Bewegungen möglich sind, spätestens jedoch nach 30 Minuten, damit

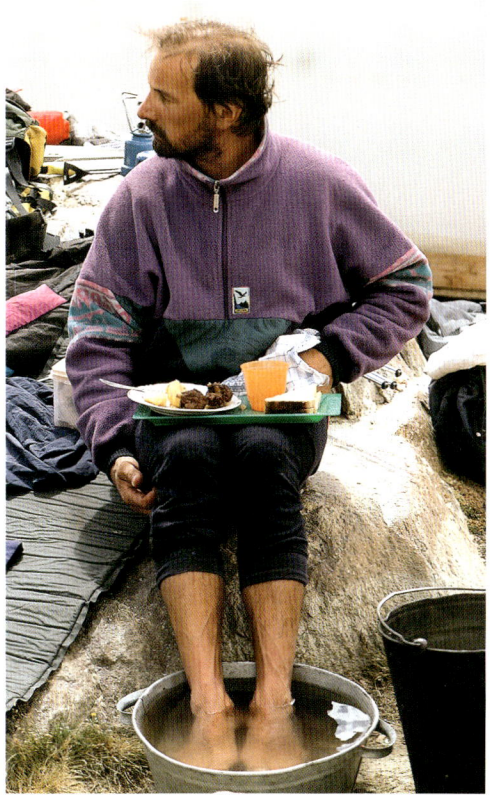

Improvisiertes Wärmebad bei Erfrierungen der Zehen (nach der Besteigung eines Siebentausenders im Pamirgebirge).

es zu keiner Hautaufweichung kommt. Nach vorsichtigem Abtrocknen empfiehlt sich ein **keimfreier Watteverband**. Bei oberflächlichen Erfrierungen kehrt das Gefühl nach dem Auftauen schnell zurück, bei tiefen Erfrierungen jedoch nicht. Ansonsten **Hochlagern der betroffenen Extremität**, um Schwellungen zu vermeiden. Eine zusätzliche **Gabe von Aspirin** (100 – 300 mg) führt über eine Blutverdünnung zu einer besseren Durchblutung des geschädigten Gewebes.

Kein Einreiben mit Schnee (da Hautverletzungen möglich), keine Blasen eröffnen (da Infektionsgefahr), erfrorene Stellen nicht in den Mund nehmen (Verdunstungskälte durch Feuchtigkeit) und nicht rauchen (da Gefäßverengung)!

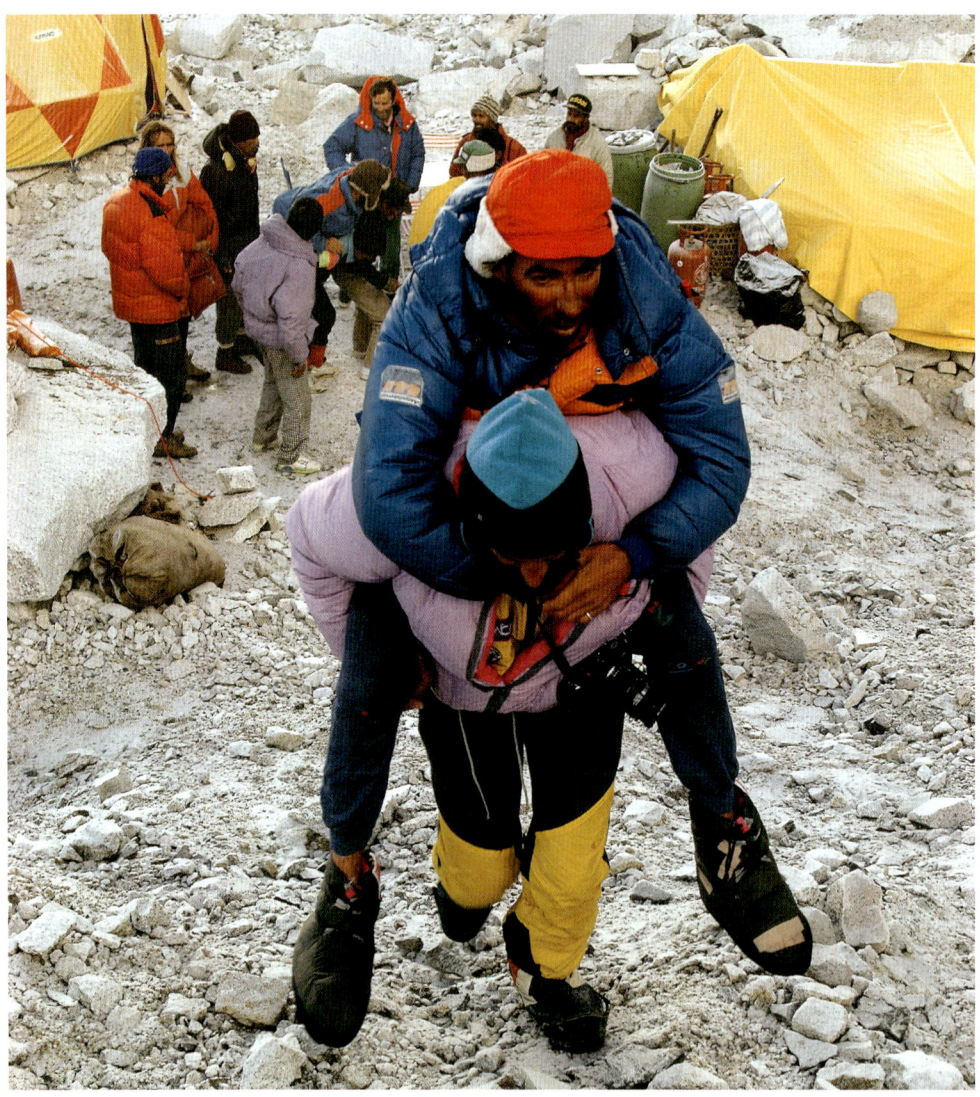

Nach einer Biwaknacht in 8500 m Höhe: Abtransport eines Bergsteigers mit erfrorenen Zehen vom Everest-Basislager zum wartenden Hubschrauber in 5300 m Höhe.

Besonders gefährlich ist eine zu starke trockene Erwärmung (z. B. über einem Feuer), da wegen der Gefühllosigkeit sogar gleichzeitig Verbrennungen des Gewebes drohen. Deshalb sollten auch chemische Wärmebeutel nur bei beginnenden Erfrierungen eingesetzt werden.

Ein hohes Risiko hat auch das Wiedereinfrieren zwischenzeitlich aufgetauter Gliedmaßen im Gelände. Deshalb kann es in Notfällen besser sein, erfrorene Gliedmaßen im Gelände nicht aufzutauen (z. B. über Nacht). Falls die Füße Erfrierungen dritten Grades aufweisen und noch einige Stunden weitergelaufen werden muss, sollte dies besser mit gefrorenen als mit aufgetauten Füßen versucht werden, da sonst starke Schmerzen und Entzündungen auftreten können und darüber hinaus bei einem eventuellen Wiedereinfrieren große Gewebeverluste drohen.

Folgen von Erfrierungen

Nach der Wiedererwärmung erscheinende helle, homogene Blasen haben eine bessere Heilungschance als dunkle und blutgefüllte Blasen, die auf alle Fälle Dauerschäden erwarten lassen. Frühamputationen werden heutzutage nicht mehr durchgeführt, stattdessen wird die Spontanabstoßung des zerstörten Gewebes abgewartet, was mehrere Monate dauern kann. Mögliche Spätfolgen sind Durchblutungsstörungen und eine erhöhte Gefahr von weiteren Erfrierungen.

Da die Haut von erfrorenen Fingern oder Zehen auch nach dem Abheilen noch sehr dünn und empfindlich ist, sollte bis zum erneuten Klettern aus Sicherheitsgründen mindestens ein halbes Jahr abgewartet werden, bis die Haut wieder belastbarer und widerstandsfähiger ist. Meist bleibt eine verstärkte Empfindlichkeit zurück.

Übersicht: allgemeine Unterkühlung

Stadium	Körperfunktionen	Wirkungen	Erste Hilfe
1 37 – 32 °C	Puls + Atmung erhöht, Hautgefäßverengung, Schmerzen	Erregungssteigerung, Kältezittern (»Verheizen«), Bewusstsein klar	trockene Wäsche statt feuchter Kleidung, Bewegungen
2 32 – 28 °C	Puls + Atmung unregelmäßig, keine Schmerzen mehr, steife Muskeln	Erregungsabnahme, Reaktionsverlangsamung, Bewusstsein getrübt	gute Wärmeisolation, passiver Abtransport, Hibler-Wärmepackung
3 28 – 24 °C	Puls + Atmung deutlich gestört, keine Schmerzreaktionen mehr, weite Pupillen	Bewusstlosigkeit, Reaktionslähmung	Hibler-Wärmepackung, Abtransport in Krankenhaus
4 < 24 °C	Puls nicht tastbar, lange Atempausen, weite, lichtstarre Pupillen	Scheintod, Tod	ggf. Herzdruckmassage, Abtransport in Krankenhaus mit Intensivstation

Übersicht: lokale Erfrierungen

Grad	Wirkungen bzw. Zeichen	Prognosen	Erste Hilfe
1	weißes, kaltes Gewebe, Gefühlsstörungen	vollständige Heilung, evtl. lokale Empfindlichkeit	Erwärmung in Achselhöhle, aktive Bewegungsgymnastik, vorsichtige Massage
2	Blutgefäße weit gestellt, wohliges Wärmegefühl, z. T. blutgefüllte Blasen, dunkle Hautverfärbung, (tiefe) Hautzerstörungen	Prognose erst nach 1 – 3 Tagen, Infektionsgefahr, evtl. Teilamputationen	rasches Auftauen in 40 Grad Wasserbad, ggf. Schmerzmittel geben, keimfreier Verband
3	Gefäßverschlüsse, Gewebszerstörungen, Gefühllosigkeit, starke Schwellung	Prognose nach 1 – 2 Wochen, Abstoßungsreaktionen, meist Amputationen, Abheilung über Monate	wie oben, ggf. passiver Abtransport

6. Hitze und Sonnenschäden im Gebirge

Auch beim Bergsteigen können Hitzeschäden auftreten, ohne dass hierfür ein feuchtschwüles Dschungelklima oder eine trockene Wüstenhitze notwendig wäre. Obwohl es im Gebirge meist kälter ist und oft auch ein kühler Luftzug herrscht, können gerade bei alpinsportlicher »Überhitzung« deutliche Leistungseinbußen oder gar Gesundheitsschäden vorkommen.

6.1 Wärmeregulation des Menschen

Durch Erhöhung oder Verminderung der Durchblutung von Haut und Extremitäten (der so genannten Körperschale) wird die Temperatur des menschlichen Organismus reguliert (siehe auch Kälteschäden, Seite 74). Die Abgabe von Körperwärme ist generell notwendig, da Stoffwechsel und Muskelaktivität den Organismus normalerweise aufheizen. Den Hauptteil seiner überschüssigen Wärme verliert der Mensch über die Haut: Sie ist aufgrund ihrer großen Oberfläche ein gutes Kühlsystem. Ist die Umgebungstemperatur zu hoch, um die abgegebene Wärme aufnehmen zu können, setzt die Schweißproduktion mit Erzeugung von Verdunstungskälte ein. Bei sehr hoher Luftfeuchtigkeit (feucht-schwüles Dschungelklima) kommt dieser sinnvolle Mechanismus allerdings zum Erliegen und kann zu einem Hitzschlag führen.

Vorbeugung zur Vermeidung von Hitzeschäden:
- Geeignete Kopfbedeckung und Bekleidung
- Reichlich Flüssigkeitszufuhr
- Gute Sonnenschutzcreme und Lippenstift
- Ggf. Pausen im Schatten

6.2 Hitzeerschöpfung, -kollaps, -krämpfe

Diese Hitzefolgen entstehen meist bei trockener Hitze, ungenügender Flüssigkeitszufuhr und starker körperlicher Anstrengung mit viel Schwitzen bzw. starkem Wasser- und Salzverlust. Es kommt zu einem Blutdruckabfall durch allgemeine Gefäßerweiterung beim Ansteigen der Körpertemperatur.

Zeichen:
- Durst, Schwäche, Schwindel, Übelkeit, Erbrechen
- Muskelkrämpfe, vor allem in den Waden
- Verminderte Urinproduktion und dunkle, konzentrierte Urinfarbe
- Beginnende Schockanzeichen, im Extremfall Kreislaufkollaps

Erste Hilfe:
- Flüssigkeits- und Mineralsalzzufuhr in kleinen Portionen
- Pause im Schatten und Kleidung öffnen
- Oberkörper hochlagern (siehe Buchumschlag hinten)
- bei Hitzeschock: Schocklagerung

6.3 Hitzschlag

Bei großer Hitze, hoher Luftfeuchtigkeit, Windstille oder enger, luftundurchlässiger Kleidung kann es innerhalb weniger Stunden durch Versagen der Thermoregulation zur Wärmestauung im Körper kommen. Da keine Schweißabgabe mehr an die übersättigte Luft möglich ist, besteht akute Lebensgefahr! Dies ist besonders bei Reisen in tropischen Ländern zu erwarten.

Zeichen:
- Puls und Atmung beschleunigt
- Kopfschmerzen, Schwindel, Übelkeit, Brechreiz, Reizbarkeit
- **Heiße gerötete Haut** ohne Schweißbildung, aber Durstgefühl
- **Hohes Fieber:** Anstieg der Körpertemperatur auf über 40 °Celsius!
- Ggf. Bewusstseinstrübung und Schock

Erste Hilfe:
- Wie bei Hitzeerschöpfung
- Sanftes Abkühlen des Körpers mit nassen Tüchern oder Eiswürfeln (in Plastiktüten) auf Bauch und Waden (»Wadenwickel«)

Aber keine plötzliche kalte Dusche oder Eintauchen in kaltes Wasser, da sonst Gefahr von Kreislaufüberlastung!

»Dreifacher Mord« bei Hitzschlag:
Um die Ecke bringen!
Umlegen!
Kaltmachen!

6.4 Sonnenstich

Er entsteht durch intensive, direkte Sonnenbestrahlung des unbedeckten Kopfes und Nackens mit Reizung der Gehirnhäute. Es kann zu einer Schwellung und zu einem erhöhten Schädelinnendruck kommen. Besonders gefährdet sind Personen mit schütterem Haar oder Glatzen sowie Kleinkinder.

Zeichen:

- Meist erst nach einigen Stunden (abends) eintretend
- Kopf- und Nackenschmerzen, evtl. Nackensteifheit
- Schwindelgefühl, Übelkeit, Brechreiz
- Rotes und heißes Gesicht
- Evtl. Bewusstseinsstörungen

Erste Hilfe:

- Feuchtkalte Umschläge auf Kopf und Nacken
- Ruhe, Oberkörper hochlagern

6.5 Verbrennungen

Sie kommen auch im Gebirge vor, z. B. beim Kochen durch Umkippen eines Topfes mit heißem Wasser, bei Bränden oder beim Explodieren von Kochern und Lampen. Bei größeren Brandwunden verliert der Verletzte große Mengen an körpereigener Gewebeflüssigkeit sowie Mineralsalze, was zu einem Schock führen kann. Bereits ab 10 – 15% verbrannter Körperoberfläche besteht akute Lebensgefahr! Außerdem ist die Infektionsgefahr erhöht.

Erste Hilfe:

- Hitzezufuhr unterbrechen (z. B. Feuer löschen)
- Verbrannte Haut zuerst mit Wasser kühlen (ca. 20-30 Minuten bei ca. 15-20° Celsius), da starker Wundschmerz durch verbleibende Hitzeenergie im Gewebe
- Bei großflächigen Wunden (mehr als 10-20 % der Körperoberfläche) nur kurzes »Ablöschen«
- Bei Grad I (Hautrötung) Verbrennung nur mit kaltem Wasser behandeln
- Bei Grad II (Blasenbildung) und Grad III (örtlicher Gewebstod) unbedingt keimfreier Wundverband, Blasen nicht öffnen
- Bei Verbrühungen vorsichtiges Entfernen der Kleidung

- Evtl. Schmerzmittel und Flüssigkeitszufuhr (dabei einen Liter Wasser mit einem Teelöffel Kochsalz anreichern)
- Bei großflächigen Verbrennungen Wundverband mit Alufolie und Ruhigstellung, Schockbekämpfung und rascher Abtransport in ärztliche Behandlung

6.6 Sonnenbrand

Es handelt sich um einen Verbrennungsschaden der Haut durch die starke Einstrahlung von ultraviolettem Licht (langwellige

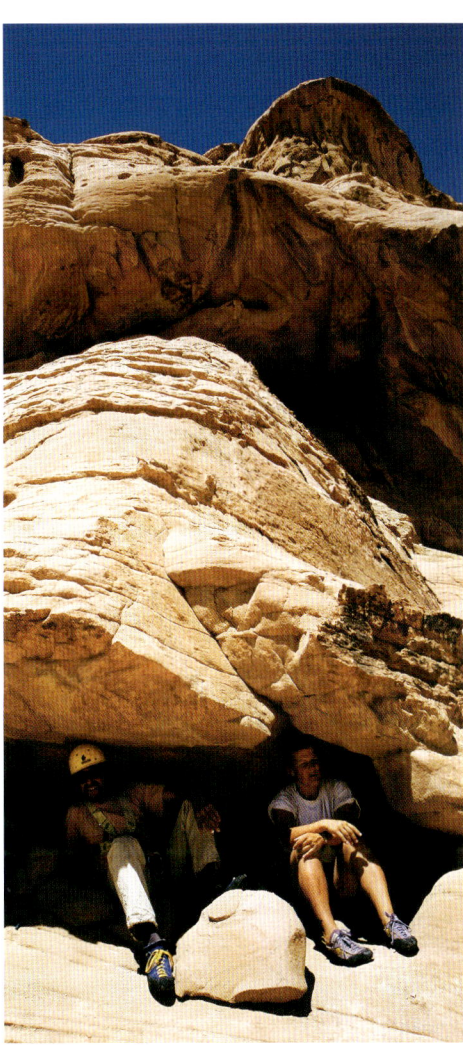

Rast im Schatten beim Klettern in der Wüste.

UV-B-Strahlen, vor allem um die Mittagszeit). Besonders im Gebirge muss man unbedingt die Verstärkung durch eine Reflexion von Schneeflächen oder Gletschern beachten!

Leichter Sonnenbrand:
- ⊙ Rötung, Schuppung, später schwache Bräunung

Schwerer Sonnenbrand:
- ⊙ Deutliche Hautrötung, schmerzhafte Schwellung, Hitzegefühl
- ⊙ Bläschenbildung, später Hautablösung (Verbrennung zweiten Grades)
- ⊙ Gefahr von vorzeitiger Hautalterung und Hautkrebsbildung

Erste Hilfe:
- ✚ Feuchtkalte Umschläge, öfters wechseln
- ✚ Kühlendes Gel, ggf. kortisonhaltige Salben

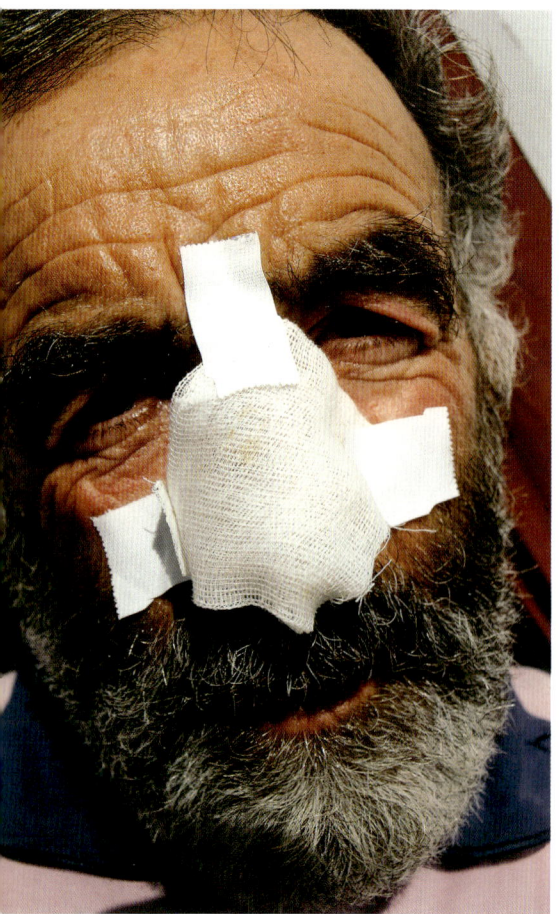

Bergsteiger nach starkem Sonnenbrand der Nase.

Vorbeugung:
Bei bekannter Sonnenallergie prophylaktische Medikamente (Antihistaminika) einnehmen. Generell wegen der erhöhten Hautkrebsgefahr auf intensive Hautbräunung lieber verzichten!

6.7 Herpesinfekt an den Lippen

Hierbei handelt es sich um einen lokalen Infekt der Lippen bei starker Sonneneinstrahlung in großen Höhen mit sehr schmerzhaften Bläschen an den Lippen. Meist sind nur bestimmte Personen betroffen, die sich aus eigener Erfahrung besonders gut schützen sollten.

Vorbeugung und Therapie:
- ■ Regelmäßiger Lippenschutz mit hohem Schutzfaktor
- ■ Herpes-Salben auftragen (z. B. Zovirax, Aciclovir)

6.8 Augenentzündungen (Schneeblindheit) durch UV-Strahlen

Durch UV-Strahlen auf das ungeschützte Auge kommt es nach ca. sechs Stunden zu oberflächlichen Verbrennungen der Hornhaut und der Augenbindehaut (Verblitzung).

Vorbeugung:
- ■ Brille mit UV-Schutz und seitlicher Abdeckung
- ■ Notfalls Behelfsbrille aus Karton mit Sehlöchern (Nadelstiche) oder Sehschlitzen

Zeichen:
- ⊙ Gerötete, lichtempfindliche Augen
- ⊙ Schmerzhaftes Fremdkörpergefühl (wie »Sand in den Augen«)
- ⊙ Augenbrennen, Tränenfluss, evtl. Lidkrampf
- ⊙ Im Extremfall vorübergehende (Schnee-) Blindheit.

Erste Hilfe:
- ✚ Augentropfen bzw. -salbe
- ✚ Ggf. schmerzstillende und entzündungshemmende Medikamente (Ibuprofen)
- ✚ Kühlende Umschläge (evtl. feuchte Teebeutel) auf geschlossene Augenlider legen
- ✚ Aufenthalt in abgedunkelten Räumen
- ✚ Lichtundurchlässiges Verbinden beider Augen (siehe auch Augenverletzungen auf Seite 60)

7. Innere Erkrankungen unterwegs

Innere Erkrankungen sind gesundheitliche Probleme, die nicht auf eine Verletzung zurückzuführen sind und betreffen Störungen der lebenswichtigen Organe von Brust und Bauchraum sowie Gehirn. In der Regel handelt es sich um Stoffwechsel- oder Durchblutungsstörungen oder andere übergreifende Funktionsstörungen des Organismus. Diese Erkrankungen aus dem Alltagsleben können natürlich auch im Gebirge auftreten, wobei das Bergsteigen normalerweise kein Risikofaktor für ihr Auftreten ist. Wenn sie aber in abgelegenen Regionen auftreten, erfordern sie ebenfalls Erste-Hilfe-Maßnahmen, da eine ärztliche Behandlung eventuell gar nicht oder zeitlich nur stark verzögert möglich ist.

Nichttraumatische Erkrankungen in den Alpen betreffen vor allem Zwischenfälle mit Herz- und Kreislaufproblemen. Bewusstlosigkeit, Herzinfarkt oder andere Herzanfälle, Erschöpfung, Unterkühlung oder Kreislaufkollaps stehen an der Spitze der möglichen Ursachen.

7.1 Brustschmerzen und Herzprobleme

Bei Brustschmerzen denkt man automatisch an Herzprobleme, was etwa in zwei Drittel aller Fälle auch zutrifft. Davon abgesehen können aber auch Atmungsprobleme die Ursache sein.

Ein gesundes und gut trainiertes Herz kann (zum Glück) durch extreme Dauerbelastung oder große Höhe nicht überlastet werden, da es durch körpereigene Bremsmechanismen sowie eine früher einsetzende Erschöpfung der Skelettmuskulatur geschützt ist. Gefährlich kann es dagegen für ein völlig untrainiertes Herz-Kreislauf-System oder für ein vorgeschädigtes Herz werden. Besonders während oder kurz nach fieberhaften Erkrankungen und stärkeren Durchfallproblemen besteht das Risiko einer gefährlichen **Herzmuskel- oder Herzklappenerkrankung** (10-15 % der plötzlichen Herztode). Deshalb gilt in solchen Fällen ein generelles Sportverbot bis zur vollständigen Abheilung!

Die Zahl der fieberfreien Tage soll mindestens so hoch wie die Zahl der Fiebertage sein, bevor wieder mit Wandern oder einem Training begonnen werden darf!

Bei **Angina pectoris** und **Herzinfarkt** kommt es in beiden Fällen zu einer plötzlichen Unterbrechung oder Verminderung der Blutzufuhr zum Herzen, das heißt die Herzkranzgefäße werden nicht mehr ausreichend durchblutet und dadurch der Herzmuskel nicht ausreichend mit Sauerstoff versorgt. Allgemeine Ursachen oder Risikofaktoren sind Wohlstandserkrankungen wie Bluthochdruck, Übergewicht, hohe Blutfettwerte (Cholesterin), übermäßiges Rauchen, Zuckerkrankheit (Diabetes), chronischer Bewegungsmangel oder lang anhaltender Stress sowie ererbte (familiäre) Belastungen. Mehrere dieser Faktoren gleichzeitig erhöhen das Risiko überproportional.

Ernsthafte Herzprobleme in den Bergen betreffen in der Regel Menschen, deren Herz bereits vorgeschädigt ist, auch wenn sie davon nichts wissen. Das regelmäßig ausgeführte Bergsteigen, auch in der Höhe, ist normalerweise kein erhöhter Risikofaktor für einen Herzinfarkt – die Zwischenfälle wären auch zu Hause bei ähnlichen Belastungen aufgetreten. Beim (Massen-)Tourismus im Gebirge kommt es jedoch zu einer erhöhten Gefährdung von untrainierten und risikobelasteten »Wohlstandsbürgern«, die plötzlich ungewohnten körperlichen Belastungen ausgesetzt sind. Daher ist es die wichtigste Vorbeugung, das Problembewußtsein für die genannten Risikofaktoren zu wecken.

7.1.1 Angina pectoris

Bei Angina pectoris handelt es sich um eine wiederholt auftretende, anfallsartige Herzerkrankung, die nur kurz andauert. Die Betroffenen wissen oft von ihrer Erkrankung, da sie meist schon früher aufgetreten ist und haben entsprechende Medikamente bei sich (Nitrokapseln oder Nitrospray). Auslösende Ursachen sind oft körperliche Anstrengung, seelischer Stress oder kalte Atemluft.

Zeichen:

- Häufig drückender Schmerz im Brustbereich, oft reifenförmig über die ganze Brust
- Engegefühl in Brust- und Herzgegend
- Zum Teil auch Ausstrahlung in den linken Arm, Bauch, Rücken oder Kinn
- Angstgefühl, oft mit Atemnot
- Selten Übelkeit oder Erbrechen
- Kurze Dauer (meist unter zehn Minuten)
- Besserung in Ruhe

Erste Hilfe:

- Körperliche Ruhe und psychische Beruhigung
- Oberkörper hochlagern
- Nitroglycerin-Medikamente: zwei Hübe Nitro-Spray unter die Zunge sprühen oder eine Nitro Kapsel zerbeißen und unter der Zunge zergehen lassen, evtl. nach 15 und 30 Minuten wiederholen. Falls sich die Beschwerden nicht bessern, liegen entweder andere Ursachen vor oder es entwickelt sich ein Herzinfarkt.

7.1.2 Herzinfarkt

Der plötzliche Herztod durch Herzinfarkt ist eine der häufigsten Todesursachen in der Zivilisation, aber auch beim Bergsteigen der häufigste Grund für einen nicht verletzungsbedingten Tod (80 %). Besonders gefährdet sind männliche Bergwanderer, Pistenskifahrer und Tourengeher über 60 Jahren.

Beim Herzinfarkt geht meist eine lang anhaltende Mangeldurchblutung bzw. lokale Sauerstoffunterversorgung voraus (Koronare Herzkrankheit = KHK). Auslösende Ursachen sind ein allmähliches Zuwachsen von Herzkranzgefäßen durch Ablagerungen bzw. Verkalkungen (Arteriosklerose) oder ein kompletter Verschluss (Thrombose). Der akute Verschluss der Herzkranzgefäße (Koronararterien) ist in der Regel irreversibel und bewirkt über den Sauerstoffmangel einen Muskeluntergang mit entsprechender Schwächung oder Überlastung des Herzens.

Zeichen:

- Plötzlich auftretender **intensiver Dauerschmerz** (meist mehr als 30 Minuten)
- In 50 % der Fälle treten Schmerzen unerwartet und ohne Vorwarnzeichen auf, vor allem nach dem 45. Lebensjahr!

- Typische **Ausstrahlung in die linke Schulter und in den ganzen linken Arm**, zum Teil bis in die Fingerspitzen, aber auch Schmerzen in Rücken und Bauch
- **Sehr starke Angst** (Todesangst, Vernichtungsgefühl)
- Deutliche Unruhe, Atemnot (evtl. mit Blaufärbung von Fingern und Lippen)
- **Schockzeichen** (kalter Schweiß, blasse, kühle Haut)
- Häufig Übelkeit und Erbrechen (im Gegensatz zur Angina pectoris), dabei gelegentlich mit Oberbauchschmerz verbunden
- Keine Besserung in Ruhe oder auf Nitro-Gaben (im Gegensatz zur Angina pectoris)

Erste Hilfe:

- **Halbsitzende Lagerung** (macht der Betroffene meist von selbst, da er bei flacher Lagerung oder liegend nicht genügend Luft bekommt!)
- Keine normale Schocklage, da ja genügend Blut vorhanden ist, das Herz dieses aber nicht transportieren kann, bzw. die Herzmuskulatur überlastet ist
- **Psychische Beruhigung** (sehr wichtig!)
- **Absolute körperliche Ruhe** (zur Besserung des Sauerstoffmangelzustandes)
- Vitalfunktionen kontrollieren, ggf. Wiederbelebung (Herzdruckmassage, Beatmung)
- Rasche ärztliche Hilfe anfordern sowie Hubschrauber-Einsatz (Alarmierung mit Handy)
- Falls über längere Zeit keine ärztliche Hilfe möglich ist, im akuten Notfall ggf. Medikamente aus der Bergsteigerapotheke verabreichen (vor allem Schmerz- und Beruhigungsmittel):
- Aspirin (Acetylsalicylsäure = ASS, 500 mg) zur Blutverdünnung. Als wichtigste Maßnahme auch sinnvoll, wenn sich ein Helikopter-Einsatz verzögert.
- Evtl. gut wirksame Schmerzmittel aus dem Standard-Modul, siehe Seite 125)
- Evtl. leichte Schlaftablette zur Beruhigung (aus dem Höhenmodul der Expeditions-Apotheke)
- Nur bei entsprechender Erfahrung evtl. Heparinspritze zur Blutverdünnung (nur falls diese z. B. prophylaktisch bei Flugreisen mitgeführt wird, siehe Embolie, Seite 93)

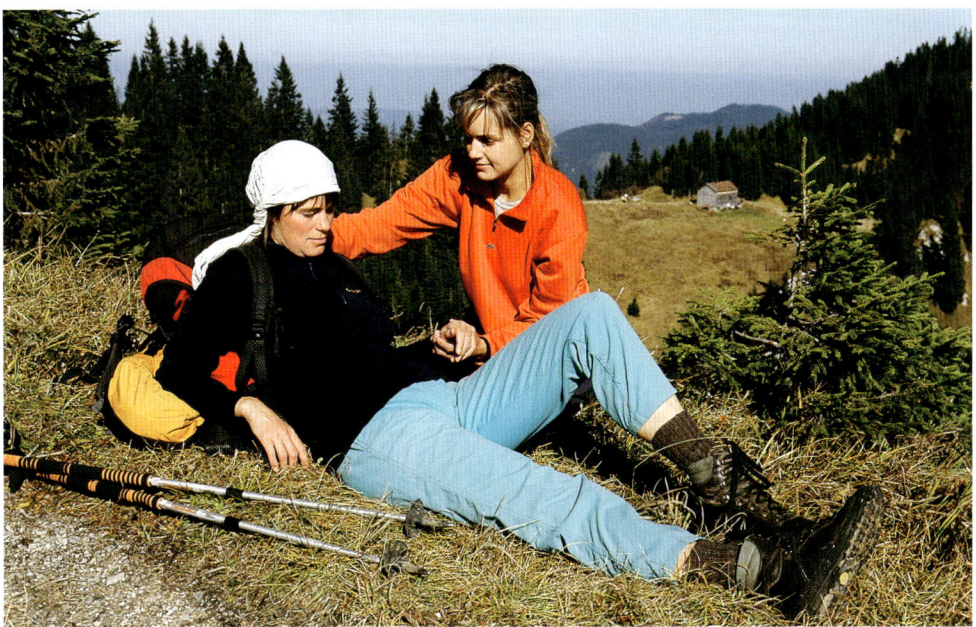

Halbsitzende Lagerung bei Herzinfarkt oder Atembeschwerden mit gleichzeitiger psychischer Beruhigung (auch mittels Körperkontakt, z. B. Händehalten).

7.2 Atmungsprobleme

Sie sind sehr vielfältig in ihren Ursachen und Ausprägungsformen und kommen auch sehr häufig beim (Höhen-) Bergsteigen und auf Reisen vor.

Ursachen für Atembeschwerden/Atemnot:
Verlegung der Atemwege (Verschlucken von Fremdkörpern, Schleimhautschwellungen, z. B. durch Allergie oder Insektenstich)

- Atemwegserkrankungen (Bronchitis, Asthma, Hyperventilation)
- Lungenerkrankungen (Lungenentzündung, Lungenembolie)
- Herzerkrankungen (Herzinfarkt, siehe Seite 89 – 90)
- Große Höhe mit vermindertem Sauerstoffangebot (siehe Seite 176 – 178)

Zeichen für ernsthafte Atembeschwerden:
- Deutlich verstärkte, vertiefte Atmung
- Höhere Atemfrequenz (mehr als 20 x Luftholen pro Minute bei Erwachsenen nach ausreichender Rast, normal ca. 12 – 15 Atemzüge pro Minute)
- Evtl. Schnappatmung oder Luftnot
- Erhöhte Pulsfrequenz

- Blaufärbung der Lippen durch Sauerstoffmangel, evtl. auch der Fingernägel
- Ggf. Husten und Schmerzen im Rachen- oder Lungenbereich
- Angstgefühl, beginnende Schockzeichen

Erste Hilfe allgemein:
- Patienten beruhigen (zum Durchbrechen des Teufelskreislaufes von Sauerstoffmangel, Aufregung, Stoffwechselsteigerung und wieder erhöhtem Sauerstoffmangel)
- Atemanweisungen geben (»ruhig und gleichmäßig atmen!«)
- Halbsitzende Lagerung mit aufgerichtetem Oberkörper und nach hinten abgestützten Armen (zum Aktivieren der so genannten Atemhilfsmuskulatur im Schulterbereich)

Erste Hilfe bei Schwellungen der Atemwege:
(z. B. durch Insektenstiche und sonstige allergische Reaktionen)
- Gurgeln mit kaltem Wasser
- Lutschen von Eis(würfeln)
- Kalte Umschläge im Halsbereich
- Ggf. abschwellende Medikamente (notfalls Cortison aus dem Höhenmodul)

7.2.1 Nebenhöhlen-Infekte

Sie betreffen Nasennebenhöhlen oder Stirnhöhlen und können sehr hartnäckig und leistungsmindernd sein, vor allem beim Bergsteigen im Winter und in der Höhe.

Zeichen:

- Druckgefühl, zum Teil einseitig, auf dem Jochbogen unterhalb des Auges (Nasennebenhöhlen) oder in Höhe der Augenbrauen (Stirnhöhlen), evtl. auch schmerzhaftes Ausstrahlen bis zu den Zähnen
- Verstopfte Nase, oft gelblich-grünlicher Nasenschleim
- Manchmal auch Fieber und Grippegefühl

Therapie:

- Nasenspray oder Einmalpipetten zum Abschwellen der Schleimhäute (in Modul 3, siehe Seite 121)
- Entzündungshemmende, ggf. fiebersenkende Tabletten (z. B. Ibuprofen, S. 124)
- In besonders schweren Fällen Antibiotikum (z. B. Ciproflaxacin, siehe Seite 123)
- Am besten keine größeren Anstrengungen mehr bzw. Tour abbrechen

7.2.2 Akute Bronchitis

Es handelt sich um eine meist akute Entzündung der oberen Luftwege, die oft mit Aushusten von gelblichem, zähem Schleim kombiniert ist. Harmlos, wenn auch gelegentlich sehr lästig, ist eine vermehrte Schleimproduktion in der Kälte, wobei chronisch die »Nase läuft«.

Ursachen:

- Meist »gewöhnliche« Erkältung durch Viren, seltener durch Bakterien
- Oder im Rahmen einer anderen Erkrankung auftretend

Zeichen:

- Hustenreiz, »Kratzen im Hals«
- Brustschmerzen beim Husten
- Kopfschmerzen, Fieber

Erste Hilfe:

- Hustenmindernde und schleimlösende Medikamente
- Bei sehr hartnäckigem Verlauf oder Gefahr einer Lungenentzündung auf Trekkingtour oder Expedition evtl. Gabe eines Breitspektrum-Antibiotikums (z. B. Ciprofloxacin, siehe Seite 123)

7.2.3 Lungenentzündung (Pneumonie)

Die Entzündung des Lungengewebes (und evtl. des Rippenfells) wird durch verschiedene Erreger hervorgerufen und entsteht auch nach akuter Bronchitis oder herabgesetzter Resistenz, z. B. bei längeren Höhenaufenthalten.

Zeichen:

- Plötzlicher Beginn mit Schüttelfrost und deutlichem Krankheitsgefühl
- Hohes Fieber (kontinuierlich über ca. eine Woche)
- Erhöhte Atemfrequenz in Ruhe, Schmerzen beim Atmen, Seitenstechen, Atemnot
- Husten, ggf. Aushusten von rotbraunem Schleim

Erste Hilfe:

- Bettruhe, Schonung
- Schleimlösende Medikamente, Atemgymnastik, Inhalationen
- Ausreichende Flüssigkeitszufuhr
- Auf Trekkingtour oder Expedition Breitspektrum-Antibiotikum (z. B. Ciprofloxacin, siehe Seite 123)

7.2.4 Akuter Asthmaanfall

Es handelt sich dabei um ein plötzliches Auftreten von Atemnot durch Verengung der Luftwege mit besonderen Schwierigkeiten beim Ausatmen. Betroffene Bergsteiger wissen meist ihre Diagnose (Asthma bronchiale) und führen deshalb in der Regel Medikamente mit sich (Spray zum Erweitern der Bronchien).

Ursachen:

- Akute Bronchitis, Atemwegsinfekt
- Allergien (Insektenstich, Tierhaare, Kälte)
- Medikamentenüberreaktion
- Psychische Ursachen (Stress, Wut)

Erste Hilfe:

- Halbsitzende Lagerung, Patienten beruhigen
- Kleidung von Hals und Oberkörper lockern
- Evtl. bei der Medikamenteneinnahme helfen
- Patient anweisen, langsam und tief durchzuatmen (soweit möglich)
- Patient soll gegen den Widerstand der gespitzten Lippen ausatmen (diese sogenannte Lippenbremse verbessert die Ausatmung)

7.2.5 Lungenembolie

Bei der gefährlichen Lungenembolie handelt es sich um ein akutes Verstopfen eines Lungengefäßes durch Blutgerinnsel und damit um den Ausfall eines Lungenabschnitts für die Sauerstoffaufnahme. Das auslösende Blutgerinnsel stammt meist von einer Beinvenenthrombose, von der sich ein Teil gelöst hat und beim Rückstrom zum Herzen in den Lungengefäßen hängen bleibt. Dabei kommt es zu einer plötzlichen Atemnot und starken Schmerzen im Brustbereich.

Da das Erkennen und die Therapie schwierig sind und deshalb ein Arzt eingeschaltet werden sollte, ist für den reisenden Bergsteiger die Vorbeugung umso wichtiger. Die Gefahr besteht vor allem bei langen Flügen und Autofahrten ohne ausreichende Bewegung (so genanntes »Economy-Class-Syndrom«).

Prophylaxe:

■ Auf langen Flugreisen sich immer wieder bewegen, um die Durchblutung anzuregen

■ bei Personen mit Krampfadern empfehlen sich für Langstreckenflüge auch Stütz- oder Kompressionsstrümpfe zur Vorbeugung von Schwellungen (Beinödeme) und Thrombose- bzw. Emboliegefahr

■ Für besonders gefährdete, ältere Patienten ist sogar eine Heparinspritze zur vorbeugenden Blutverdünnung für lange Hin- und Rückflüge ratsam. Diese Spritze in die Bauchdecke kann man selbst durchführen, sollte aber vorher vom Hausarzt erklärt werden

■ Außerdem sollte man unbedingt **genügend trinken!**

■ Dies gilt besonders auch bei Höhenaufenthalten, da hier durch das Eindicken des Blutes (durch vermehrte rote Blutkörperchen und zu wenig Flüssigkeitszufuhr) die Thrombose- und Emboliegefahr ebenfalls erhöht sind (siehe auch Seite 170)

7.2.6 Hyperventilationsanfall

Dies ist ein seltener, aber sehr dramatisch wirkender Anfall. Hier liegt eine deutliche Steigerung der Atmung (= Hyperventilation) vor, meist hektisch und angsterfüllt. In der Regel ist dies auf psychische Ursachen (Angst, Pa-

nik, gerade im Gebirge), gelegentlich auch auf Medikamente oder Alkohol zurückzuführen. Durch die Hyperventilation wird zuviel Kohlendioxid abgeatmet und dem Gehirn deswegen das falsche Signal einer Atemnot vermittelt (Regulationsstörung).

Zeichen:

☉ Angst, Unruhe, Erstickungsgefühl

☉ Krampfneigung der Muskulatur: typischerweise oft Pfötchenstellung der Hände (diese sind verkrampft und im Handgelenk fast nicht mehr beweglich)

☉ Kribbeln in Händen und Füßen (»Ameisenlaufen«)

☉ Herzklopfen und schneller Puls

Erste Hilfe:

✚ Sitzende Lagerung, Patienten beruhigen

✚ Patient anweisen, langsam und ruhig zu atmen (in diesen Fällen ist es notwendig, dem Patienten viel Sicherheit zu vermitteln)

✚ Ggf. **Rückatmung in Plastiktüte**: Der Betroffene atmet in eine Plastiktüte hinein und erhält sein eigenes Kohlendioxid zur notwendigen Gegenregulation wieder zurück (siehe Abbildung unten). Dabei aber immer wieder zwischendurch Frischluft in die Tüte lassen. Falls dies nicht innerhalb von ca. fünf Minuten zum Erfolg führt, liegt wohl eine andere Ursache vor, die ärztlich behandelt werden sollte.

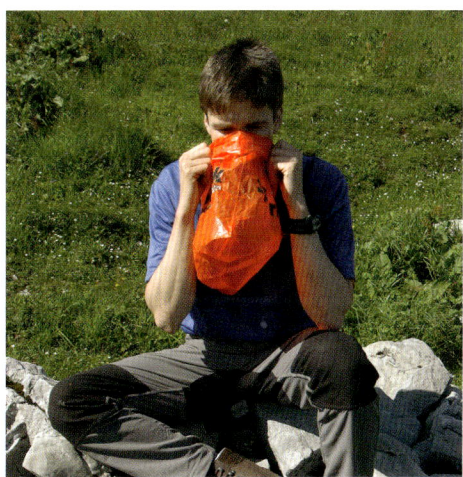

Rückatmen aus einer Plastiktüte zum Wiederanstieg des zuviel ausgeatmeten Kohlendioxids.

7.3 Bauchschmerzen

Im Bauchraum befinden sich zahlreiche empfindliche Organe wie Leber, Milz, Nieren oder Darm. Bauchschmerzen können entweder durch Verletzungen oder durch verschiedene Erkrankungen der inneren Organe bzw. der Bauchwand selbst hervorgerufen werden.

7.3.1 Bauchverletzungen (Weichteil-Prellungen)

Sie entstehen meist durch Sturz oder Schlag mit der Folge von Weichteil-Prellungen und Muskelzerreißungen. Besonders bei starken stumpfen Bauchverletzungen besteht die Gefahr innerer Blutungen an Milz oder Leber (siehe auch innere Blutungen, S. 32 – 33).

Zeichen:

- Bauchschmerzen und harte Bauchdecke (bei inneren Blutungen oft verzögert auftretend, bis drei Tage später!)
- Evtl. Prellmarken (Bluterguss der Bauchdecken)
- Schockzeichen
- Bei Milzblutungen Schmerzen im linken Oberbauch und ggf. in linker Schulter
- Bei Leberblutungen Schmerzen im rechten Oberbauch und ggf. in rechter Schulter
- Evtl. Blutabgang mit Urin oder Stuhlgang
- Ggf. Heraustreten von Organteilen (Darm) bei offenen Verletzungen

Erste Hilfe:

- Lagerung mit Entspannung der Bauchdecke: Oberkörper leicht erhöht, z. B. durch Nackenrolle, sowie Beine angezogen durch Knierolle (siehe Buchumschlag hinten)
- Kein Essen, Trinken oder Rauchen, insbesondere bei offenen Darmverletzungen
- Warmhalten, Schockbekämpfung
- Evtl. Bauchwunden keimfrei abdecken und schnellstmöglicher Abtransport in ärztliche Behandlung

7.3.2 Bauchschmerzen ohne Verletzungen (innere Blutungen, Koliken)

Sie gehen entweder von den Organen des Bauchraumes aus (Magen, Darm, Leber, Galle, Nieren) und bewirken krampfartigen Schmerz, der durch Auf- und Abgehen besser wird, oder es handelt sich um eine Beteiligung von Bauchwand und Bauchfell mit Dauerschmerz, der durch Liegen gebessert wird.

Zeichen:

- Meist Klopf- und Druckschmerz, aber eher unspezifisches Zeichen
- **Erhöhte Abwehrspannung der Bauchmuskulatur** (generelles Zeichen)
- Totenstille im Bauchraum: Beim Abhören mit dem Ohr auf der Bauchdecke kein Gluckern oder Plätschern hörbar (zur Kontrolle mindestens eine Minute Zeit lassen). Es besteht der Verdacht auf einen gefährlichen Darmverschluss!

Erste Hilfe:

- Entspannung der Bauchdecke durch Lagerung (siehe Buchumschlag hinten)
- Kein Essen, Trinken oder Rauchen
- Warmhalten, ggf. Wärmeflasche auf den Bauch
- Psychische Beruhigung
- Schnellstmöglicher Abtransport in ärztliche Behandlung, vor allem, wenn gleichzeitig Blut im Stuhl oder Erbrochenes auftritt bzw. Koliken sowie schneller Schmerzbeginn vorliegen oder die Bauchschmerzen länger als 4 – 6 Stunden andauern

Blutungen aus dem Verdauungstrakt

Diese Blutungen sind kritisch und können zu einem Schock führen. Sie sollten deshalb möglichst bald ärztlich kontrolliert und behandelt werden.

Zeichen:

- Erbrechen von Blut bei Speiseröhrenblutung: zum Blutstillen Eis lutschen
- Erbrechen von kaffeesatzartigem Blut bei Magenblutungen
- Schwarzer oder dunkelroter Stuhl bei Magenblutungen
- Pechschwarzer Stuhl bei Darmblutungen

Erste Hilfe:

Wie bei Bauchschmerzen ohne Verletzungen (siehe oben)

Spezielle Baucherkrankungen unterwegs

Zusätzlich werden noch die folgenden wichtigen Baucherkrankungen mit Erkennungszeichen und Erster Hilfe kurz besprochen.

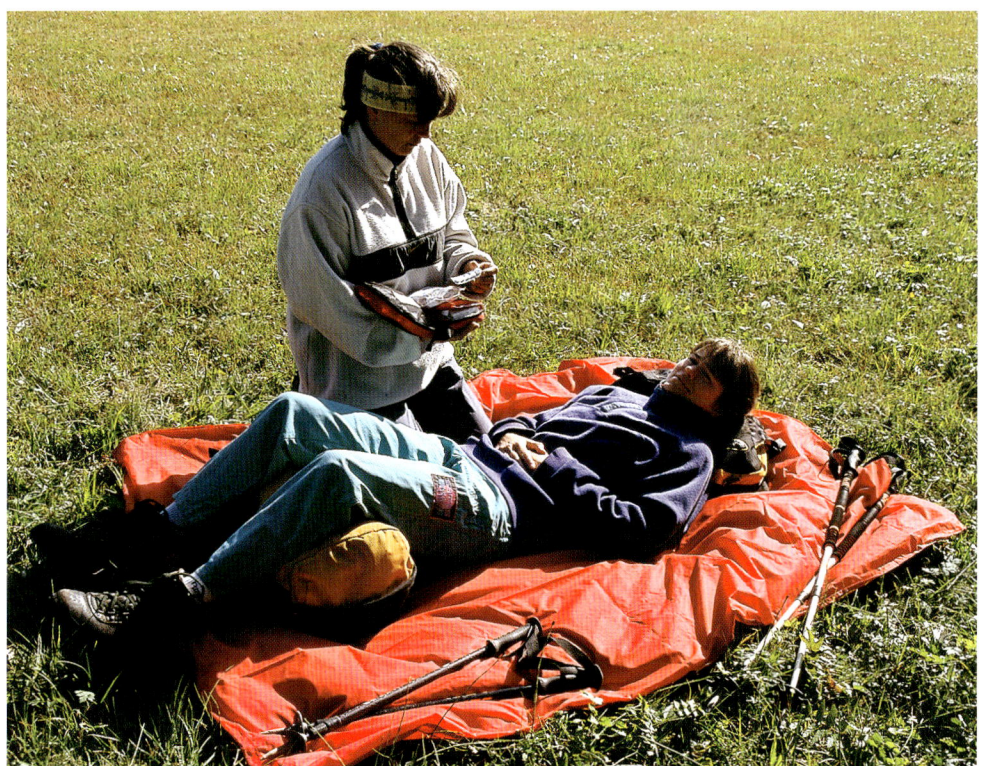

Lagerung bei Bauch-Schmerzen oder -Verletzungen mit improvisierter Kopf- und Knieunterlage zur Entspannung der schmerzenden Bauchmuskulatur.

Blinddarmentzündung:

🔴 Übelkeit, ggf. Erbrechen, Druckschmerz im rechten Unterbauch

🔴 Ggf. sind ähnliche Symptome schon früher aufgetreten

🔴 Loslass-Schmerz: vorsichtiges Eindrücken der Bauchdecke, stechender Schmerz im rechten Unterbauch erst beim plötzlichen Zurückziehen der Hand

➕ Falls keine schnelle ärztliche Therapie möglich, Antibiotika in hoher Dosierung verabreichen

Gallenkolik (z. B. bei Gallensteinen):

🔴 Krampfartiger, wiederholter Schmerz im rechten Oberbauch

🔴 Ggf. Ausstrahlung in rechten Rückenbereich

➕ Als Therapie ggf. spannungslösende, schmerzstillende Medikamente geben (z. B. Novalgin-Tropfen oder Buscopan-Tabletten oder -Zäpfchen)

Nierenkolik (z. B. bei Nierensteinen):

Ein erhöhtes Risiko besteht dann, wenn – gerade im Gebirge – zu wenig getrunken wird.

🔴 Krampfartiger, wiederholter Schmerz im Lendenbereich, zum Teil ausstrahlend in die Seite

🔴 Typischer Klopfschmerz in den Weichteilflanken am Rücken neben der Lendenwirbelsäule

➕ Als Therapie ggf. spannungslösende, schmerzstillende Medikamente geben (z. B. Novalgin-Tropfen oder Buscopan-Tabletten bzw. -Zäpfchen), zusätzlich auch Schmerzmittel wie Ibuprofen oder Zaldiar (siehe Seite 124 und 125)

➕ Der Erkrankte soll viel trinken, um evtl. kleine Nierensteine auszuspülen

Durchfallerkrankungen

Siehe Ernährung, Seite 143

7.4 Stoffwechselerkrankungen

Diese Erfahrung hat wohl schon jeder Ausdauersportler einmal gemacht: Wenn man sich längere Zeit sportlich belastet, aber Essen und Trinken »vergisst«, vielleicht auch nicht richtig gefrühstückt hat, dann kommt irgendwann unweigerlich der »tote Punkt«, an dem es nicht mehr weiter geht. Das können die ersten Warnzeichen einer beginnenden Erschöpfung sein oder »nur« von Unterzucker mit Aufbrauch der Kohlenhydratreserven in der Muskulatur. Durch eine Pause mit Essen und Trinken lassen sich die Symptome in der Regel gut behandeln.

Gefährlich wird ein Unterzucker allerdings beim zuckerkranken Sportler, der hier als wichtiges Notfallbeispiel beim Bergsteigen besprochen wird.

7.4.1 Diabetes (Zuckerkrankheit)

Die häufigste Stoffwechselstörung des Menschen ist gekennzeichnet durch eine Regulationsstörung des Blutzuckerspiegels mit anhaltend erhöhten Zuckerwerten. Mit Hilfe von Insulin, einem von der Bauchspeicheldrüse produzierten Hormon, wird Zucker (medizinisch Glucose bzw. Kohlenhydrat) in alle Körperzellen transportiert und somit im Blut wieder abgebaut. Zu einer Störung dieses Regelkreislaufs kann es durch zwei Erkrankungen kommen:

Jugendlicher Diabetes (Typ I): Diese Stoffwechsel-Krankheit tritt meist schon in jungen Jahren auf, die Bauchspeicheldrüse produziert durch einen Defekt zu wenig Insulin. Der Patient muss seinen Blutzuckerspiegel regelmäßig kontrollieren und meist mehrfach am Tag Insulin spritzen. Wenn er damit gut zurecht kommt, kann er auch fast alle sportlichen Leistungen vollbringen, sogar Klettern und Höhenbergsteigen.

Altersdiabetes (Typ II): Es handelt sich meist um eine reine Ernährungsstörung mit Übergewicht, kombiniert mit einem Nachlassen der Insulinproduktion, und tritt insgesamt weitaus häufiger auf. Hier reichen zur Behandlung oft Gewichtsabnahme und mehr Bewegung, Diät oder blutzuckersenkende Medikamente aus.

Ursache eines diabetischen Unterzuckers

Bei starker sportlicher Belastung im Gebirge werden mehr Kohlenhydrate (= Zucker) verbraucht und dadurch sinkt der Insulinbedarf. Wenn dann durch die Anspannung noch zu wenig gegessen wird und trotzdem die normale Dosis an Tabletten oder Insulin genommen wird, kann es schnell zu Unterzucker (Hypoglykämie) mit der Gefahr eines Komas kommen. Überzucker (Hyperglykämie) kommt hingegen viel seltener vor und beruht meist auf einer falschen (zu geringen) Medikamenteneinnahme und Diätfehlern.

Zeichen einer Hypoglykämie:

- Starkes Hungergefühl
- Kalter Schweiß, Blässe
- Nervosität, Unruhe, Müdigkeit, Kraftlosigkeit, Koordinationsstörungen
- Evtl. Übelkeit, Erbrechen, Muskelzittern, Krämpfe
- Eintrübung des Bewusstseins bis hin zur Bewusstlosigkeit (Koma)
- Oft schnelles Auftreten der Symptome ohne Vorankündigung durch Warnzeichen!

Erste Hilfe:

- Gabe von Traubenzucker (bei Bewusstlosen evtl. unter die Zunge legen) – dieser wird dann durch die Mundschleimhaut resorbiert und bewirkt eine schnelle Besserung
- Zusätzliches Essen (Kohlenhydrate wie Schokolade, Brot) bzw. gesüßte Getränke zur Stabilisierung des Zustandes
- Nach deutlicher Besserung des Allgemeinzustandes ist in der Regel eine Fortsetzung des Sports möglich

Falls wirklich wider Erwarten eine Überzuckerung des Betroffenen vorliegt (leider ähnliche Anzeichen wie bei Unterzuckerung), schadet die kleine Menge zusätzlichen Zuckers nicht! Dann ist jedoch eine ärztliche Hilfe erforderlich!

7.5 Neurologische Erkrankungen

7.5.1 Schlaganfall (Apoplex)

Meist sind hiervon ältere Personen mit Vorerkrankungen betroffen. Aber auch in größerer

Höhe ist durch Bluteindickung ein Schlaganfall möglich (siehe auch Höhen-Hirnödem, Seite 178 – 179).

Ursachen:

■ Hirnembolie: Verstopfung von arteriellen Blutgefäßen im Gehirn durch Blutgerinnsel mit Absterben von Gehirnzellen

■ Hirnblutung: Blutung im Gehirn mit zunehmendem Druck auf Gehirnzellen

Zeichen:

◉ Bewusstseinsstörung, Schläfrigkeit

◉ Schwindel, Übelkeit, (starke) Kopfschmerzen

◉ Sprachstörungen, Orientierungsprobleme, Gedächtnisstörungen, Verwirrtheit

◉ Ggf. Apathie, Bewusstlosigkeit

◉ Evtl. typische halbseitige Lähmung von Arm, Bein oder Gesicht

Erste Hilfe:

✚ Halbsitzende Lagerung (siehe Buchumschlag hinten)

✚ Bei Bewusstlosigkeit: Stabile Seitenlage

✚ Ansonsten Abtransport in ärztliche Behandlung

7.5.2 Krampfanfälle (Epilepsie)

Epileptische Anfälle sind sehr dramatisch wirkende und für den Laien beängstigende Anfälle, die aber meist schon bei den betroffenen Patienten bekannt sind. Hierbei handelt es sich um eine Gehirnfunktionsstörung, die meist angeboren ist oder nach einer Gehirnschädigung auftreten kann. Epileptiker sollten aus Sicherheitsgründen nur dann ins Gebirge gehen, wenn sie längere Zeit ohne Anfälle geblieben sind (ob mit oder ohne Medikamente) – ein Restrisiko bleibt jedoch besonders in großen Höhen immer bestehen.

Auslösende Ursachen:

■ Schlafentzug, Medikamente, Alkohol, Wärme, Kälte, verstärktes Atmen usw.; deshalb Vorsicht besonders bei Fernreisen und beim Höhenbergsteigen mit ihren vielen Umstellungen (z. B. Zeitumstellung, Schlafmangel, Klimawechsel, Höheneinwirkungen)!

Zeichen:

◉ Bewusstseinsverlust mit Hinfallen und Krampfanfällen (unterschiedlich lang)

◉ Zuckungen der Gesichtsmuskulatur oder einzelner Körperteile

◉ Zuckung des ganzen Körpers (epileptischer Anfall)

◉ Gelegentlich unwillkürlicher Biss in die Zunge oder Urinabgang

◉ Nach dem Anfall meist längere Dämmerphase mit großer Müdigkeit

Erste Hilfe:

✚ Vor allem den Betroffenen vor evtl. Verletzungen schützen (Sturz, Anschlagen usw.)

✚ Evtl. Beißkeil zwischen Ober- und Unterkiefer schieben

✚ Ggf. erlittene Wunden oder Prellungen versorgen

✚ Falls erster Anfall: Abtransport in ärztliche Kontrolle zur Ursachenabklärung

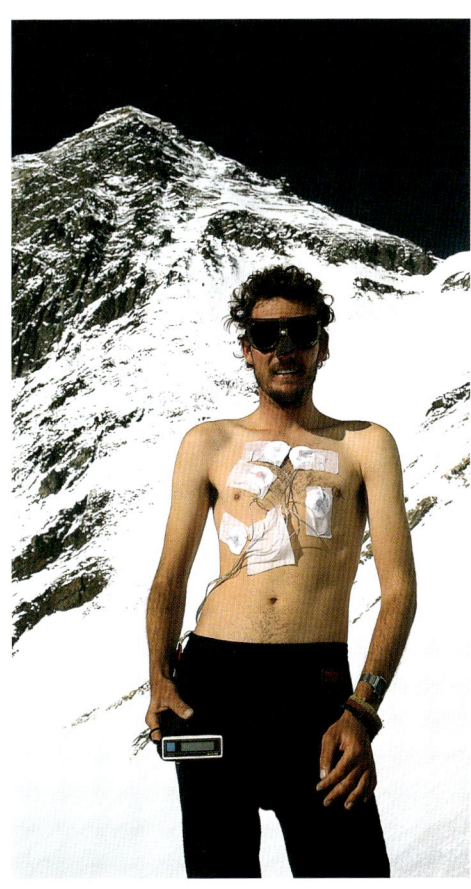

Höhenmedizinische Studie mit Langzeit-EKG auf 7200 m Höhe, im Hintergrund der Mount Everest.

8. Sonstige Gesundheitsschäden

8.1 Erschöpfung

Ursachen und Charakteristika

Ermüdung als Vorstufe der Erschöpfung ist ein Vorgang, der durch Beanspruchung des Organismus ausgelöst wird und der mit einer Minderung der Leistungsfähigkeit einhergeht. Man unterscheidet zwischen physischer (muskulärer) und psychischer (geistiger) Ermüdung. Beide Formen treten beim Bergsteigen meist kombiniert, jedoch in unterschiedlichem Verhältnis zueinander auf – eine scharfe Trennung ist kaum möglich. Bei fortschreitender Ermüdung muss über kurz oder lang die auslösende Belastung beendet, reduziert oder geändert werden, um die volle Leistungsfähigkeit wieder herzustellen – es kommt dann zur Erholung.

Bei maximaler Ermüdung mit Aufbrauchen der Energiereserven (über einen Zeitraum von Minuten bis hin zu wenigen Tagen) spricht man von Erschöpfung. Durch den vollständigen Verbrauch der Kraftreserven wird die persönliche Leistungsgrenze überschritten und es kommt zum körperlichen oder geistigen Versagen bzw. Zusammenbruch.

Wird langfristig das notwendige Gleichgewicht zwischen Ermüdung und Erholung nicht wieder hergestellt oder die Höchstleistungsgrenze häufig überschritten, kann ein Überlastungsschaden des Organismus auftreten, z. B. bei Übertraining. Der Übergang von der Ermüdung zur Erschöpfung wird meist selbst verschuldet und ist damit nicht Schicksal, sondern mangelnde Voraussicht. Ist eine körperliche Erschöpfung erst einmal eingetreten, kann sie durch willentliche Anstrengung nur noch kurzfristig hinausgezögert, aber nicht mehr verhindert werden.

Bei **physischer Ermüdung bzw. Erschöpfung** kommt es oberhalb der Dauerleistungsgrenze in der Skelettmuskulatur zu einer Leerung der Energiespeicher und zu einer Anhäufung von Milchzucker (»Ermüdungsstoff« Laktat). Als weitere Ursachen werden noch eine Änderung des Säure-Basen-Gleichgewichts, der Elektrolytkonzentration in den Muskelzellen oder lokale schmerzhafte Überbeanspruchung von Bändern und Gelenkkapseln diskutiert. Bei körperlicher Schwerarbeit ermüdet der Skelettmuskel früher als der Herzmuskel, daher können auch Höchstbelastungen beim Gesunden keine wesentlichen Störungen des Herzkreislaufsystems verursachen. Lediglich bei bereits vorhandenen Herzerkrankungen besteht die Gefahr einer weitergehenden Schädigung bis hin zum Tod durch massive (Herz-) Überlastung.

Die Ursachen für eine **psychische Ermüdung** können sehr vielfältig sein: lang andauernde Konzentrationsarbeit, schwere körperliche Arbeit (»Auspowern«), gleichförmige, monotone Arbeiten, Umweltbelastungen wie Lärm, Hitze oder Kälte, Konflikte, Sorgen, Interesselosigkeit sowie Krankheiten, Schmerzen oder Fehlernährung. Im Gegensatz zur körperlichen Erschöpfung kann die geistige Ermüdung schlagartig durch bestimmte Veränderungen aufgehoben werden, z. B. durch Änderung der Tätigkeit oder der Umweltsituation, durch neue Informationen bzw. wiederer-

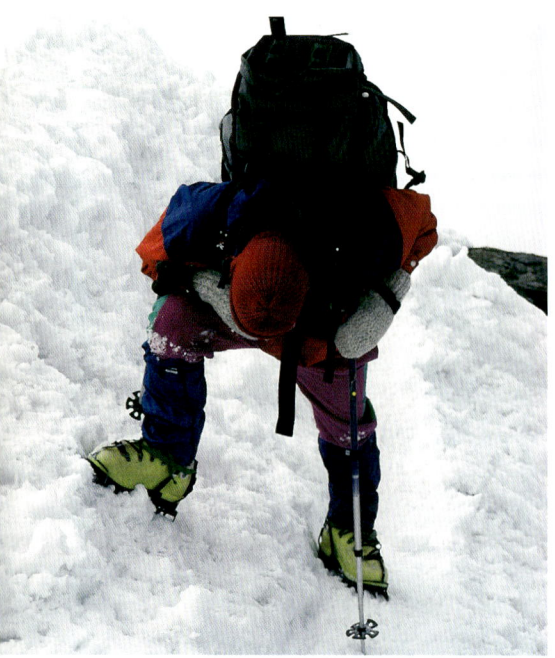

Erschöpfter Bergsteiger mit beginnender Höhenkrankheit beim Abstieg von einem 7000er.

wachtes Interesse sowie durch einen Alarmzustand bei drohender Gefahr oder Angst. Im Falle einer regelrechten Notfallreaktion (z. B. bei Lebensgefahr wie Steinschlag, Absturz, Lawine, Wettersturz usw.) werden über das Nervensystem bzw. über den Hormonhaushalt vermehrt die Stresshormone Adrenalin und Cortison ausgeschüttet. Damit können im Ernstfall die allerletzten Leistungsreserven des Menschen mobilisiert werden, auf die der Körper normalerweise nicht zurückgreifen kann.

Ursachen für Ermüdung/Erschöpfung:

- Schlechter Trainings- und Konditionszustand, zu schnelles Anfangstempo
- Hunger, Durst, Kälte, Nässe, Hitze
- Unfall, Verletzung, Schock, Gesundheitsstörung oder Erkrankung
- Medikamenteneinnahme, Alkohol- oder Nikotinmissbrauch
- Mangelnde Flüssigkeitszufuhr, vor allem in großer Höhe
- Fehlende Motivation, Angst, ungelöste Konflikte, Depressionen

Vorbeugungsmaßnahmen gegen Ermüdung/Erschöpfung

- Vor der Tour Trainings- und Akklimatisationszustand überprüfen bzw. optimieren
- Schwere Touren nur bei entsprechend guter Kondition, Technik, Ausrüstung und psychischer Verfassung angehen
- Am Beginn der Tour langsames Warmgehen (20 – 30 Minuten, jedoch länger bei Kälte, hoher Beanspruchung oder großer Höhe)
- Alternativ kann das »Warmgehen« durch Dehnungsgymnastik von mindestens 10 – 15 Minuten ersetzt werden, z. B. beim Sportklettern, vor einer Skiabfahrt oder nach einem kalten Biwak
- Später möglichst gleichmäßiges Gehtempo über längere Zeiträume
- Dabei auf die richtige rhythmische Atemtechnik achten, z. B. ein Schritt Einatmen und zwei Schritte Ausatmen
- Bei steilerem oder schwierigerem Aufstieg langsamer gehen und dabei den gleichen Atemrhythmus beibehalten
- Bei Höhen unter 3500 m am besten durch die Nase atmen (damit wird automatisch eine Überlastung vermieden)

- Unterwegs genügend Zeit- und Sicherheitsreserven einplanen
- Keine Überforderung des schwächsten Teilnehmers
- Allgemein gutes »Gruppenklima« pflegen (siehe psychologische Aspekte, Seite 160)
- Bei auftretenden Problemen rechtzeitige Tourenänderung bzw. Umkehr
- Die Erholung am Beginn einer Rast verläuft besonders rasch und effektiv, was sich auch deutlich am schnellen Rückgang der Pulsfrequenz zeigt
- Bis zum Erreichen des Zieles sollen Erwachsene jedoch möglichst keine großen Pausen einlegen, sondern nur relativ kurz rasten (zum Essen, Trinken, Kleiderwechsel usw.). Diese »aktive Erholung« oder »lohnende Pause« unter zwei Minuten verhindert, dass der »Motor auskühlt«
- Vor allem Kinder und Jugendliche sowie Untrainierte benötigen jedoch häufige (kurze) Rastpausen

Häufigere kurze Pausen sind besser als wenige lange Pausen!

Unterhalb der Dauerleistungsgrenze, das heißt in der Regel bei Pulswerten unter 120 Schlägen pro Minute, ist auch beim (langsamen) Weitergehen noch ein gewisser Erholungseffekt vorhanden. Die Ermüdung bzw. Erholung ist also direkt von der Geschwindigkeit und dem notwendigen Energieaufwand abhängig.

Erkennungszeichen und Stadien der Ermüdung/Erschöpfung

Je nach geistiger und körperlicher Beanspruchung bzw. abhängig von individuellen Faktoren gibt es fließende Übergänge von der Ermüdung über Erschöpfung bis zum Zusammenbruch oder gar (Bergungs-)Tod. Bei Jugendlichen ist die Zeitspanne von den ersten Ermüdungserscheinungen bis zur endgültigen Erschöpfung (Zusammenbruch) viel kürzer als bei Erwachsenen. Das gleiche gilt für Schlecht- oder Nichttrainierte im Vergleich zu konditionsstarken Bergsteigern.

Besonders kritisch und schwierig zu beurteilen ist das Zusammentreffen von Erschöpfung mit anderen Gesundheitsproblemen wie z. B.

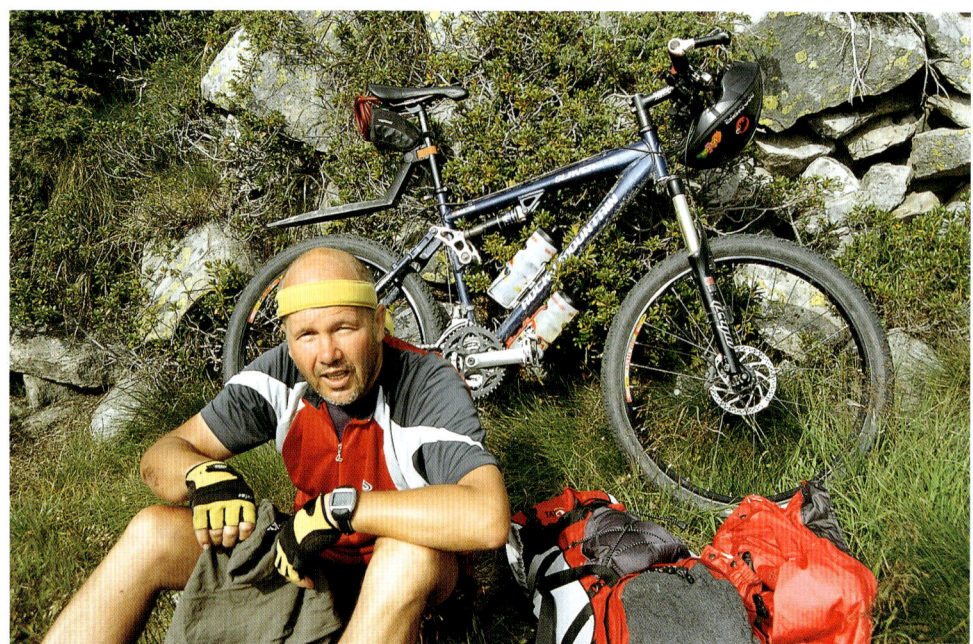

Erschöpfter Mountainbiker bei einer anstrengenden Alpenüberquerung.

beginnende Unterkühlung oder Höhenkrankheit, da die Kennzeichen am Anfang noch ziemlich unspezifisch oder sogar gleichartig sind. Das heißt, die Erschöpfung kann auch ein Kennzeichen dieser Erkrankungen sein (siehe hierzu auch die entsprechenden Kapitel, Seite 77 – 78 sowie Seite 174).

Die folgenden Symptome sind etwa ihrem Schweregrad entsprechend aufgeführt:

- Zunehmende Leistungsschwäche mit Müdigkeit, vor allem in den Beinen
- Verlangsamte und unregelmäßige Gangart
- Vermehrtes Bedürfnis nach Rast (auch »Kunstpausen«)
- Dauernde Erhöhung von Puls und Atmung mit Herzklopfen und Atemnot
- Nur langsames Zurückgehen von Puls und Atmung auf normale Werte beim Rasten
- Seitenstechen, evtl. Übelkeit und Brechreiz
- Muskelzittern und -krämpfe
- Konzentrationsschwächen, Fehlreaktionen
- Koordinationsstörungen mit Stolpern oder Stürzen
- Psychisch zunehmende Unruhe, Reizbarkeit, Unsicherheit, Antriebsschwäche

- Herabgesetzte Schmerzempfindung
- Wahrnehmungsfähigkeit, Denken und Entscheidungsfähigkeit verlangsamt oder eingeschränkt
- Stimmungsschwankungen, Neigung zu depressiven Verstimmungen, Angstzustände
- später Gleichgültigkeit bis hin zur Apathie

Stadien der Erschöpfung (nach Schwarzenbach)

- »Scheuklappen-Stadium«: Der Ermüdete konzentriert sich bei der körperlichen Anstrengung nur noch auf sich selbst
- »Knallpfropfen-Stadium«: Kleine Zwischenfälle lösen übersteigerte Reaktionen gegenüber den anderen Bergkameraden aus
- »Stadium des dicken Öls«: Der Erschöpfte marschiert wie eine Maschine monoton weiter (auf dem bequemsten, aber nicht mehr sichersten Weg)
- »Halleluja-Stadium«: Unzurechnungsfähigkeit mit Sinnestäuschungen, Verzicht auf Sicherungsmaßnahmen

Erste Hilfe bei Ermüdung/Erschöpfung

- Rast an einem windgeschützten, sicheren Ort

➕ Falls nötig zusätzlicher Kälteschutz (Biwaksack, Kleidung)

➕ Ggf. Schutz vor zu starker Hitzeeinwirkung

➕ Heiße, gesüßte Getränke (z. B. Tee, aber kein Alkohol!)

➕ Schnelle Energiezufuhr mit Kohlenhydraten, z. B. durch Schokolade, Müsliriegel oder Brot (aber keinen nur sehr kurzfristig wirkenden Traubenzucker!)

➕ Unbedingt psychische Betreuung des Erschöpften (gut zureden!)

➕ Bei niedrigem Blutdruck evtl. kreislaufanregende Medikamente (wie z. B. Etilefrin)

➕ Erschöpften möglichst nie alleine zurücklassen

➕ Nach ausreichender Erholung Weiterweg zur Hütte bzw. Abstieg oder Tourabbruch

➕ In schweren Fällen liegender Abtransport (evtl. sogar mit Hubschrauber)

➕ Eine vollständige Erholung nach einer Erschöpfung dauert mehrere Stunden, wozu auch ein ausreichender Schlaf nötig ist

Aufputschmittel (so genannte Weckamine) aktivieren die letzten körperlichen Kräfte bis zum völligen Zusammenbruch! Sie sind deshalb nur in sonst hoffnungslosen Situationen zum Rückzug aus lebensgefährlichen Lagen zu verantworten und sollten nur in Ausnahmefällen von einem Arzt verabreicht werden.

Bergungstod

Viel wichtiger als die Verabreichung gefährlicher Aufputschmittel ist die psychische Betreuung eines stark Erschöpften. Wird er nämlich geborgen, kann es durch den Wegfall der Stresssituation zu einem Zusammenbrechen der lebenserhaltenden Anpassungsvorgänge und damit zum so genannten (psychischen) Bergungstod kommen.

Dem Geborgenen Hoffnung, aber nicht die volle Gewissheit auf Rettung geben!

Das heißt, der Verunfallte darf sich nicht völlig passiv in die Arme der Retter »fallen« lassen, sondern muss noch bis ins Krankenhaus aktiv »mitarbeiten« und wach bleiben. Andernfalls sind die Willensimpulse des Erschöpften mit allen, evtl. auch mit unfairen Mitteln zu erzwingen (z. B. kleine Notlügen, Wachrütteln usw.).

8.2 Blitzunfall

Ein Blitzeinschlag in einen Menschen oder ein Hineingeraten in eine Nebenstrombahn ist wie ein akuter elektrischer Stromschlag durch den ganzen Körper mit vielfältigen Auswirkungen. Besonders große Blitzschlaggefahr besteht vor oder in einem Gewitter bei Kribbelgefühlen oder Aufstellen der eigenen Haare, bei Surren von Metallgegenständen oder beim Auftreten von Elmsfeuern (kleine Blitze an Felsgraten).

Vorbeugung:

🟥 Meiden von exponierten Punkten (Grat, Gipfel, Baum, Waldrand), von Feuchtigkeit (Gewässer, Wasserrinnen) oder von Metall (Drahtseile, Eisenleiter)

🟥 Hock-Kauerstellung (mit den Füßen zusammen!) auf Rucksack oder Seil in freiem Gelände, jedoch nicht in Höhlen oder Mulden

🟥 Metallgegenstände entfernt lagern (Pickel, Steigeisen, Karabiner, Schaufel usw.)

🟥 unter Überhängen nicht direkt am Fels kauern, sondern möglichst mit Sicherheitsabstand davon (eineinhalb bis zwei Meter weg vom Fels), um nicht in einen möglichen Kurzschlussstrom zu geraten

Zeichen (nach einem Blitzunfall):

🔴 Herz- bzw. Atemstillstand

🔴 Herzrhythmusstörungen, Schock

🔴 Bewusstseinsstörungen, Bewusstlosigkeit oder Erregungszustand

🔴 Lähmungen, Verbrennungen, Muskelverkrampfungen

🔴 Oft gravierende Zusatzverletzungen durch Sturz nach Wegschleudern durch Druckwelle

Erste Hilfe:

➕ Bei Bedarf Sicherung vor einem Absturz

➕ Bei Herzstillstand Faustschlag in die Herzgegend (Brustbein), um evtl. dadurch das Herz wieder zum Schlagen zu bringen

➕ Ansonsten lebensrettende Sofortmaßnahmen (Wiederbelebung): die Herzdruckmassage durch Laien hat hier eine große Erfolgsaussicht!

➕ Schocklagerung und Wärmeschutz

➕ Evtl. Wundversorgung (Verbrennungen, Prellungen)

➕ Bei Herzrhythmusstörungen Überwachung in einem Krankenhaus

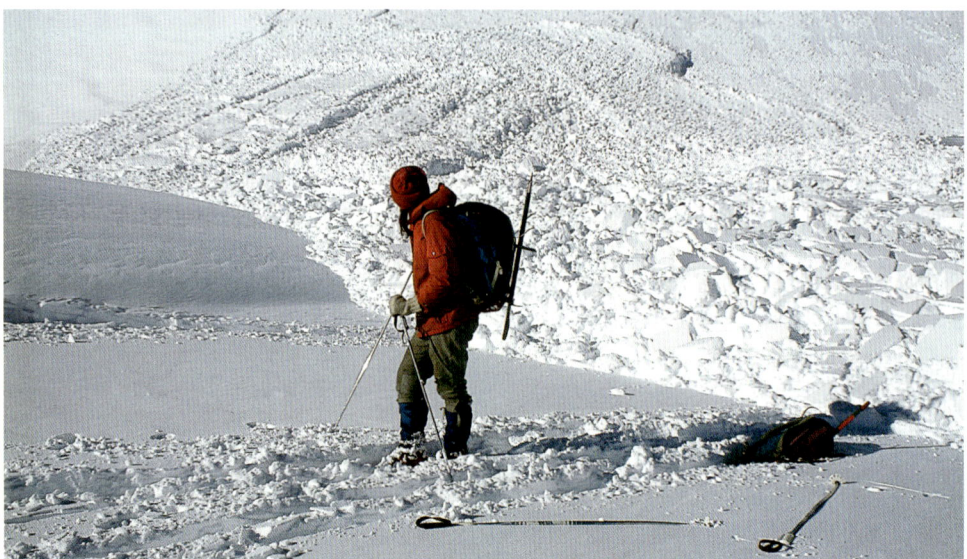

Riesige Schneebrett-Lawine: Auf der Flucht hatte der Autor bereits Rucksack und Skistöcke weggeworfen.

8.3   Lawinenunfall

Ein Lawinenunfall betrifft in den meisten Fällen Skifahrer und Snowboarder in freiem Gelände. Dabei sind mehr erfahrene als unerfahrene Skialpinisten daran beteiligt (siehe auch »psychologische Aspekte« in Kapitel D.5). Eine Lawinenverschüttung ist einer der gefährlichsten alpinen Unfälle, da die Sterberate aller Lawinenunfälle fast 25 %, bei einer Ganzverschüttung sogar über 50 % beträgt! Insgesamt sterben bei Lawinenunfällen pro Jahr ca. 150 Personen in Europa und Nordamerika. In einer Lawine besteht immer eine hohe Lebensgefahr! Ein gewisser Prozentsatz der Verschütteten stirbt durch mechanische Verletzungen (ca. 25 % der Fälle, meist innerhalb der ersten Minuten). Danach sinken die Überlebenschancen infolge Erstickungsgefahr sehr rasch (70 % der Todesfälle).

Eine »Ganzverschüttung« liegt vor, wenn mindestens Kopf und Oberkörper durch Lawinenschnee verschüttet sind. Je größer die Verschüttungstiefe ist (durchschnittlich ein Meter), desto geringer ist die Überlebenschance. Eine Interpretation der durchschnittlichen Überlebenskurve nach einer Ganzverschüttung ergibt folgendes Bild (nach Durrer, Jaconet, Wiget):

■ **»Überlebensphase«:** 15 Minuten nach Lawinenabgang leben bei einer Ganzverschüttung noch über 90 % der Opfer (ca. 10 % sterben sofort an tödlichen Verletzungen, weitere 15 % etwas später an Verletzungsfolgen).

■ **»Erstickungsphase«:** Nach 15 – 35 Minuten zeigt die Statistik einen deutlichen Knick mit dem Absinken der Überlebenswahrscheinlichkeit auf 30 % und gehäuft eintretendem Tod durch Ersticken. Dabei sterben alle Verschütteten ohne Atemhöhle an raschem Ersticken (Verlegung der Atemwege durch Lawinenschnee oder Erbrochenem sowie Kompression des Brustkorbes).

■ **»Latenzphase«:** Zwischen 35 und 90 Minuten ändert sich die Sterblichkeit zunächst nur gering. Es überleben ca. ein Viertel der Verschütteten, wenn sie eine geschlossene Atemhöhle haben.

■ **»Spätphase«:** Nach 90 Minuten erneutes Absinken der Überlebenschance durch Sauerstoffmangel und Unterkühlung (= die restlichen 5 % der Todesfälle).

■ Mehr als zwei Stunden Verschüttungszeit überleben nur ca. 7 %, aber auch nur dann, wenn eine offene Atemhöhle mit Verbindung nach außen besteht.

Schlussfolgerungen und Vorbeugung

Das Überleben in einer Lawine ist also immer ein Wettlauf gegen die Zeit, bei dem es in jedem Fall auf die ersten 15 Minuten ankommt. Deshalb ist unbedingt perfektes Beherrschen der Suchmethoden durch regelmäßige Übung nötig!

■ Das Auffinden und Ausgraben (mit Schaufel!) eines Verschütteten durch die Kameraden soll möglichst innerhalb von 15 Minuten erfolgen, da dann die Überlebenschance am größten ist. Dazu ist eine optimale Ortungs-Technik (am besten mit digitalen LVS-Geräten), vor allem bei Mehrfach-Verschüttung, notwendig.

■ Eine organisierte professionelle Rettung (»docs and dogs« mit Helikopter) muss innerhalb von 90 Minuten erfolgen, da danach kaum noch Hoffnung auf eine erfolgreiche Bergung besteht. Hierzu ist in der Regel eine Alarmierung per Handy nötig.

■ Eine Maßnahme zur Vorbeugung eines Lawinentodes ist eine Verringerung der Verschüttungstiefe, z. B. durch einen Lawinen-Airbag des Verschütteten. In speziellen Fällen kann eine Verlängerung der Überlebenszeit bei Ganzverschüttung auch durch eine Atemweste des Verschütteten erreicht werden.

■ Eine Lawinenverschüttung muss unbedingt vermieden werden, da in ca. 25 % der Fälle eine tödliche Verletzung durch mechanische Ursachen eintritt, z. B. durch Absturz über Geländestufen, Aufprall an Bäumen oder das hohe Gewicht von Nassschneelawinen.

Nur die schnelle Kameradenhilfe kann die Überlebenschance beim Lawinenunfall entscheidend verbessern. Am allerwichtigsten ist aber das Vermeiden eines Lawinenunfalls!

Erste-Hilfe-Maßnahmen Lawinenopfer:

✚ Wer durch eine Lawine erfasst wird, sollte sich nach Möglichkeit von Skiern, Skistöcken und Rucksack befreien, bevor ihn die Lawine trifft (was aber nur in seltenen Fällen gelingt, siehe Bild links)

✚ Am wichtigsten ist es, die Hände vor das Gesicht zu halten, um einen Hohlraum für eine Atemhöhle zu schaffen

Erste-Hilfe-Maßnahmen Helfer/Retter:

✚ Lawinenopfer in der Lawine beobachten und Verschwindepunkt markieren

✚ Sofortige Alarmierung einer professionellen Rettung (z. B. durch Handy)

✚ Verschüttetensuche durch die Kameraden: entscheidend ist die Schnelligkeit der Bergung

✚ Schnelle Ortung mit Lawinenverschütteten-Suchgerät (LVS)

✚ Lage und Tiefe des Verschütteten mit Lawinensonde feststellen, die zum Ausgraben stehen gelassen wird

✚ Ausgraben des Lawinenopfers nicht direkt von oben, sondern seitlich versetzt, um ihn nicht zu verletzen oder seine Atemhöhle zu zerstören

Erste Hilfe bei Verschüttungsdauer unter 35 Minuten:

✚ Beim Ausgraben des Verschütteten zuerst seinen Kopf mit den Händen freilegen

✚ Überprüfung der Atemwege noch während der Bergung

✚ Ggf. Atemwege freilegen, Beatmung und Herzdruckmassage (Wiederbelebungsmaßnahmen, siehe Seite 22)

✚ Bei großer Kälte und starkem Wind sollte man die Kleidung über dem Brustkorb nicht öffnen, sondern die Herzdruckmassage durch Biwaksack und Kleidung hindurch ausführen

✚ Wärmeerhaltung durch Zusatzkleidung, Schlafsack, Bodenisolation etc.

✚ Heiße, süße Getränke nur bei Bewusstsein (aber keinen Alkohol verabreichen!)

✚ Schock- und Unterkühlungsbekämpfung

Erste Hilfe bei Verschüttungsdauer über 35 Minuten:

✚ Beim vorsichtigen Ausgraben im Kopfbereich genau untersuchen, ob eine Atemhöhle vorhanden ist, das heißt ein kleiner Hohlraum vor Mund und Nase, der vereist sein kann. Dies ist der Beweis, dass der Verschüttete noch geatmet hat – Wiederbelebungsmaßnahmen sind dann noch besonders aussichtsreich.

✚ Bei einer eindeutigen, massiven Verlegung von Mund und Atemwegen durch Lawinenschnee ist das Lawinenopfer erstickt und es bleibt keine Hoffnung mehr auf eine Wiederbelebung!

✚ Evtl. bewegungsarmes Entfernen nasser Kleidung (am besten mittels Aufschneiden durch Rettungspersonal) mit anschließendem Wärmeschutz.

Erste Hilfe bei Unterkühlung durch lange Verschüttungsdauer:

Neben mechanischen Verletzungen oder Ersticken im Schnee spielt bei Lawinenunglücken die Unterkühlung eine wichtige Rolle. Sie tritt allerdings erst nach längerer Verschüttungsdauer ein und betrifft 5 % der Todesfälle (siehe Kapitel Kälteschäden, Seite 74 – 85). Bei funktionsgerechter Kleidung rechnet man in einer Lawine mit einer durchschnittlichen Abnahme der Körpertemperatur von drei Grad Celsius pro Stunde. Das heißt, bei einer Verschüttungsdauer unter einer Stunde besteht in der Regel nur eine leichte Unterkühlung, darüber muss jedoch mit schweren Kälteschäden gerechnet werden.

Bei Verschütteten, die schon nach kurzer Zeit und bei klarem Bewusstsein ausgegraben werden, gibt es in der Regel keine besonderen Probleme. Verletzte, die abtransportiert werden müssen, sollten sofort mit allen zur Verfügung stehenden Mitteln gegen Kälte isoliert werden. Außerhalb der Lawine findet eine gefährlich schnelle Auskühlung von ca. sechs Grad Celsius pro Stunde statt (d.h. doppelt so schnell wie im Lawinenschnee), vor allem bei Bewusstlosigkeit, tiefen Außentemperaturen und Wind.

Besonders kritisch ist die Beurteilung von Lawinenopfern mit Atemhöhlen, die nach längerer Zeit leblos ausgegraben und geborgen werden. Bei diesen ergibt sich für den Retter zusätzlich die große Schwierigkeit, im Gelände zwischen schwerster allgemeiner Unterkühlung und Tod durch Ersticken zu unterscheiden. Der Verletzte kann so schwer unterkühlt sein, dass Atmung und Herzschlag ohne Hilfsmittel nicht mehr festgestellt werden können (Scheintod), aber dennoch ein Minimalkreislauf existiert, der den durch Kälte erheblich reduzierten Sauerstoffbedarf des Gehirns gerade (noch) deckt. Deshalb sollte auch weiterhin der Lehrsatz gelten, dass in Zweifelsfällen der Tod erst nach Wiedererwärmung festgestellt werden darf.

»Ein unterkühlter Lawinenverschütteter mit Atemhöhle ist solange nicht tot, bis er wiedererwärmt und tot ist!«

Umgekehrt ist ein kaltes, ganz langsam schlagendes Herz gegen mechanische Reize durch aggressive Herzdruckmassage sehr empfindlich, was eventuell zu einem gefährlichen Kammerflimmern führen kann. Die Entscheidung, ob eine Herzdruckmassage erforderlich ist oder nicht, ist vor Ort für den Laien wie auch für den Fachmann sehr schwierig zu treffen. Deshalb sollte in diesem Falle eine Herzdruckmassage am besten nur dann angewendet werden, wenn sie gut beherrscht wird und eine möglichst ununterbrochene Fortführung machbar erscheint. Dabei ist eine Frequenz von 30 mal pro Minute, das heißt also etwa halbe Herzschlaggeschwindigkeit ausreichend. In jedem Fall ist auch beim Scheintod-Unterkühlten das Anlegen einer Hibler-Wärmepackung von großer Bedeutung. Am besten ist natürlich ein schnellstmöglicher Hubschraubertransport in eine Klinik mit Intensivstation bzw. Herz-Lungen-Maschine zur Wiedererwärmung bei Kreislaufstillstand.

8.4 Langes Hängen im Seil (Hängetrauma)

Nach Hängen im Klettergurt über einen längeren Zeitraum (mehr als 15 – 30 Minuten) entstehen Kreislaufprobleme bis hin zum Kollaps (bei Brustgurt ggf. auch Atemeinschränkungen). Dies kann je nach Gurtart evtl. schon bald sehr unangenehm und schmerzhaft werden aufgrund einsetzender Gefühls- und Bewegungsstörungen. Im Extremfall kommt es sogar zum Schock und Nierenversagen durch Versacken von Blut in den Beinen.

Um die Auswirkungen im Ernstfall so gering wie möglich zu halten, empfiehlt sich als Vorbeugung ein gut gepolsterter und angepasster Hüftgurt und ggf. je nach Geländeform zusätzlich ein Brustgurt sowie auf einem spaltenreichen Gletscher eine vorbereitete Prusikschlinge zum Hineinsteigen mit den Füßen.

Zeichen:

- Zirkulationsstörungen, z. B. »eingeschlafene Beine« als Warnzeichen
- Übelkeit, Schwindel
- Schockzeichen (Blässe, Schweiß, usw.)
- Evtl. starke Schmerzen durch Zusatzverletzungen (z. B. an Kopf und Rücken)
- Evtl. Nervenlähmungen durch Einschnüren oder Abklemmen von Blutgefäßen
- Bei Spaltenunfall oft Kombination von Unterkühlung und Hängen im Seil

Erste Hilfe:

- Allgemein langsames Normalisieren des Kreislaufs anstreben
- Nach Bergung oder erfolgreicher Selbsthilfe des Hängenden ihn nicht gleich flach lagern, da durch raschen Blutrückfluss mit Stoffwechselabbauprodukten ein Herzversagen möglich ist
- Deshalb zunächst für 10 – 20 Minuten halbsitzende Lagerung mit erhöhtem Oberkörper (ausnahmsweise auch bei Bewusstlosen, siehe Buchumschlag hinten)
- Erst danach ggf. Schocklage sinnvoll
- Ggf. passiver Abtransport in Seitenlagerung oder Kauerstellung
- Ggf. Einlieferung in ein Krankenhaus mit »künstlicher Niere« (Dialyse)

8.5   Schlangenbisse

Schlangenbisse in den Alpen durch Kreuzottern oder Vipern sind nicht häufig und selten gefährlich – ihre Wirkung wird meist überschätzt. Anders kann es dagegen in (sub-) tropischen Reisegebieten aussehen, wo es neben gefährlichen Schlangen auch giftige Spinnen und Skorpione gibt.

Zeichen:

- Manchmal Einstichstellen zu erkennen (ein bis zwei feine Punkte)
- Rötung, Brennen
- Schmerzliche Schwellung mit bläulicher Verfärbung
- Evtl. Schwächegefühl, Übelkeit, Erbrechen
- Selten ausgeprägte allergische Reaktionen mit Schock

Erste Hilfe:

- Beruhigung des Patienten (wichtigste Maßnahme!)
- Desinfektion der Bissstelle und Verband
- Auf keinen Fall Ausschneiden oder Massage der Wunde sowie keine sonstigen Manipulationen!
- Nur bei starker lokaler Reaktion evtl. vorsichtiges Abbinden oberhalb der Bisswunde
- Ruhigstellen der Extremität (mit Schiene am Bein, Dreiecktuch am Arm)
- Genügend Flüssigkeitszufuhr
- Möglichst passiver Abtransport in ein Krankenhaus

8.6   Zeckenbisse

Zecken gehören zu den Spinnentieren. Die 1 – 2 mm großen Tiere leben im Unterholz von Wäldern, auf Sträuchern und in Heiden, Wiesen und Feldern bis ca. 1500 m Höhe. Sie sind damit eine Gefahr für Wanderer, vor allem in den Mittelgebirgen und Voralpen. Nach dem Biss und Blutsaugen werden sie bis erbsengroß. Die Zecken können durch Übertragung von Erregern aus ihrem Speichel nach einiger Zeit bei der gebissenen Person zu unangenehmen Krankheiten führen.

Eine **Borreliose** kann nach einer Inkubationszeit (Verbreitungszeit im Körper) von 4 – 40 Tagen mit einer anfangs wechselnden, meist ringförmigen Hautrötung auftreten. Später kommt es zu Fieber, Kopf- und Gliederschmerzen, Lymphknotenschwellungen sowie evtl. zu Muskel- und Nervenschäden. Die Diagnose erfolgt durch Erregernachweis im Blut, behandelt wird die Borreliose durch längere Einnahme von antibiotischen Medikamenten.

Eine **Frühsommer-Meningoenzephalitis (FSME)** ist eine wesentlich gefährlichere Virus-Entzündung und tritt ein bis drei Wochen nach dem Biss auf. Die Anzeichen reichen von einer leichten Grippe bis hin zu schweren Erkrankungen von Gehirn und Gehirnhäuten. Für Risikogruppen (wie Förster, Landwirte, aber auch Wanderer), die sich viel im freien Gelände und in strauch- und waldbestandenen Regionen aufhalten, wäre daher evtl. eine Impfung empfehlenswert (Erkundigung über die regionale Gefährdung am besten bei Spezialisten oder bei Tropeninstituten).

Erste Hilfe:

➕ Vorsichtiges Entfernen der Zecke mit einer Pinzette oder einer Zeckenzange durch Herausdrehen

➕ Nach dem Biss die Einstichstelle und sich selbst auf Krankheitssymptome noch einige Wochen genau beobachten

➕ Bei Problemen am besten baldige Kontrolle beim Arzt

8.7 Höhenschwindel, Höhenangst

Meist handelt es sich um rein psychische Angstzustände beim Hinunterschauen in die Tiefe (z. B. auf ausgesetzten Klettersteigen), selten jedoch um echten Schwindel.

Vorbeugung:

🟥 Langsames Herantasten an die Tiefe

🟥 Meist kann durch Gewöhnung und Übung die Angst allmählich überwunden werden

🟥 Im Notfall Blick nach oben richten und nicht nach unten schauen

Erste Hilfe:

➕ Der Betroffene soll sich hinsetzen und rasten

➕ Ihn dabei im Gespräch ablenken und beruhigen

➕ Beim Weitergehen eine verängstigte Person eventuell an ein kurzes Sicherungsseil nehmen, vor allem als »psychologisches Geländer«

8.8 Nasenbluten

Als Ursache kommen Bluthochdruck oder geschwächte Schleimhäute, vor allem in großer Höhe und nach chronischem Schnupfen, in Frage.

Erste Hilfe:

➕ Ggf. zunächst Zurücklegen des Kopfes

➕ Druck auf die Nasenflügel, um die Blutung zu stillen

➕ Wenn möglich kalte Umschläge, Schnee oder Eiswürfel auf den Nasenrücken legen

➕ Ggf. improvisierte Tamponade in beide Nasenlöcher schieben, z. B. (Papier-) Taschentuch, Tampons oder eine kleine Rolle aus einer elastischen Binde

8.9 Schuhdruckstellen, Marschblasen

Diese sind wahrscheinlich eines der häufigsten Probleme bei Bergtouren mit unangenehmen Schmerzen und Blasenbildung an den Füßen, vor allem bei neuen Schuhen, nicht passenden Socken oder Strümpfen, langen Touren und großer Hitze. Meist sind Zehenbereich, Fersen oder Schienbeinvorderseite betroffen.

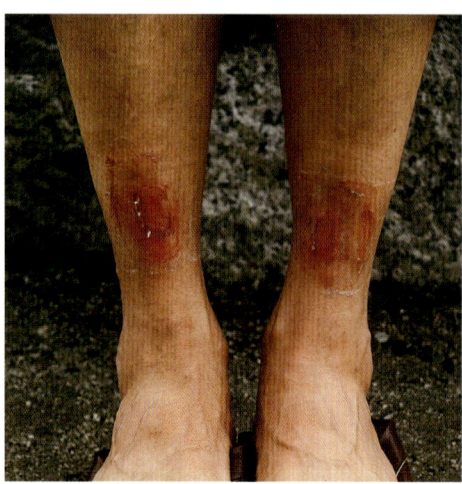

Aufgescheuerte Schienbeine durch einen neuen Skischuh mit zu harter Zunge. Hier hilft unterwegs nur noch Polstern und »Zähne zusammenbeißen«.

Vorbeugung:

🟥 Hautschutz vor der Tour an den kritischen Stellen durch Hirschtalg, medizinische Fußcreme, Blasenpflaster oder »second skin«

🟥 Bequeme, gut sitzende Schuhe verwenden

🟥 Neue Schuhe immer erst auf kleineren Touren einlaufen

🟥 Spezielle Sport-, Wander- oder Berg-Socken mit vermindertem Faltenwurf benutzen (nicht zu groß!)

🟥 Schnürung so fest binden, dass die Füße im Schuh nicht hin- und herrutschen (aber kein Abschnüren!)

🟥 Füße und Socken bei längeren Pausen trocknen lassen

Erste Hilfe:

➕ Bei beginnendem Schmerz und leichter Rötung faltenloses Aufkleben von Tapestreifen oder Blasenpflaster (S. 107/2)

Marschblasen, Schuhdruckstellen

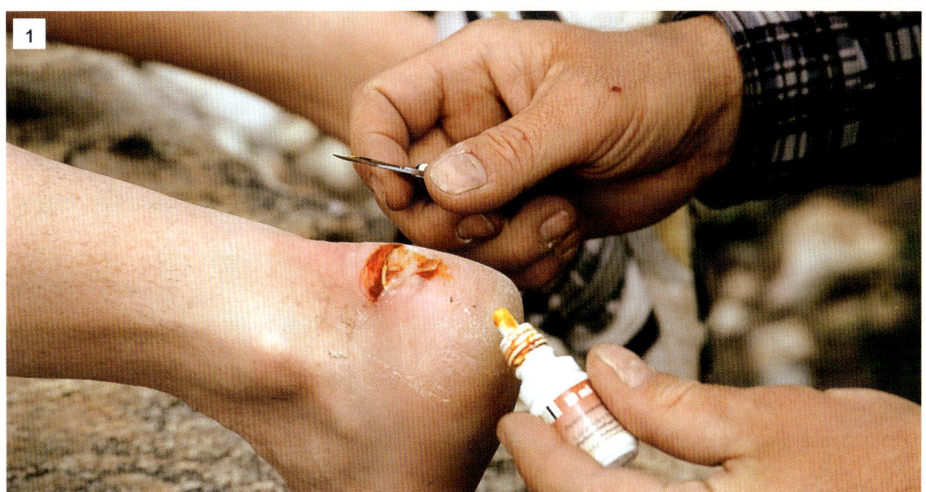

Desinfektion einer geplatzten Marschblase bei einer wundgelaufenen Ferse. Störende Hautfetzen können mit einer Schere entfernt werden, danach Pflaster und Tapestreifen.

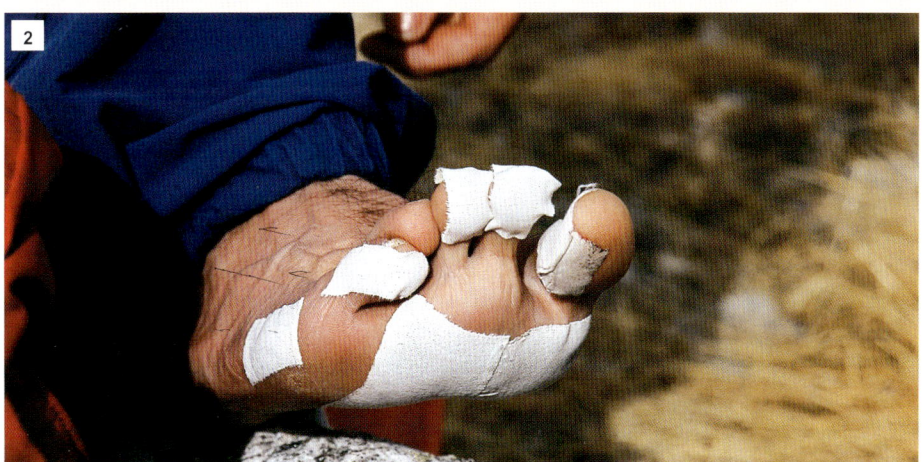

Vorsorglich verpflasterter Vorfuß bei mehreren Druckstellen in schlecht passendem Bergschuh.

➕ Bei bereits bestehender Blase: Desinfektion, Aufstechen mit ausgekochter oder ausgebrannter Nadel und Herausdrücken der Blasenflüssigkeit

➕ Jedoch Blasenhaut längere Zeit als Schutz bis zum Austrocknen belassen

➕ Darüber Wundpflaster, spezielles Blasenpflaster bzw. »second skin« oder keimfreier, faltenloser Wundverband

Bei der weiteren Behandlung sollte die eingetrocknete Blasenhaut erst dann entfernt werden, nachdem sich einige Tage später bereits neue Haut darunter gebildet hat.

Wenn die Blasen immer an der gleichen Stelle durch Druckstellen in (zu engen) Schuhen auftreten, das Ledermaterial an diesen Stellen evtl. mit einem Hammer »weich klopfen« oder ausweiten lassen, im Extremfall sogar neue und evtl. größere Schuhe kaufen.

9. Behelfsmäßiger Abtransport im Gebirge

Eine Sofortbergung aus dem unmittelbaren Gefahrenbereich muss durch die anwesenden Kameraden oder Helfer erfolgen (z. B. mit Rautek-Griff, Gamstragegriff usw.). Erst nach den lebensrettenden Sofortmaßnahmen und einer vollständigen Erste-Hilfe-Versorgung stellt sich die Frage nach einem eventuellen Abtransport.

Ein Abtransport darf erst dann erfolgen, wenn der Verletzte gut versorgt und in einem stabilen Allgemeinzustand ist. Denn der Transport ist für das Unfallopfer der größte Stress bei der Rettungsaktion und darf deshalb auf keinen Fall überstürzt erfolgen. Es ist deshalb oft besser, mehrere Stunden oder gar über Nacht auf professionelle Hilfe zu warten, als einen für den Verletzten sehr belastenden Abtransport zu riskieren. Selbst ein Notbiwak mit besonderem Schutz gegen Kälte, Nässe oder Wind (ein so genanntes Notfallcamp) ist für das Unfallopfer fast immer schonender als ein Abtransport mit deutlich erhöhten medizinischen und organisatorischen Risiken.

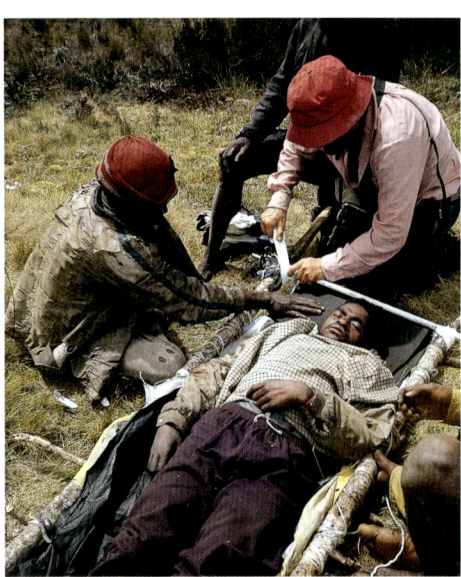

Bau einer improvisierten Trage (mit Ästen, Schnüren, Isoliermatte und Tape) für den Transport eines schwer höhenerkrankten Einheimischen im Hochland von Neuguinea.

Je ungünstiger die äußeren Umstände sind (z. B. Schlechtwetter, schwieriges Gelände, langer Weg, Dunkelheit) und je kritischer der Zustand des Verletzten ist (Schock, Bewusstlosigkeit usw.), desto eher muss auf einen improvisierten Abtransport verzichtet werden!

Ein Abtransport sollte gerade in schwierigen Fällen durch ein professionelles Rettungsteam (z. B. durch Bergwacht oder mit Hubschrauber) erfolgen, da hier meistens eine ganze Mannschaft und viel Erfahrung notwendig sind. Ein behelfsmäßiger Abtransport durch die anwesenden Helfer ist nur in Ausnahmefällen empfehlenswert, z. B. bei kurzen Distanzen, aber auch in entlegenen Bergregionen, wo es keinen funktionierenden Rettungsdienst gibt oder ein Abtransport durch Hilfe von außen viel zu lange dauern würde.

Voraussetzungen für einen Abtransport:

- Lebensbedrohliche Zustände wie Schock oder Bewusstlosigkeit sind sicher im Griff
- Die Verletzungen sind ausreichend versorgt und der Gesundheitszustand ist relativ stabil
- Es steht eine gute und sichere Abtransportmöglichkeit zur Verfügung

Erfolgt unter günstigen Voraussetzungen ein Abtransport in Eigenregie, sollte der Verletzte laufend beobachtet und kontrolliert werden, da sich unterwegs durch den zusätzlichen Stress leicht ein Schock entwickeln kann. Bei Verschlechterung des Zustandes muss unbedingt angehalten werden – eine Fortsetzung des Abtransportes darf erst wieder nach einer Stabilisierung vorgenommen werden.

Die verschiedenen Transportmöglichkeiten hängen vom Gelände, von der Art der Verletzungen sowie der Anzahl und der Erfahrung der Helfer ab. Die folgenden Bilder zeigen mit ausführlichen Legenden viele Beispiele von behelfsmäßigen Transportarten mit einem oder mehreren Helfern sowie mit und ohne Hilfsmittel.

Am Ende dieses Kapitels sind die verschiedenen Abtransportmöglichkeiten in einer Übersichtstabelle kurz zusammengefasst.

Tragesitz mit Seilring (bei zwei Helfern)

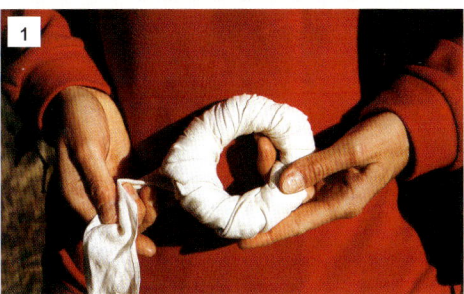

Aus einem Dreiecktuch wird ein enger, stabiler Seilring geflochten.

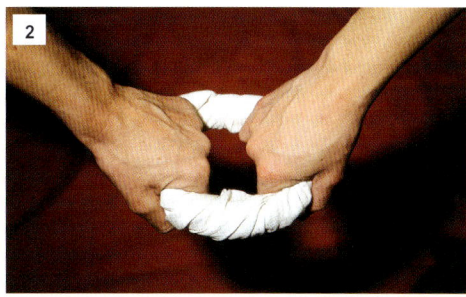

Halten des Seilringes mit zwei Händen – beides zusammen bildet die Sitz-Auflagefläche.

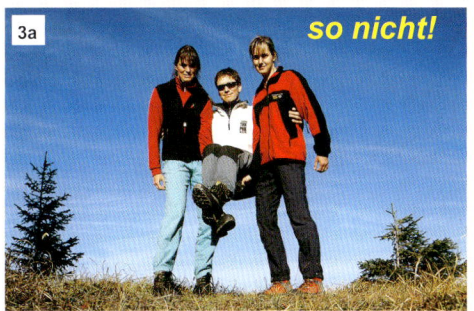

so nicht!

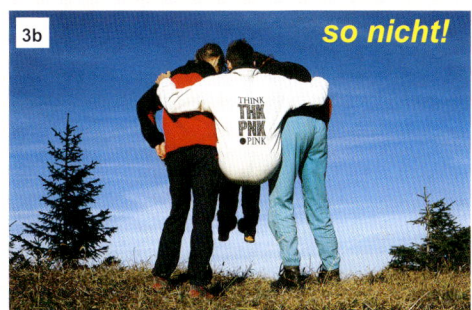

so nicht!

Ungünstige (falsche) Stellung von vorne und hinten, da der Verletzte sich dabei selber halten muss. Die freien äußeren Arme der Helfer sind nutzlos und können den Verletzten nicht unterstützen.

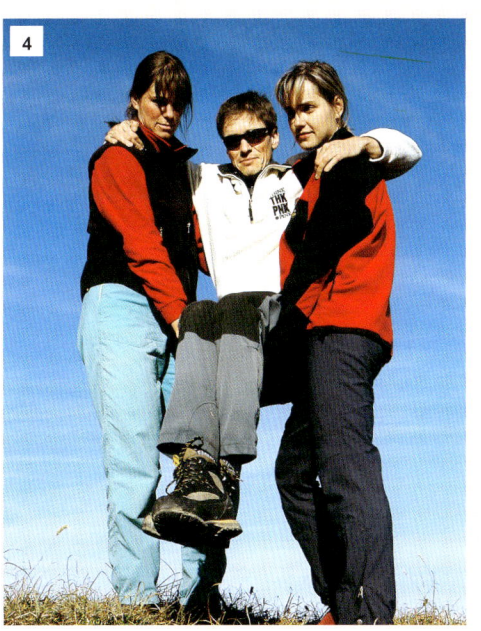

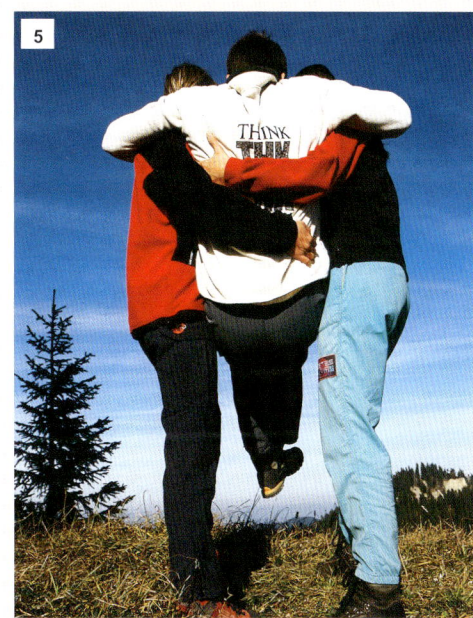

Richtige Stellung: Der Seilring wird von den zwei vorderen Armen der Helfer gehalten. Die zwei Retter können so jeweils mit ihren freien Armen den Verletzten am Rücken umfassen und stabilisieren.

Skistocksitz mit Rucksack (bei einem Helfer)

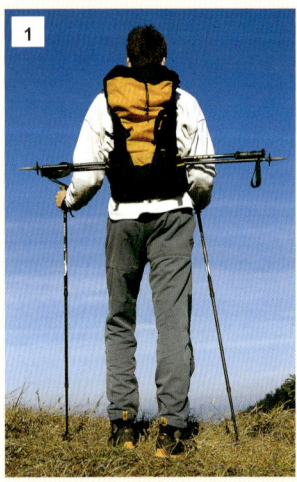
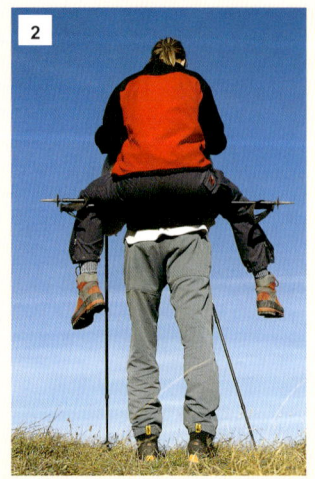
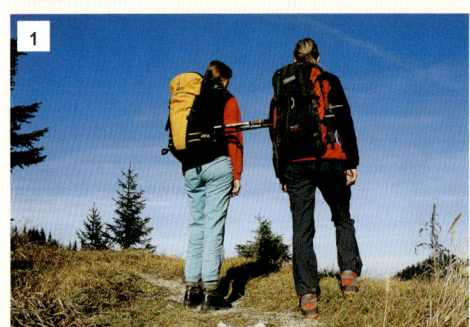

Die Stöcke werden zwischen Trageriemen und Rucksack eingeschoben.

Die verletzte Person sitzt auf den Stöcken (evtl. gepolstert), wobei der Rucksack leer sein muss.

Skistocksitz mit Rucksack (bei zwei Helfern)

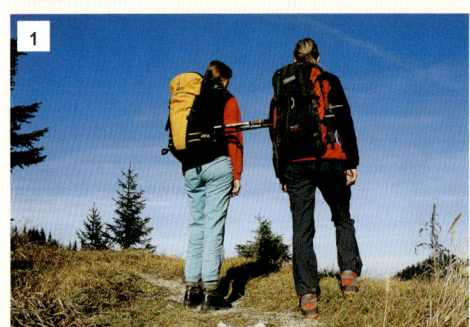

Stöcke (wegen der Stabilität am besten zwei Paar) zwischen den Rucksäcken von zwei Personen.

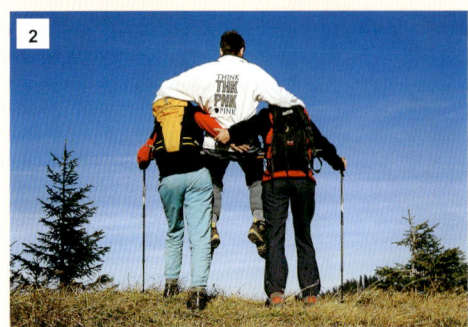

Zusätzliche Stabilisierung durch den Verletzten selbst (Arme um die Schulter der Retter) sowie durch die Arme der Retter.

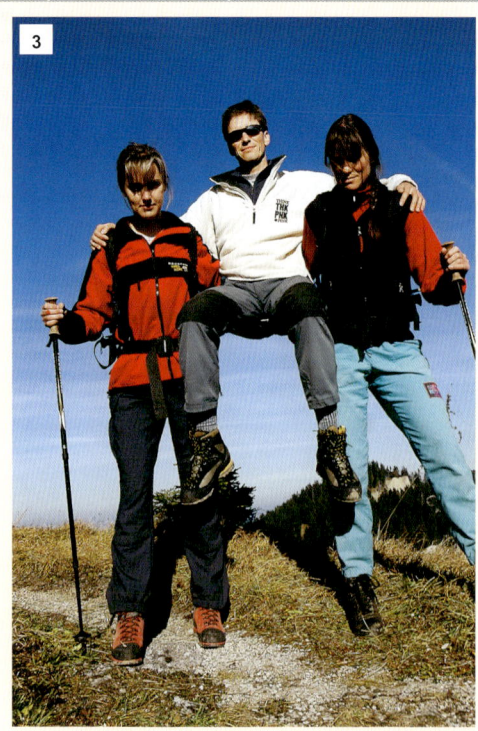

Zusätzliche Gleichgewichtsverbesserung durch Skistöcke in den freien Armen der Retter.

Rucksacksitz (bei einem Helfer)

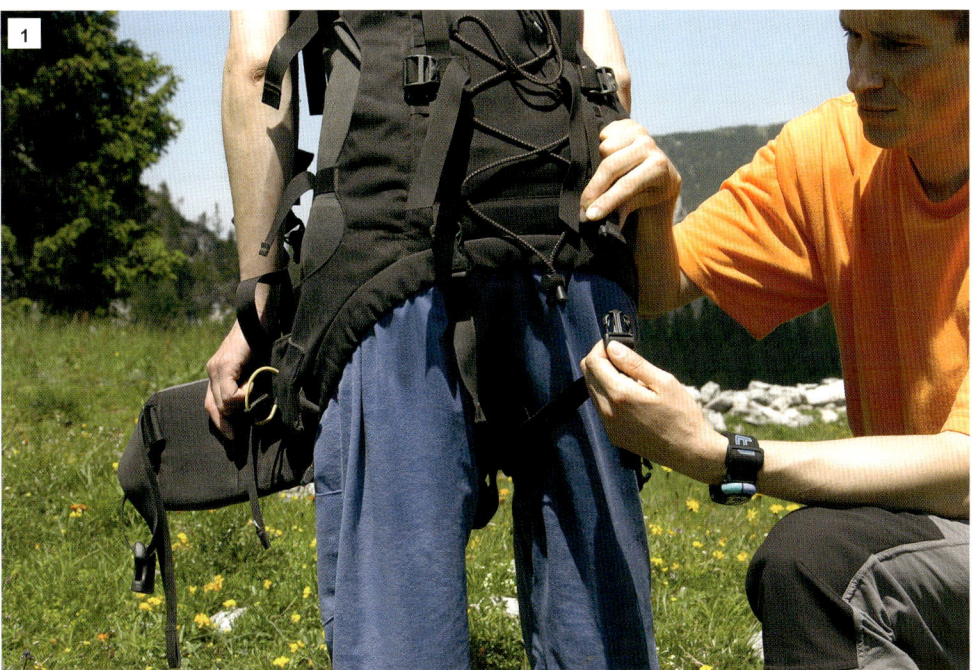

Vorbereitung des Rucksacksitzes, der Verletzte hat den Rucksack weit am Körper hochgezogen. Die Beine des Verletzten werden vor einem Durchrutschen nach unten durch zwei Verstärkungsriemen gesichert.

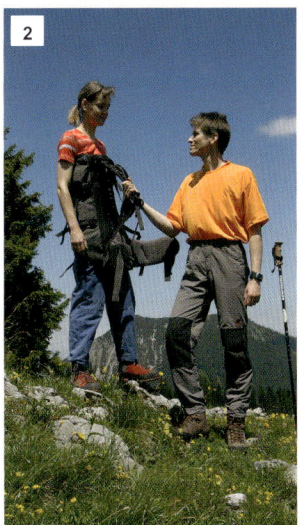

Der Verletzte steht im Rucksack in Tragerichtung. Durch etwas erhöhtes Stehen wird die Aufnahme des Verletzten durch den Helfer deutlich erleichtert.

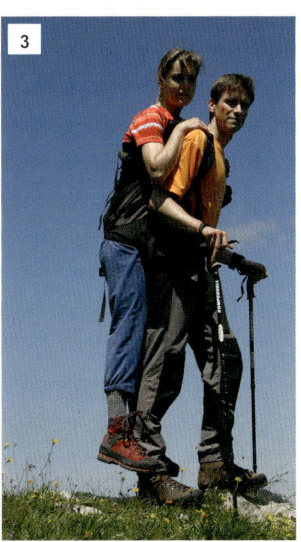

Rucksacksitz von der Seite. Der Helfer hat bei dieser Methode beide Hände frei und kann mit zwei Skistöcken sein Gleichgewicht stabilisieren.

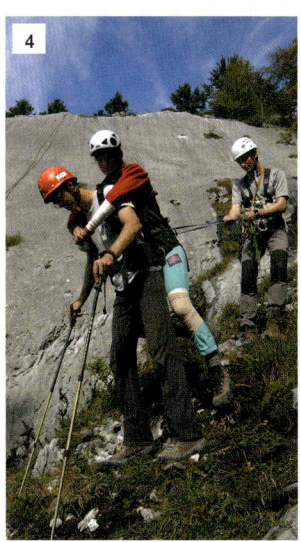

Rucksacksitz mit zusätzlicher Sicherung von oben in schwierigem Gelände. Ein zweiter Helfer unterstützt den Abtransport durch eine Bandschlinge.

Seilsitz mit einem oder zwei Helfern

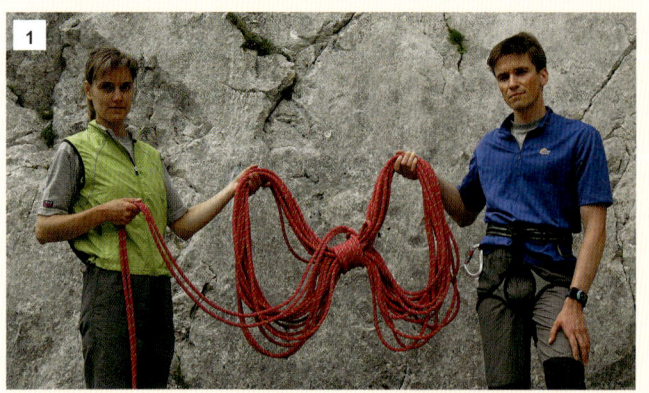

Seiltrage aus vorbereitetem Bergseil mit zwei geteilten Schlingenbündeln zum Tragen über der Schulter bzw. zum Hineinsetzen des Verletzten.

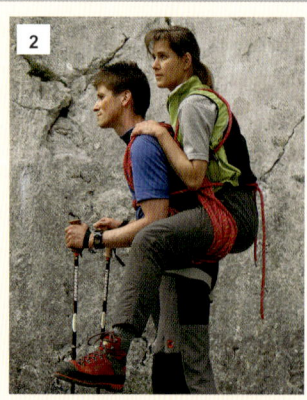

Seiltragesitz von der Seite.

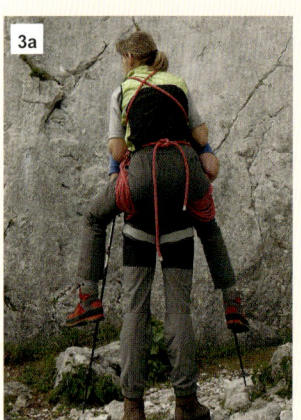

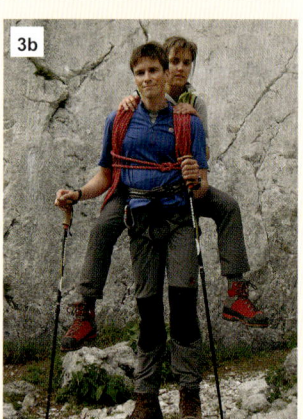

Seiltragesitz von vorne und hinten mit zusätzlicher Sicherung des Verletzten durch die Seilenden.

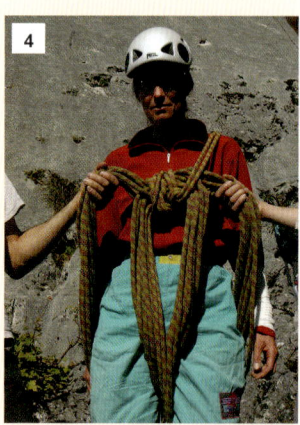

Hineinsetzen des Verletzten in die vorbereiteten Seilschlingen.

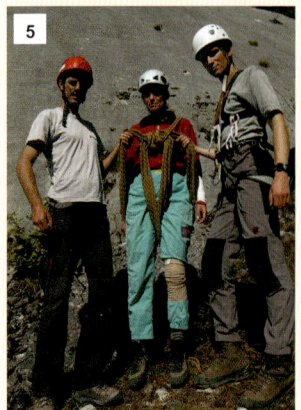

Vorbereitete Seilschlingen mit Verletztem zur Aufnahme auf die Schulter der Helfer.

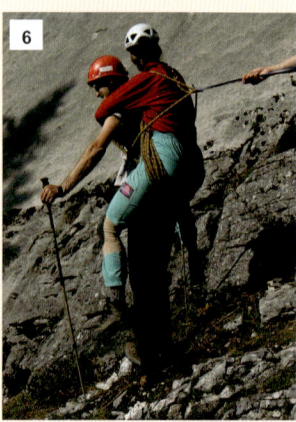

Zusätzliche Sicherung des Abtransportes durch einen zweiten Helfer von oben.

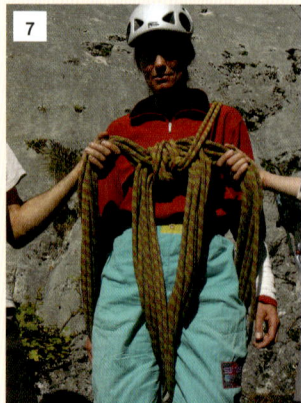

Bei gleich großen Personen und breitem Weg auch Tragen durch zwei Helfer möglich.

Improvisierte Biwaksacktrage mit Stöcken

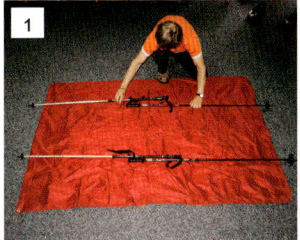
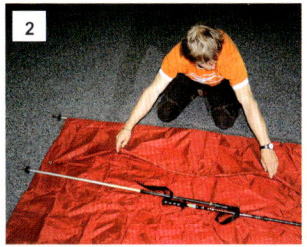
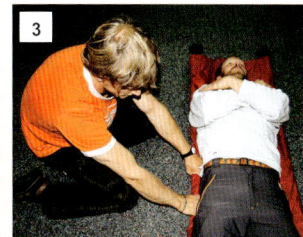

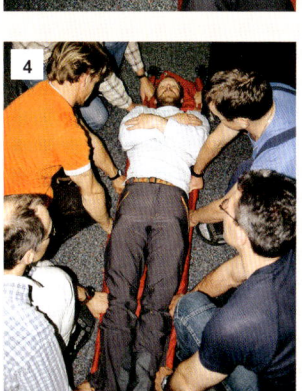

1 Jeweils zwei Skistöcke werden in der Mitte überlappend längs auf den ausgebreiteten Biwaksack gelegt.

2 Dann wird je ein Drittel des Biwaksackes über die Skistöcke zur Mitte hin eingeschlagen.

3 Der Verletzte wird auf die Trage gelegt (circa ein Drittel der Biwaksackbreite) und die Ränder der Biwaksacktrage werden noch etwas zur Stabilisierung eingerollt

4 Mit 4 bis 6 Personen wird der Verletzte abtransportiert. Dabei müssen in der Mitte jeweils beide Skistecken mit den Händen gehalten werden.

! Der große Vorteil dieser Methode liegt darin, dass die nötige Ausrüstung meist dabei ist, die Biwaksacktrage schnell und einfach zu konstruieren ist und der Verletzte relativ bequem liegt.

Improvisierte Krücken mit Skistöcken (nach Pascal Munnix)

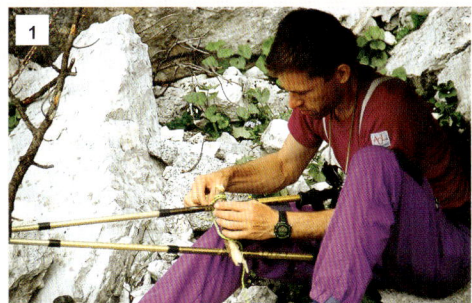

Improvisierte Konstruktion von Krücken mit Hilfe von Skistöcken, Reepschnur und Latschenästen.

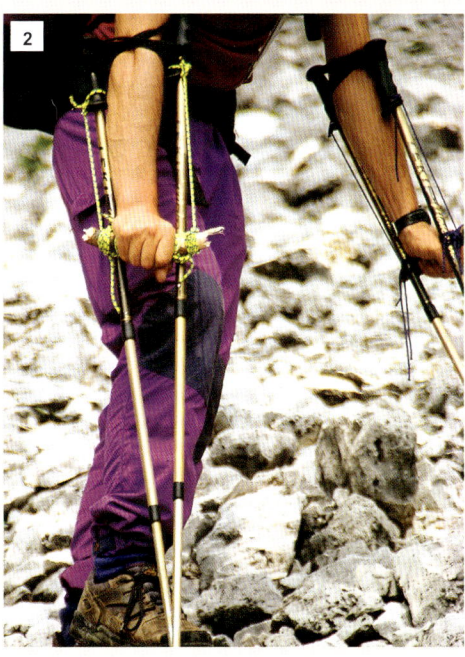

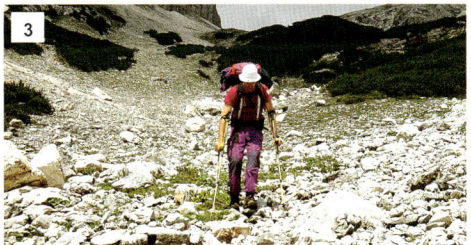

Selbstständiger Rückzug bei Knieverletzung.

Fertige Krücke zum Einsatz im alpinen Gelände.

Biwaksackverschnürung im Winter

Der Verletzte sitzt auf dem ausgebreiteten Biwaksack, der unten möglichst gut mit Isoliermatten, Kleidung usw. gepolstert ist.

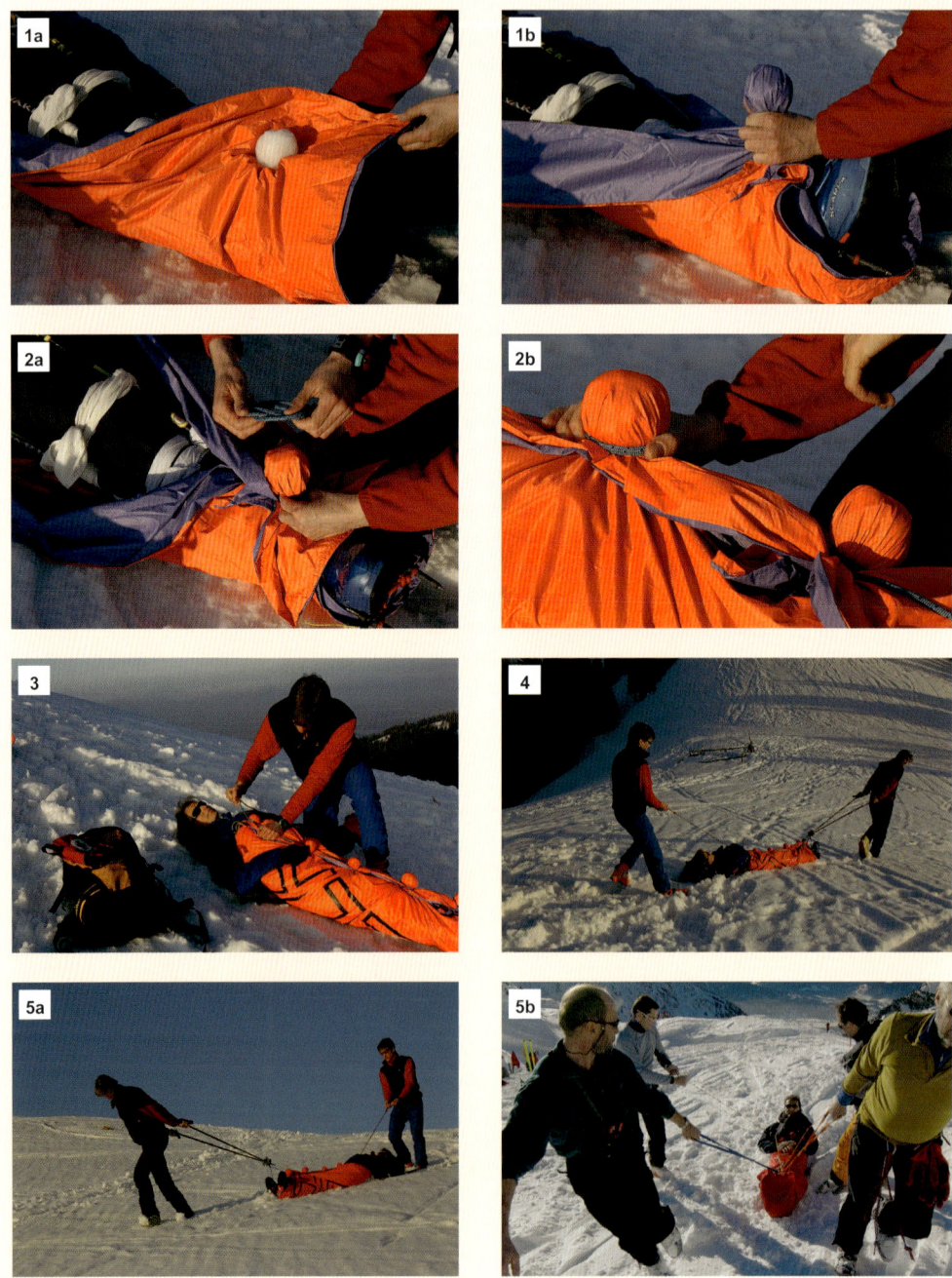

1 Mit Hilfe eines Schneeballs unter dem Biwaksackstoff wird ein »Knopf« zum Zuschnüren gebildet.

2 Der gegenüberliegende Biwaksackstoff wird darüber gelegt und mit einer Reepschnur fixiert. Es werden nach dem gleichen Muster in ca. 20 cm Abstand weitere Knöpfe zum Verschnüren gebildet. Wenn der Biwaksack zu klein sein sollte, ist es einfacher, auf jeder Seite einen eigenen Knopf zu bilden und diese mit der Reepschnur zu verbinden.

3 Fertige Biwaksackverschnürung.

4 Zum Steuern werden an der Reepschnur nahe den Schuhen zwei Skistöcke angebunden. Hinten reichen zwei Reepschnüre zum Bremsen (ggf. noch an den Schulterriemen des aufgesetzten Rucksacks fixiert).

5 Abtransport im Schnee zu Fuß (oder auch mit Skiern). Abwärts gleitet der Biwaksack sehr gut. Mit vier Personen kann man einen Verletzten sogar aufwärts ziehen.

6 Der Verletzte gut verpackt und verschnürt.

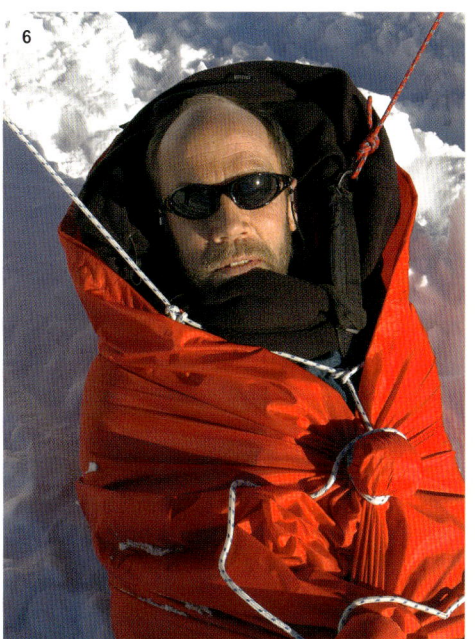

Improvisierter Abtransport mit einem Skischlitten

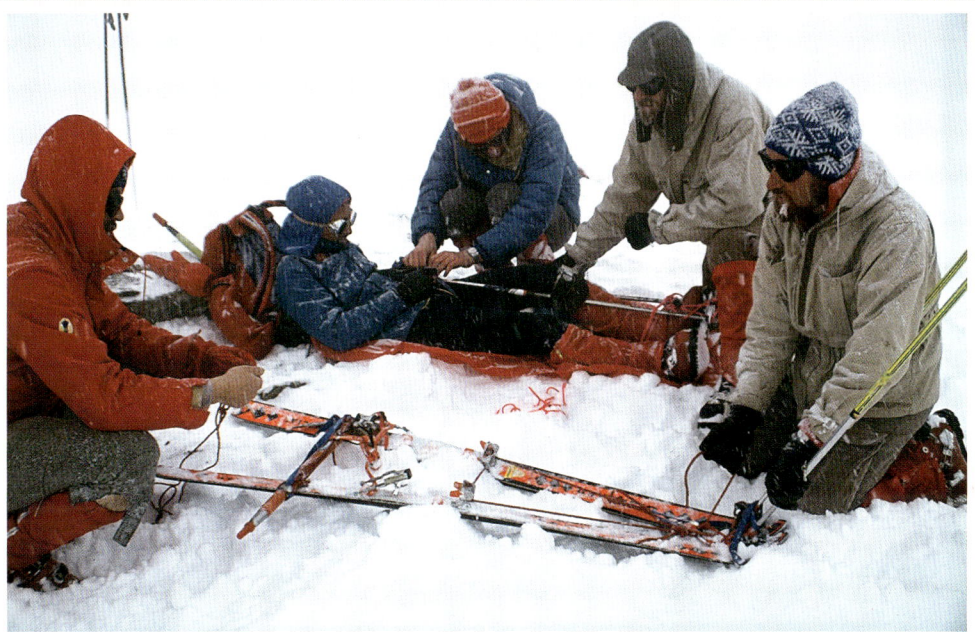

Im Vordergrund improvisierter Skischlitten mit Skiern des Verletzten, Stabilisierung an der Bindung durch kurzen Pickel und Reepschnüren sowie Fixierung von Skistöcken an den Skispitzen zum Ziehen bzw. Lenken. Der Verletzte liegt auf einem Biwaksack, aufgestützt auf einen Rucksack, und wird mit einer behelfsmäßigen Unterschenkelschienung mittels Skistöcken versorgt (siehe Seite 47 – 50).

Jackentrage mit Stangen und Kleidungsstücken

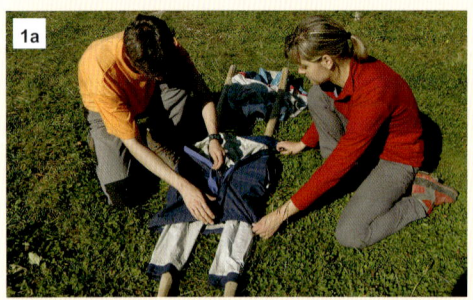

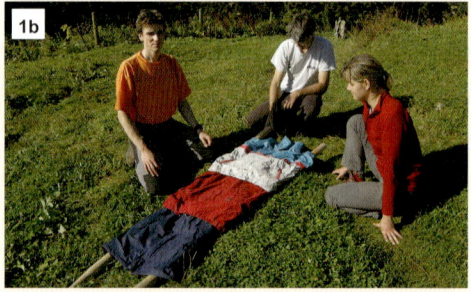

Vorbereitung der Jackentrage mit zwei Holzstangen (Markierungsstangen): verschiedene Jacken bzw. Anoraks werden geschlossen und die Ärmel nach innen gestülpt. Durch diese werden die Stangen geschoben.

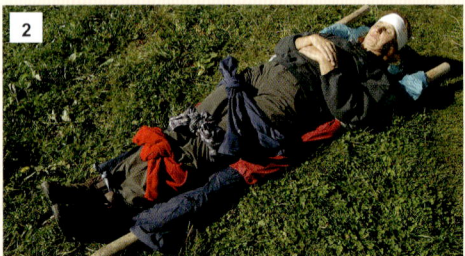

Verletzte auf Jackentrage liegend.

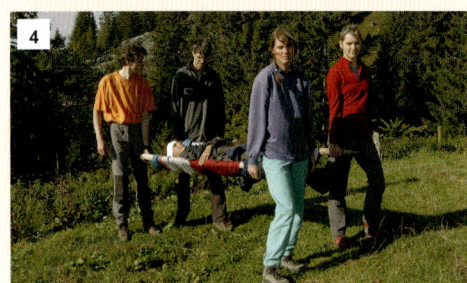

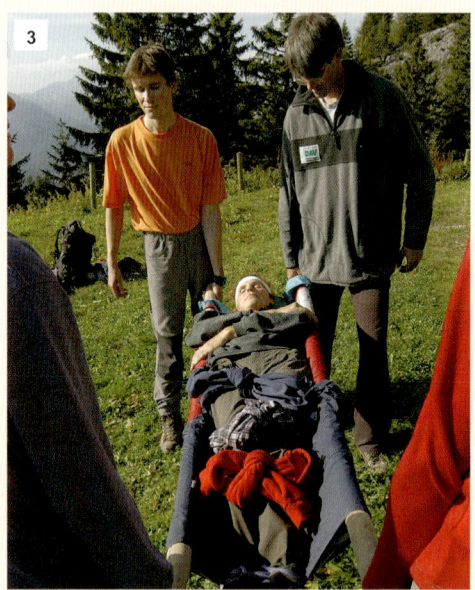

Bequemer Abtransport mit vier Helfern.

Biwaksackverschnürung und Seiltrage

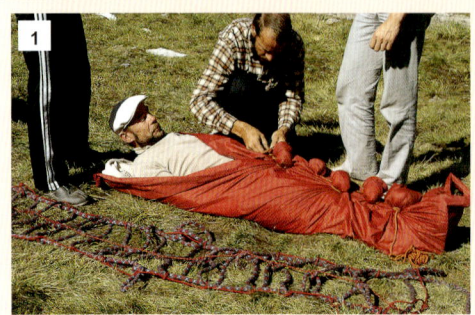

Biwaksackverschnürung und vorbereitete
Seiltrage (diese nur für Experten).

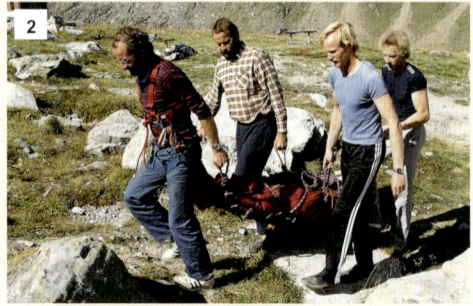

Abtransport des Verletzten in der Seiltrage mit
vier Helfern (relativ breiter Weg erforderlich).

Übersicht Transportarten

Transportart	S.	Helfer-zahl	max. Ent-fernung	Charakteristika / Bemerkungen
ohne Hilfsmittel:				
Rautekgriff	12	1	sehr kurz	Aufwuchten vom Boden anstrengend, Schleifen mit Beinen am Boden
Rautekgriff	12	2	kurz	deutlich bequemer für Opfer und Helfer
Handtrage	14	2	kurz	sehr unangenehm für Helfer, Opfer muss sich selbst festhalten
Handtrage mit Seilring	109	2	mittel	deutlich bequemer für Helfer und Opfer
Pferdchentrage, Huckepacktrage		1	kurz	nur bei Mithilfe (Halten) des Opfers möglich
Schulter-/Gamstrage	13	1	kurz	für Opfer unbequem, Helfer hat eine Hand frei
mit Hilfsmitteln:				
Seilsitz	112	1	mittel	nur möglich, falls Seil vorhanden, für Opfer relativ bequem
Seilsitz	112	2	weit	nur für breite Wege, geringere Ermüdung der Helfer
Seiltrage	116	4 bis 6	weit	sehr kompliziert, nur für breite Wege
Biwaksacktrage	113	4 bis 6	kurz	schnell und einfach
Jackentrage	116	2 bis 4	weit	nur mit Skistöcken / großen Ästen / Stangen, liegender Transport möglich
Skistöckesitz	110	2	kurz bis mittel	Halten der Stöcke nur mit Händen, am Rücken mit zusätzlichen Schulterschlaufen bequemer
Skistöcke + 1 Rucksack	110	1	weit	für Opfer relativ bequem, für Helfer Druckstellen im Rückenbereich
Skistöcke + 2 Rucksäcke	110	2	weit	für Opfer relativ bequem, nur für breite Wege
Rucksacksitz	111	1	sehr weit	bequemster Abtransport für Opfer und Helfer, nur wenn Rucksack groß genug
Biwaksack-verschnürung	114	2	mittel bis weit	nur bei Schnee, mühsam in der Ebene, problemlos bei Gefälle
Skischlitten	115	2	weit	schwierig und zeitaufwändig im Aufbauen, sonst wie bei Biwakverschnürung

C – Apotheken für Bergsteiger und Fernreisende

Eine Notfall-Apotheke sollte ein obligatorischer Ausrüstungsbestandteil bei jeder Bergtour und (Fern-) Reise sein. Dabei spielt es keine Rolle, ob es sich nur um eine Halbtagesunternehmung im Klettergarten, eine unschwierige Wanderung, eine kurze Mountainbikefahrt oder eine kleine Reise handelt. Denn Unfälle können überall passieren bzw. oft gerade dann, wenn man sie nicht erwartet! Im Folgenden werden je nach Einsatzzweck konkrete Vorschläge für eine sinnvolle Zusammenstellung der Apotheke gemacht, die einzelnen Medikamente genauer besprochen und abschließend wird noch speziell auf Trekking- oder Expeditionsapotheken eingegangen.

1. Einführung Berg- und Reise-Apotheken

Erfahrungsgemäß sind die Variationen bei Inhalt und Umfang der Rucksackapotheken sehr groß: In der Praxis sieht man oft überholungsbedürftige Minimallösungen mit wenigen Pflastern und einer kleinen Binde bis hin zu großen und schweren Zusammenstellungen, die dann aus Gewichtsgründen vielleicht doch auf der Hütte oder am Einstieg einer Klettertour zurückgelassen werden. Besser ist es, sich auf das wirklich Notwendige zu beschränken und diese Apotheke dann auch immer dabei zu haben. Problematisch ist dabei jedoch, dass für verschiedene Touren auch unterschiedliche Inhalte und Mengen mitgenommen werden sollten. Da es ziemlich aufwändig

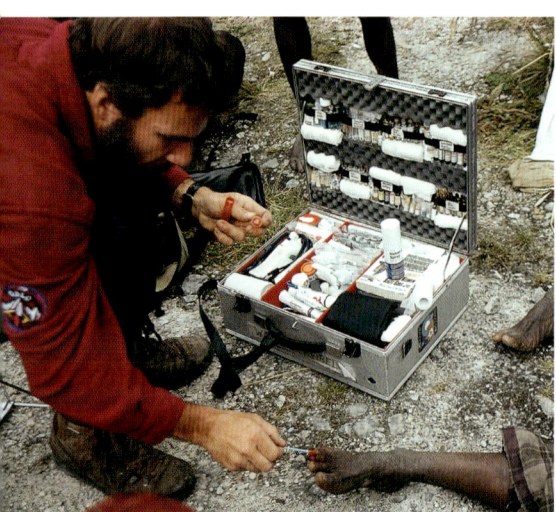

Wundversorgung von einheimischem Träger in Neuguinea aus der Expeditionsapotheke.

wäre, für jede Tour die Rucksackapotheke neu zusammenzustellen, hat sich hier ein Modulsystem für die typischen Anwendungsbereiche bewährt.

Eine **Minimalausrüstung** (Modul 1A) sollte immer dabei sein. Hierbei handelt es sich um Mittel zur Erstversorgung von Wunden und um ein paar Schmerzmedikamente. Zusammen mit Kompressen, Dreiecktuch, einer Rettungsfolie und einer elastischen Binde (Modul 1B) ergibt sich ein **Standardset** (Modul 1), das vom Inhalt und der Menge her bei Tages- und Wochenendtouren ausreicht. Ein **Ergänzungsset** (Modul 3) ist für mehrtägige Touren und/oder für eine größere Gruppe im Alpenraum gedacht. Im kleinen und leichten **Survivalset** (Modul 2) sind nützliche Kleinigkeiten für Reparaturen und zum Improvisieren zusammengefasst, die zwar keinen unmittelbaren medizinischen Zweck haben, aber am einfachsten und besten in der Apotheke mitaufbewahrt werden.

Das **Fernreiseset** (Modul 4) ist besonders wertvoll in Ländern mit niedrigerem medizinischen Standard oder bei Fahrten abseits der Zivilisation. Ein kleines, aber teures **Höhenset** (Modul 5) mit Medikamenten wird speziell bei Trekkingtouren und Expeditionen über 3000 m Höhe gebraucht. Es gibt fertige Rucksackapotheken mit Pflaster und Verbandsmaterial zu kaufen, in denen aber grundsätzlich keine Medikamente enthalten sind. Diese muss man sich in der Regel selbst zusammenstellen, was bei nicht verschreibungspflichtigen Mitteln kein Problem ist. Bei rezeptpflichtigen Medikamenten braucht man jedoch die Hilfe eines Arztes.

Insgesamt ist das optimale Zusammenstellen einer guten Rucksack- oder Reiseapotheke leider eine ziemlich schwierige, zeitraubende und auch teure Angelegenheit. Auf Grund eigener langjähriger Erfahrung auf diesem Spezialgebiet werden im Folgenden Vorschläge für universelle und praxiserprobte Bergsteigerapotheken gemacht:

Eine komplette Zusammenstellung der Einzelmodule und Arzneimittel inklusive einiger Zusatz-Infos wurde absichtlich auf einer Doppelseite komprimiert abgedruckt, um sie problemlos für eine Zusammenstellung der eigenen Rucksackapotheke kopieren zu können. Das Gleiche gilt – trotz kleinerer Wiederholungen – auch für die kurze und einheitliche Zusammenfassung der empfohlenen Medikamente auf Seite 123. Dabei werden jeweils auch die Mengen angegeben, die sich in der Praxis bewährt haben, denn es ist oft nicht notwendig, immer eine ganze Tablettenpackung oder zu viele Einzelteile mitzunehmen. Eine kleine Apotheke (Modul 1 – 3) reicht für die Touren in den Alpen aus, eine große Apotheke (Modul 1 – 5) ist weltweit für alle bergsteigerischen Unternehmungen einsetzbar, kostet aber fast das Dreifache. Benötigt man bestimmte Module nicht, können diese Mittel auch zu Hause gelassen werden. Der frei werdende Platz in den Taschen kann für kurze Touren auch gut für die persönlichen Sanitär-Utensilien wie Zahnbürste, Kamm, Miniseife etc. benützt werden. Der einzige Nachteil der relativ kleinen und kompakten Apotheken ist eine gewisse Druckempfindlichkeit. Deshalb empfiehlt es sich, die Taschen im Rucksack geschützt und möglichst weit nach oben zu packen, um einen Schaden an den Medikamenten zu vermeiden. Die zwei Ampullen in Modul 4 bzw. 5 sind dagegen in einer leeren Spritze stoß- und bruchsicher aufbewahrt. Die aufgeführten Medikamente halten normalerweise drei bis vier Jahre. Nur in echten Notfällen können sie auch kurzfristig über das garantierte Haltbarkeitsdatum hinaus verwendet werden. Ansonsten sollten die Medikamente regelmäßig überprüft und rechtzeitig

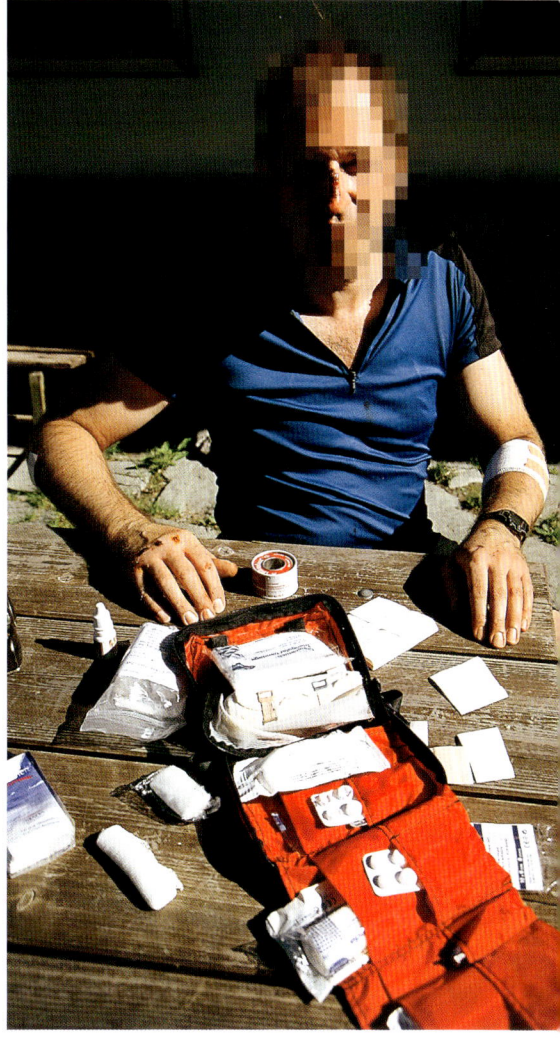

Notfall-Apotheke im Echt-Einsatz
nach Mountainbike-Sturz auf Transalp.

erneuert werden. Sollten beim Teilen von Tablettenstreifen die Medikamentennamen nicht mehr vollständig lesbar sein oder das Haltbarkeitsdatum fehlen, müssen diese wichtigen Daten unbedingt mit einem wasserfesten Filzstift auf die Streifen geschrieben werden.

Nach Unfällen und Rettungsmaßnahmen verbrauchtes Material aus der Notfallapotheke zu Hause wieder ersetzen!

2. Die Apotheke in Einzelmodulen

Es hat sich sehr bewährt, die Rucksackapotheke in kleinere zusammenpassende Einheiten (Module) aufzuteilen, um je nach Tourenziel und -länge den Inhalt schnell und sinnvoll zusammenstellen zu können.

Die einzelnen Module sind gut aufeinander abgestimmt, es können aber je nach Bedarf Arzneimittel individuell noch ausgetauscht werden (z. B. zwischen Modul 1 und 3 oder 4 und 5). Der Inhalt der einzelnen Module wird wasserdicht in beschrifteten Plastikbeuteln verpackt. Als äußere Verpackung eignet sich ein stabiler roter Reißverschluss-Beutel (kleine Tasche: ca. 18 x 12 x 6 cm, ca. 120 g), der außen mit einem Kreuz gekennzeichnet ist. Schon vorhandene Erste-Hilfe-Apotheken können mit diesen Vorschlägen gut ergänzt werden.

Bitte Medikamente nur bei eigener Erfahrung und in Notfällen verabreichen sowie Beipackzettel und Verfallsdatum beachten! »Rp« bedeutet rezeptpflichtig, das heißt, so gekennzeichnete Medikamente sind – in Deutschland – nur mit ärztlicher Verschreibung erhältlich. Diese Präparate dürfen deshalb nur in entsprechenden Notfällen (kein Arzt erreichbar) und nur nach maximal möglicher Aufklärung des Verletzten oder Erkrankten (Beipackzettel, Erste-Hilfe-Buch) und nach Abwägung von Nutzen und Risiko verabreicht werden! Dabei auch immer vorher nach eventuellen Allergien fragen!

Modul 1 – Standardset (ca. 370 g)

Diese relativ kleine und leichte Grundausstattung für den medizinischen Notfall sollte immer dabei sein, auch im Klettergarten und bei Halbtagestouren. Der extra verpackte erste Teil passt auch in kleine Taschen (sogar in das Unterfach eines Magnesiumbeutels beim Sportklettern) und ist damit die Minimalausrüstung (Modul 1A) für alle Touren.

Zusätzlich nicht vergessen:

1 Allzweck-Taschenmesser mit Schere (!), oder kleine Verbandsschere

1A Minimalset (ca. 110 g):

- 1 steriles Verbandspäckchen (8 cm breit)
- 3 Heftpflasterstreifen (1 x schmal, 2 x breit, je 12 cm lang)
- 2 steril verpackte (Rundum-) Pflaster (außen 7 x 5 cm)
- 3 Steristrips (6 x 75 mm): sterile (Klammer-) Pflasterstreifen für größere Wunden
- 1 Rolle Tapeverband (2,5 cm breit, 5 m lang): auch für Reparaturen gut geeignet
- 10 Schmerztabletten: Ibuprofen 500 mg bei Muskel-, Gelenk-, (Höhen-) Kopfschmerzen
- 5 Starke Schmerztabletten: Zaldiar (87,5 mg Tramadol + 325 mg Paracetamol, Rp!)
- 1 Wunddesinfektionsmittel: Jodlösung 10 ml (z. B. Sepso) mit zwei Wattestäbchen

1B Restliches Standardset (ca. 170 g):

- 1 sterile Kompresse (7 x 7 cm)
- 1 Paar (Gummi-)Schutzhandschuhe (groß)
- 1 sterile nichtklebende Wundauflage (6 x 7 cm) für blutende bzw. nässende Wunden
- 1 Dreiecktuch (kein billiges Vliestuch, sondern stabiles Viskose-Dreiecktuch aus robustem Textilstoff zum Ruhigstellen/Verbinden, auch als Ersatz-Hals- bzw. Kopftuch verwendbar)
- 1 Aluminium-Rettungsfolie (210 x 160 cm): zur Wärmeerhaltung des Körpers

1C Binden (ca. 90 g):

- 1 elastische Verbandsbinde (8 cm): für Kompressenfixierung oder Salbenverbände
- 1 elastische (Acrylklebe-)Binde (8 cm): stabil, selbsthaftend, hautfreundlich (gut und teuer!)

Modul 2 – Survivalset (ca. 55 g):

Diese nützlichen Kleinutensilien sind am besten in der Bergsteigerapotheke aufgehoben. Sie dienen für kleine Reparaturen an der Ausrüstung oder für sonstige Improvisationen und Notfälle, z. B. beim Biwakieren.

- 1 Nähnadel und kräftiger Zwirnsfaden
- 1 kleiner Bleistift und etwas Schreibpapier (z. B. Klebezettel)
- 1 Feuerzeug und 1 Schachtel Streichhölzer
- 1 kleine, selbststehende Kerze (Teelicht)
- 1 dünner, biegsamer Draht (50 cm lang, 1,2 mm dick)
- 2 Kabelbinder (universelle Plastikklemmschlaufen, groß, klein)
- 2 Sicherheitsnadeln (groß, klein)
- 2 Hohlnieten (groß, klein)

Mögliche Ergänzungen:

- 1 Signalpfeife zum Alarmieren
- 1 (Mini-) Taschenlampe für Notfälle in der Dunkelheit

Modul 3 – Ergänzungsset (für alpine Touren, ca. 50 g, Schiene ca. 50 g)

Dieses Set ist – zusammen mit Modul 1 – für längere Unternehmungen (mehrtägige Bergfahrten, Hochtouren und/oder für eine größere Gruppe gedacht.

- 10 ASS-500-Tabletten (Aspirin): Schmerzen, Fieber, Herzinfarkt, Erfrierungen
- 1 Bepanthen Salbe 5 g: universelle Augen-, Nasen-, Wundheilsalbe
- 5 Otriven-Einzelpipetten: verstopfte Nase, Schnupfen
- 5 Metoclopramid MCP Tabl. (Rp): Übelkeit, Erbrechen, Magenstörung
- 1 Dolobene Sportgel (10 g): Prellung, Zerrung, Verstauchung, Schwellung
- 1 Sam-Splint (½ Länge 50 x 11 cm): Alu-Universalschiene zum Ruhigstellen von Extremitäten.

Mögliche Ergänzungen:

- Sonnenschutzmittel (mindestens Schutzfaktor 10 – 15, je nach Höhe und geographischer Lage der Zone) und UV-abweisenden Lippenstift nicht vergessen!
- Ggf. auch mehr Verbandsmaterial oder ein breites Tape mitnehmen.

Modul 4 – Fernreiseset (abseits der Zivilisation, ca. 120 g)

Zusätzlich zum Modul 3 ist dieses Set besonders nützlich in Ländern, in denen der medizinische Standard niedriger und in denen man längere Zeit allein unterwegs ist. Hierzu gehören besonders Mittel gegen Magen-, Darm-, Erkältungs- oder sonstige Infektionskrankheiten. Eine individuelle reisemedizinische Beratung wird sehr empfohlen, vor allem auch wegen eventuell notwendiger Schutzimpfungen, Malaria-Prophylaxe oder länderspezifischer Besonderheiten!

- 6 Elektrolyt-Zucker-Beutel (Elotrans): Mineralersatz bei starkem Durchfall (3 x 1)
- 10 Loperamid (= Imodium) Tabl.: starker Durchfall, 1 – 2 Tabl. (max. 6 x pro Tag)
- 10 Ciprofloxacin Tabl. (Antibiotikum, Rp): schwere Infektion, akuter Durchfall (2 x 1)

- 1 Antibiotische Augensalbe (Rp): Augen-, Haut- und Wundinfektion (5 g Tube)
- 1 Tramadol 100 mg Ampulle (Rp): sehr starke Schmerzen (in Muskel spritzen!), nur für geschulte Personen im Notfall!
- 1 Spritze 2 ml, 1 Kanülennadel (blau) für Injektionen und 1 Alkoholtupfer
- 1 Elektronisches Thermometer: Messung von Fieber oder Unterkühlung
- 2 Steristrips (6 x 75 mm): zusätzliche sterile (Klammer-) Pflasterstreifen

Modul 5 – Höhenset (für Trekkingtouren und Expeditionen, ca. 40 g)

Hier ist vor der Reise unbedingt eine spezielle persönliche höhenmedizinische Beratung über Einsatzbereiche, Dosierungen, Nebenwirkungen und Gefahren notwendig!

- 10 Diamox (Acetazolamid, Rp): 1 – 2 x 250 mg pro Tag gegen Höhenkrankheit
- 10 Adalat retard (Nifedipin, Rp): 4 x 20 mg Tabl. pro Tag bei Lungenödem
- 5 Dexamethason (Cortison, Rp): 4 mg Tabletten 2 x 4 mg, dann 3 – 4 x 4 mg pro Tag bei Höhenhirnödem
- 1 Dexamethason (Cortison, Rp): 8 mg Ampulle bei Hirnödem, Allergie, Asthma, Schock (schnelle Wirkung, ggf. bei Bewußtlosen)
- 1 Spritze 2 ml, 1 Kanülennadel (blau) für Injektionen und 1 Alkoholtupfer
- 5 Schlaftabletten (z. B. Halcion) 0,5 – 1 Tabl. als kurzwirkendes Einschlafmittel
- 5 Codein Schmerztabletten (Rp) bei chron. (Höhen-)Reizhusten (nur nachts!)
- 10 Pentoxiphyllin retard (Rp) 3 x 1 Tabl. bei Erfrierungen (evtl. auch zur Prophylaxe)

Gewichtsangaben, jeweils incl. Taschen:

- Kleine Apotheke (Modul 1 – 3) ca. 550 g
- Große Apotheke (Modul 1 – 5) ca. 800 g

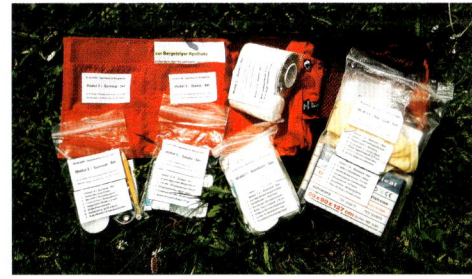

3. Apotheke für Hütten und Wohnmobile

Hier geht es nicht so sehr um Gewicht und Volumen der Notfallausstattung, sondern mehr um Vollständigkeit und Übersichtlichkeit für eine eigene Hütte, Wohnmobilreisen oder einen ausreichenden Vorrat für einen größeren Haushalt. Dabei wurden möglichst nur bewährte, preisgünstige und rezeptfreie Medikamente ausgewählt. Bitte Medikamente auch hier möglichst nur bei eigener Erfahrung und in Notfällen verabreichen, ansonsten Beipackzettel und Mindesthaltbarkeitsdatum beachten. Als Behälter dient am besten ein kleiner Aluminiumkoffer, der zur besseren Übersichtlichkeit in einzelne Fächer unterteilt werden kann.

Verbandsmaterial:
- 1 steriles Verbandspäckchen (8 cm breit): für größere Wunden
- 1 Heftpflasterstreifen (schmal, 1 Packung): für kleine Wunden
- 2 steril verpackte (Rundum-)Pflaster Cosmopor (7 x 5 cm): für kleine Wunden
- 2 Steristrips (6 x 75 mm): sterile (Klammer-)Pflasterstreifen: für klaffende Wunden
- 6 sterile Kompressen (je zweimal 5 x 5 cm, 7 x 7 cm, 10 x 10 cm): für größere Wunden
- 2 sterile nichtklebende Wundauflagen (6 x 7 cm): für blutende oder nässende Wunden
- 1 Rolle Tapeverband (2,5 cm breit, 5 m lang): auch für Reparaturen (ggf. breiter)
- 1 Dreieckstuch: zum Ruhigstellen und Verbinden
- 8 Mull- bzw. elastische Verbandsbinden (je zweimal 4, 6, 8, 10 cm): für Kompressenfixierung und Salbenverbände
- 1 elastische (Acryl-) Klebebinde (6 cm): für Kompression, Gelenkstabilisierung
- 1 elastische Binde (10 cm, nichtklebend): für Kompression, Gelenkstabilisierung
- 1 Aluminium-Universalschiene (z. B. SamSplint, gepolstert, eventuell nur halbe Länge): zum Ruhigstellen von Hand, Unterarm, Ellenbogen, Knie, Unterschenkel oder Fuß

Medikamente (nicht verschreibungspflichtig) und Sonstiges:
- 20 Ibuprofen 500 Tabletten: Rheuma-, Muskel-, Gelenk-, (Höhen-) Kopfschmerzen
- 30 Acetylsalicylsäure-Tabletten ASS 500 (wie Aspirin): Schmerzen, Fieber, Herzinfarkt und Erfrierungen
- 10 Elotrans-Beutel: Elektrolyt-Glukose-Lösung bei starkem Durchfall (Mineralersatz)
- 10 Loperamid AI akut Tabletten (wie Imodium): akuter starker Durchfall
- 10 Etilefrin Tabletten (wie Effortil): Kreislaufstörungen, niedriger Blutdruck
- 1 Bepanthen-Salbe 5 g: universelle Augen-, Nasen-, Wundsalbe
- 1 Betaisadona-Salbe: Wunddesinfektionsmittel, v. a. bei verschmutzten Wunden
- 1 Rheubalmin-Wärmesalbe 100 g: zur besseren Muskeldurchblutung bei Verspannungen
- 1 Voltaren Emulgen 50 g: Sport-/Rheumasalbe (Prellung, Zerrung, Verstauchung)
- 1 Mercuchrom-Jod 30 ml: Wunddesinfektionsmittel (mit 5 Wattestäbchen)
- 2 Paar (Gummi-)Schutzhandschuhe (groß)
- 1 Erste-Hilfe-Info oder -Buch mit Lagerungs- und Verbandstechniken, Apotheken-Infos

Mögliche Ergänzungen (mit stärkeren und rezeptpflichtigen Medikamenten):
- 10 Zaldiar Tabletten (37,5 mg Tramadol + 325 mg Paracetamol): mittelstarke und starke Schmerzen (für echte Notfälle! Rp!)
- 1 Paspertin-Tropfen (MCP, 30 ml): Übelkeit, Erbrechen, Magenstörung (Rp!)
- 5 Buscopan Tabletten: für krampf- und kolikartige Beschwerden von Magen, Darm, Gallen- und Harnwegen

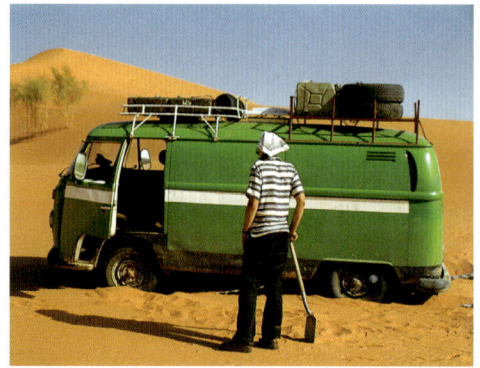

4. Spezielle Informationen zu Medikamenten

Die folgenden Informationen dienen zur kurzen Übersicht über die wichtigsten vorgeschlagenen Medikamente in alphabetischer Reihenfolge der Handelsnamen. Dabei werden teilweise bekannte Handelsnamen als Beispiel genannt, in Klammern dann noch jeweils der Wirkstoff (pharmakologischer Name) sowie das zugehörige Modul in der Bergsteigerapotheke und eine eventuelle Rezeptpflicht (= Rp!) in Deutschland. Sie ersetzen jedoch keinesfalls das Studium der jeweiligen Beipackzettel und noch viel weniger eine kompetente ärztliche Beratung! Die Angaben erfolgen nach bestem Wissen, eine Gewähr dafür kann jedoch nicht übernommen werden – entscheidend sind die Hinweise auf den Beipackzetteln.

Adalat retard (20 mg, Wirkstoff Nifedipin, 10 Retardtabletten in Modul 5, Rp!)
Anwendung: Höhenlungenödem (eigentlich ein Bluthochdruckmittel bzw. Herzmittel bei Angina pectoris).
Nebenwirkungen: Insbesondere zu Beginn der Einnahme kann es, meist vorübergehend, zu Kopfschmerzen und Gesichts- bzw. Hautrötungen mit Wärmegefühl kommen. Gelegentlich Erhöhung des Herzschlags, Herzklopfen, Schwindel (niedriger Blutdruck), Müdigkeit, Kribbeln in Armen und Beinen.
Dosierung: Beim Höhenlungenödem eine Tablette zu Beginn, dann alle sechs Stunden bis zum Rückgang der Symptome eine weitere Tablette. Retardtabletten unzerkaut mit Flüssigkeit einnehmen.

ASS 500 (500 mg, Wirkstoff Acetylsalicylsäure, wie Aspirin, 10 Tabletten in Modul 3)
Anwendung: Schmerzen und Fieber. Wichtig bei Herzinfarkt sowie bei Erfrierungen durch »blutverdünnende« Wirkung (bessere Fließeigenschaften). Nicht geeignet zur Verhinderung oder Behandlung von Höhenkrankheiten!
Nebenwirkungen: Magenbeschwerden (Schleimhautreizungen)
Dosierung: Für Schmerzen und Fieber 1 – 3 Tabletten pro Tag, jeweils nach dem Essen und mit Flüssigkeit einnehmen. Bei Herzinfarkt und Erfrierungen reicht ½ – 1 Tablette pro Tag.

Bepanthen (5 g Augen- und Nasensalbe, Wirkstoff Dexpanthenol in Modul 3)
Anwendung: Hautläsionen an Bindehaut, Hornhaut oder Nasenschleimhaut, auch für aufgeplatzte Lippen, wundgeriebene Stellen oder sonstige kleinere Hautwunden.
Nebenwirkungen: Keine bekannt.
Dosierung: 2 – 3 x täglich einen ca. 1 cm langen Salbenstrang in Bindehautsack geben. Dabei Salbenstrang frei fallend entnehmen und Tubenspitze nicht berühren!

Buscopan (20 Dragees, Wirkstoff Butylscopolamin, nur in Hüttenapotheke)
Anwendung: Krampf- und kolikartige Beschwerden im Bereich von Magen, Darm, Gallenwegen und ableitenden Harnwegen sowie der weiblichen Geschlechtsorgane.
Nebenwirkungen: Gelegentlich Durchfall, Müdigkeit und Magenbeschwerden.
Dosierung: 3 x täglich 1 – 2 Dragees, maximale Tagesdosierung 6 Dragees.

Ciprofloxacin (250 mg, Wirkstoff Ciprofloxacin, 10 Tabletten in Modul 4, Rp!)
Sehr gutes, aber relativ teures Breitspektrum-Antibiotikum speziell für Infekte »unterhalb des Herzens« (Brust- und Bauchraum).
Anwendung: Infektionen der Atemwege, von Hals, Nase und Ohren, von Bauchraum, Nieren und Harnwegen, von Weichteilen, Haut und Knochen sowie auf Reisen besonders bei schweren Durchfällen.
Nebenwirkungen: Überempfindlichkeitsreaktionen (z. B. Hautausschläge), Gelenk-, Muskel- und Sehnenbeschwerden, zentralnervöse Störungen (Schwindel, Kopfschmerzen, Erregungszustände), Magen-Darm-Störungen. Jedoch nicht bei Anfallsleiden verwenden!
Dosierung: Zwei Tabletten pro Tag mit Flüssigkeit einnehmen.

Codein (30 mg, Wirkstoff Codein, 5 Tabletten in Modul 5, Rp!)
Anwendung: Chronischer Höhenreizhusten (unproduktiver Husten). Blockiert den Hustenreiz zentral im Gehirn, macht aber auch müde. Reservemittel für mäßig starke Schmerzen.
Nebenwirkungen: Zu Beginn der Behandlung treten häufig Übelkeit und Erbrechen auf. Weitere häufige Nebenwirkungen sind: Verstopfung, leichte Kopfschmerzen, leichte Schläfrigkeit.
Dosierung: Bei Schmerzen beträgt die Einzeldosis bei Erwachsenen eine Tablette (maximal 2 Tabletten). Diese Dosis kann etwa alle sechs bis acht Stunden wiederholt werden. Bei Reizhusten sind Dosierung und Dauer der Anwendung abhängig von der Hustenstärke und -häufigkeit. Tabletten unzerkaut mit etwas Flüssigkeit einnehmen.

Diamox (250 mg, Wirkstoff Acetazolamid, 10 Tabletten in Modul 5, Rp!)
Anwendung: Ggf. bei (leichter) Höhenkrankheit. Nur in besonderen Ausnahmefällen auch zur Prophylaxe (oder in sehr geringer Dosierung ggf. zur Linderung von Akklimatisationsbeschwerden).
Nebenwirkungen: Kribbeln, Leistungsabfall, Magen-Darm-Beschwerden, vermehrte Harnproduktion.
Dosierung: Bei eindeutiger Höhenkrankheit: zwei Tabletten pro Tag mit reichlich Flüssigkeit einnehmen. Prophylaxe: ein- bis zweimal ¼ Tablette pro Tag (unbedingt Beratung durch erfahrenen Höhenmediziner erforderlich!)

Elotrans (Wirkstoff Mineralsalz- und Glukose-Mischung, 6 Beutel in Modul 4)
Anwendung: Zur oralen Elektrolyt- und Flüssigkeitszufuhr (Ausgleich von Salz- und Wasserverlusten) bei starken Durchfallerkrankungen.
Nebenwirkungen: Nebenwirkungen sind bisher nicht beobachtet worden.
Dosierung: Je nach Bedarf mehrmals täglich den Inhalt eines Beutels mit 200 ml Flüssigkeit (nach Auflösen in abgekochtem, abgekühltem Wasser oder Tee) einnehmen.

Etilefrin ratio (20 ml Tropfen, Wirkstoff Etilefrin, nur in der Hüttenapotheke!)
Anwendung: Kreislaufregulationsstörungen bei niedrigem Blutdruck (mit Schwäche, Schweißausbruch, Flimmern oder Schwarzwerden vor den Augen).
Nicht im ersten Drittel der Schwangerschaft!
Nebenwirkungen: Unruhe, Schwindelgefühl, Schwitzen, Herzklopfen.
Dosierung: Je nach Bedarf 2 – 3 x 25 – 35 Tropfen einnehmen.

Fortecortin (4 mg, Wirkstoff Dexamethason [= Cortison], 5 Tabletten in Modul 5, Rp!)
Anwendung: Höhenhirnödem oder sehr schwere Höhenkrankheit. Ansonsten Atemwegserkrankungen (mit Einengung der Atemwege und Atemnot) wie Asthma bronchiale, chronische Bronchitis, chronisches Lungenödem. Notfalls auch bei Allergie und Schock.
Nebenwirkungen: Schwindel, Kopfschmerzen, Schlaflosigkeit, selten Überempfindlichkeitsreaktionen.
Dosierung: Bei Höhenhirnödem zunächst zwei Tabletten (8 mg), dann 4 mg alle sechs Stunden einnehmen.

Halcion (0,25 mg, Wirkstoff Triazolam, 5 Tabletten in Modul 5, Rp!)
Anwendung: Einschlafmittel nur zur Kurzzeitbehandlung von Schlafstörungen.
Nebenwirkungen: Schläfrigkeit tagsüber, gedämpfte Emotionen, gehobene Stimmung, reduzierte Wachsamkeit, Verwirrtheit, Müdigkeit, Kopfschmerzen, vermehrtes Schwitzen, Mundtrockenheit.
Dosierung: ½ bis 1 Tablette unmittelbar vor dem Zubettgehen mit Flüssigkeit einnehmen.

Ibuprofen (500 mg, Wirkstoff Ibuprofen, 10 Filmtabletten in Modul 1)
Anwendung: Akute Gelenkentzündungen einschließlich Gichtanfälle, Erkrankungen von Sehnen, Schleimbeutel, Gelenkkapseln, Bändern, Muskeln, Schwellungen oder Entzündungen nach Verletzungen oder Operationen. Schmerzen, wie z. B. Kopf-, Zahn- oder Regelschmerzen. Besonders gut auch bei Höhenkopfschmerzen.

Nebenwirkungen: Magen-/Darmbeschwerden, Kopfschmerzen, Schwindel, Schlaflosigkeit, Erregung, Reizbarkeit oder Müdigkeit.
Dosierung: Erwachsene und Jugendliche ab 15 Jahren ein- bis dreimal täglich eine (maximal zwei) Filmtabletten. Die Filmtabletten unzerkaut mit ausreichender Flüssigkeit während oder nach den Mahlzeiten einnehmen.

Loperamid (5 mg, Wirkstoff Loperamid: wie Imodium, 10 Filmtabletten in Modul 4)
Anwendung: Durchfallmittel zur rein symptomatischen Behandlung, das heißt »stopfende« Wirkung.
Nebenwirkungen: Gelegentlich Kopfschmerzen, Schwindelgefühl, Bauchkrämpfe, Übelkeit, Mundtrockenheit und Hautausschlag.
Dosierung: Bei akuten Durchfällen zu Beginn der Behandlung zwei Filmtabletten und danach nach jedem ungeformten Stuhl jeweils eine Tablette. Eine Dosis von sechs Filmtabletten täglich soll nicht überschritten werden. Bei chronischen Durchfällen zwei Tabletten täglich. Tabletten unzerkaut mit Flüssigkeit einnehmen.

Metoclopramid bzw. MCP (10 mg, Wirkstoff Metoclopramid, 5 Tabletten in Modul 3, Rp!)
Anwendung: Übelkeit, Erbrechen oder Brechreiz, Magenstörung.
Nebenwirkungen: Müdigkeit, Kopfschmerzen, Schwindel, Angst, Ruhelosigkeit.
Dosierung: Dreimal täglich eine Tablette. Tabletten mit reichlich Flüssigkeit einnehmen.

Pentoxiphyllin (400 mg retard, Wirkstoff Pentoxiphyllin, 10 Dragees in Modul 5, Rp!)
Anwendung: Bei Erfrierungen zur besseren Durchblutung (eventuell Prophylaxe von Erfrierungen).
Nebenwirkungen: Kopfschmerzen, Schwindel, Magen-Darm-Störungen.
Dosierung: Dreimal täglich ein Dragee. Dragees unzerkaut nach dem Essen einnehmen.

Rheumasalbe (100 g Wärmesalbe, Wirkstoff Hydroxyethylsalicytat, nur in der Hüttenapotheke!)
Anwendung: Salbe zur besseren Haut- bzw.

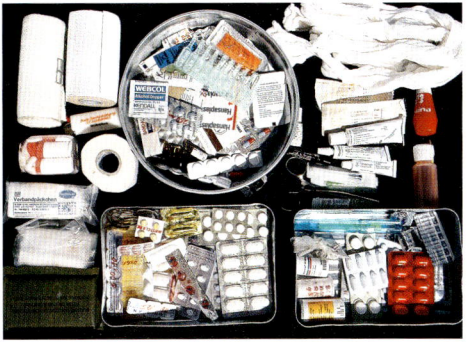

Inhalt einer kleinen Expeditionsapotheke.

Muskeldurchblutung bei Verspannungen der Wirbelsäule (z. B. bei Hexenschuss). Nach dem Einreiben die Hände waschen, da bei versehentlichem Augen- und Schleimhautkontakt starkes Brennen möglich ist!
Nebenwirkungen: eventuell leichtes Brennen und Rötung der Haut.
Dosierung: 1 – 2 x täglich schmerzende Stellen einreiben.

Sepso J (10 ml Lösung, Wirkstoff Povidon-Iod, in Modul 1)
Anwendung: Zur äußerlichen Behandlung bei Haut- und Schleimhautinfektionen, Wundbehandlung, Verbrennungen, Zahnfleischentzündungen.
Nebenwirkungen: Schmerzen, Brennen, Wärmegefühl.
Dosierung: Unverdünnt auftragen, trocknen lassen, zum Gurgeln 20 Tropfen auf ein Glas Wasser.

Zaldiar (Wirkstoff Tramadol 37,5 mg + Paracetamol 325 mg, 20 Tabletten in Modul 1, Rp!)
Anwendung: Von der WHO empfohlenes Kombinationspräparat gegen mittelstarke Schmerzen aller Art (gut dosierbar von 1 – 8 Tabletten).
Nebenwirkungen: Überempfindlichkeitsreaktionen bei längerem Gebrauch.
Dosierung: Initialdosis 2 Tabletten, Tageshöchstdosis 8 Tabletten. Ggf. über die Mundschleimhaut anwendbar (bei Schluckbeschwerden, Magenproblemen oder Erbrechen).

5. Die Trekking- und Expeditionsapotheke

Wegen der erhöhten gesundheitlichen Risiken und der oft großen Abgeschiedenheit sollte eine medizinische Betreuung bei Expeditionen selbstverständlich sein – sie ist aber auch bei längeren Trekkingtouren sehr empfehlenswert. Da dies jedoch – gerade bei kleineren Gruppen – nicht immer möglich ist, müssen sich die Teilnehmer selbst mit diesen Themen auseinandersetzen. Größeres Kopfzerbrechen macht in der Regel auch die Zusammenstellung der Trekking- oder Expeditionsapotheke, bei der auch Platz-, Gewichts- und Kostenaspekte sowie eventuelle Nebenwirkungen der Medikamente zu berücksichtigen sind.

Die Art und Menge der sinnvollen bzw. notwendigen Medikamente werden von sehr vielen Faktoren mitbeeinflusst. Hierzu zählen Art und Größe der Gruppe, Ziel, Stil und Länge der Unternehmung, Abgeschiedenheit des Expeditionszieles, Klima und sonstige Besonderheiten des Reiselandes ebenso wie Erfahrung und Einstellung des medizinisch Verantwortlichen. Ein einziger ernsthafter Unfall oder die gleichzeitige Erkrankung mehrerer Teilnehmer kann dazu führen, dass Verbandmittel oder bestimmte Arzneimittel knapp werden oder ganz ausgehen. Wenn hingegen alles gut abläuft, fragt man sich hinterher vielleicht, warum man so viel überflüssige Medikamente dabei hatte!

Mit den folgenden Vorschlägen sollten sich größere Fehler bei der Zusammenstellung der Trekking- oder Expeditionsapotheke mit unnötigen Übermengen oder gar gravierenden Mängeln vermeiden lassen. Eine individuelle Planung und Entscheidung können sie jedoch nicht ersetzen!

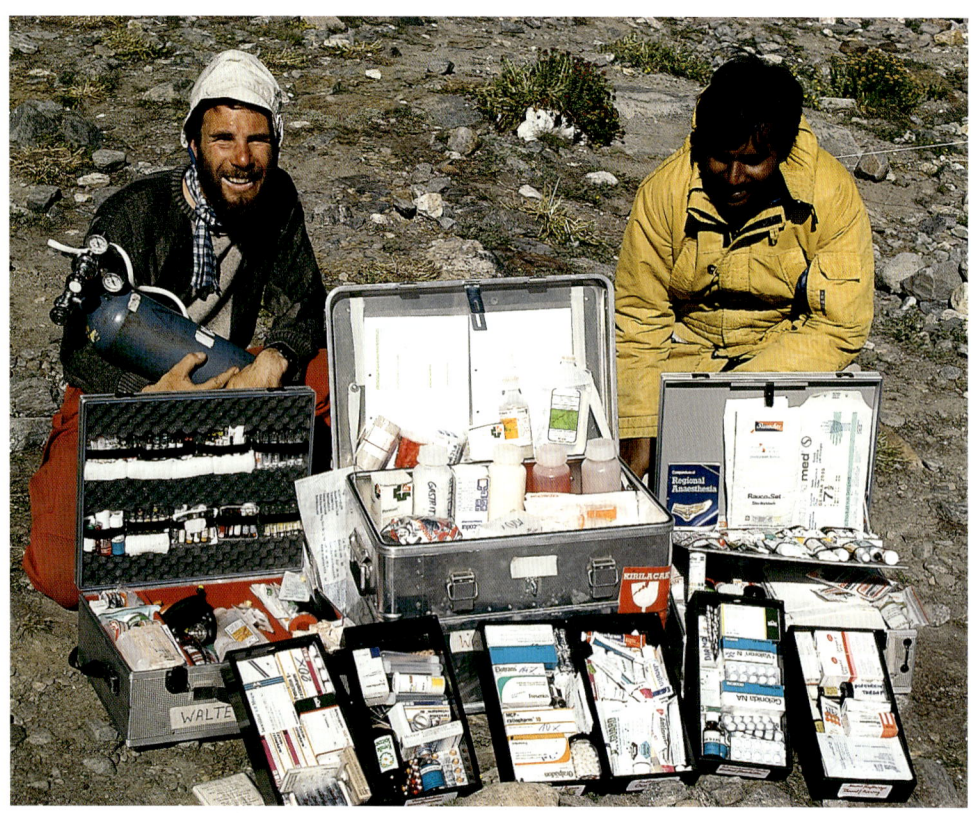

Etwas überdimensionierte ärztliche Medizinausrüstung für eine Großexpedition mit 28 Teilnehmern –
meist reicht weniger Material aus. Der Buchautor bei seinem ersten Einsatz als Expeditionsarzt (Indien).

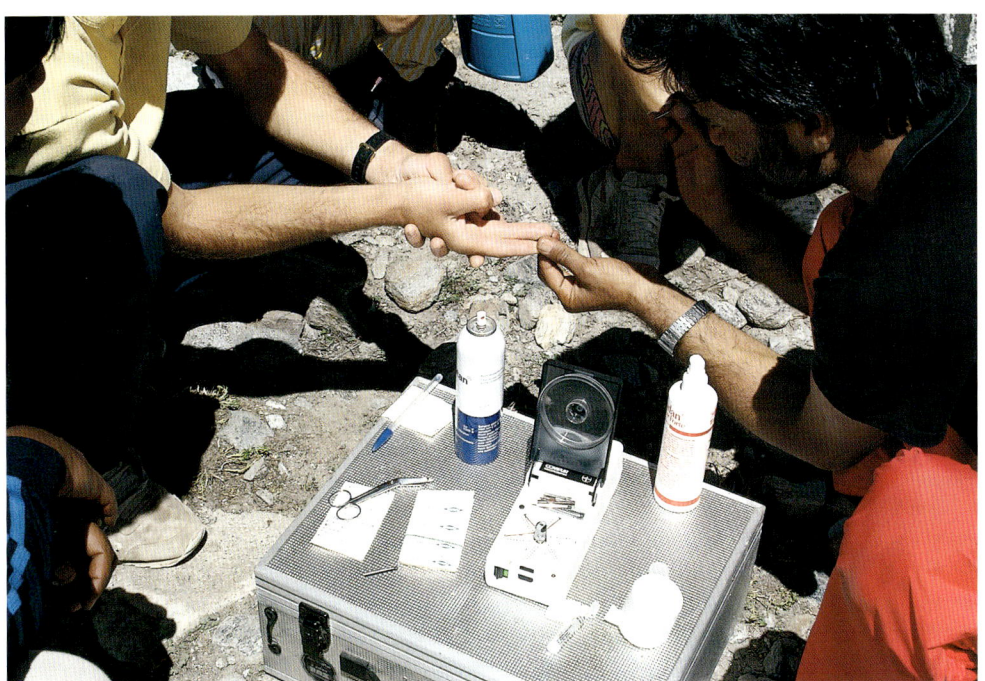

Blutuntersuchung mit Mini-Zentrifuge zur Hämatokritbestimmung (Maß für die Bluteindickung) im Basislager. Heute wird meist viel einfacher und schneller ein Pulsoxymeter zur Bestimmung der Sauerstoffsättigung im Kapillarblut eines Fingers verwendet.

Medizinische Vorbereitungen zu Hause

Alle Materialien und Medikamente sind natürlich je nach medizinischen Vorkenntnissen, Improvisationswillen und -talent des dafür Verantwortlichen auszuwählen. So wichtig wie die Zusammenstellung der Reiseapotheke ist die Information möglichst aller Teilnehmer über Indikation und Dosierung der jeweiligen Präparate, damit es nicht zu unsinnigen oder gefährlichen Medikamenteneinnahmen kommt. Als praktischer Behälter für eine größere Trekking- oder Basislagerapotheke empfiehlt sich ein robuster Aluminiumkoffer. Zur besseren Übersicht werden die Medikamente und medizinischen Hilfsmittel nach Symptom- bzw. Organgruppen geordnet, am besten von »oben nach unten«: z. B. Schmerzmittel und zentral wirkende Medikamente, Luftwege und Herz, Magen-Darm-Trakt, Wundversorgung, Salben und Sonstiges. Bei Hochlagerapotheken empfiehlt es sich, aus Platz- und Gewichtsgründen auf die Verpackungen und –

abgesehen von Ausnahmen – auch auf die Begleitzettel zu verzichten. Für die Basislagerapotheke kann man meist ein bis zwei Tablettenstreifen mehr in eine Schachtel verpacken als vorgesehen. Bei bestimmten viel verwendeten Tabletten (wie Lutschpastillen) und/oder voluminösen Verpackungen bzw. Tablettenstreifen ist es besser, alles in kleine Plastikcontainer (z. B. Tupperware) abzufüllen und so bereits zu Hause das Verpackungsvolumen erheblich zu reduzieren.

Für die typischen Magen-/Darm-Beschwerden, Erkältungskrankheiten und den unangenehmen Reizhusten müssen genügend Vorräte mitgenommen werden wie Enzym- und Durchfalltabletten, Nasensalben oder -sprays sowie reichlich Halslutschtabletten! Um die Gruppen- oder Basislagerapotheke zu entlasten, sollten alle Teilnehmer einen ausreichenden Vorrat an solchen Standard-Medikamenten selbst mitführen. Unter den Bedingungen einer längeren Tour abseits der Zivilisation ist

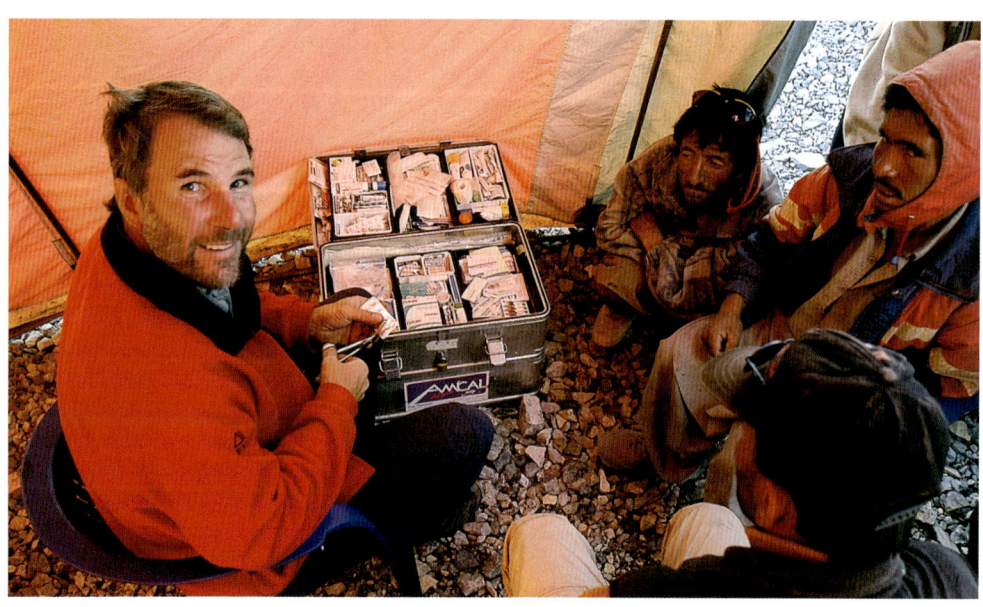

Trägersprechstunde des Autors im Mannschaftszelt bei einer Karakorum-Expedition.

bei der Vorbereitung zu Hause und erst recht unterwegs immer auch ein gewisses Improvisationstalent notwendig.

Persönliche Apotheke / Gruppenapotheke
Speziell für Unfälle, aber auch für andere Notsituationen, ist es unbedingt notwendig, dass jeder(!) Teilnehmer ein **persönliches Erste-Hilfe-Set** (Rucksackapotheke) mit einer medizinischen Mindestausrüstung mit sich führt. Dies wäre in dem Apothekenvorschlag als absolutes Minimum das Modul 1A, im Idealfall das ganze Modul 1 (1A und 1B, siehe Seite 120). Eine einzige Apotheke für mehrere Bergsteiger gleichzeitig kann nämlich unter Umständen sehr schnell in einer Spalte oder Lawine, bei einem Sturz oder sonstwie abhanden kommen. Bei der persönlichen Rucksackapotheke handelt es sich im Wesentlichen um Verbandsmaterial und Schmerzmittel für eventuelle Verletzungen auf der Tour.

Die vorgeschlagene Apotheke (Modul 1 – 5) kann auch bei einem Anmarsch zum Basislager als **Gruppen- bzw. Trekkingapotheke** verwendet werden. Ihr Inhalt ist ausreichend für drei bis vier Personen und eine Dauer von drei bis vier Wochen. Bei größeren Gruppen oder längeren Reisezeiten empfiehlt es sich, einfach

zwei oder mehr Apotheken mitzunehmen. Der Vorteil ist, dass die wichtigsten Medikamente immer griffbereit sind und mehrere Apotheken über die ganze Gruppe verteilt werden können. Die **Hochlagerapotheken** sollten zur besseren Übersichtlichkeit alle den gleichen Inhalt haben und strategisch über die wichtigen Lager verteilt werden. Lediglich für ein sehr hohes, letztes Lager vor dem Gipfelversuch könnte eine nochmalige Gewichtsreduktion sinnvoll sein. Bei mehreren Hochlagern und kleinerer Mannschaft könnte man als Alternative die Apotheken immer mit sich tragen, das heißt nicht deponieren, sondern als Gruppenapotheke verwenden, vorausgesetzt die Teilnehmer bleiben zusammen.

Hinweise zu bestimmten Medikamenten
Nachfolgend werden zusätzliche Gesichtspunkte zu bestimmten Medikamenten besprochen, soweit sie für Trekkinggruppen und Expeditionen eine spezielle Bedeutung haben.

Die vorgeschlagene **antibiotische Augensalbe** ist sehr klein und leicht (5 g) und eignet sich natürlich auch genauso gut zur Behandlung von kleineren infizierten Haut- und Schleimhautwunden. Alternativ bieten sich Augentropfen aus Einmal-Pipetten an.

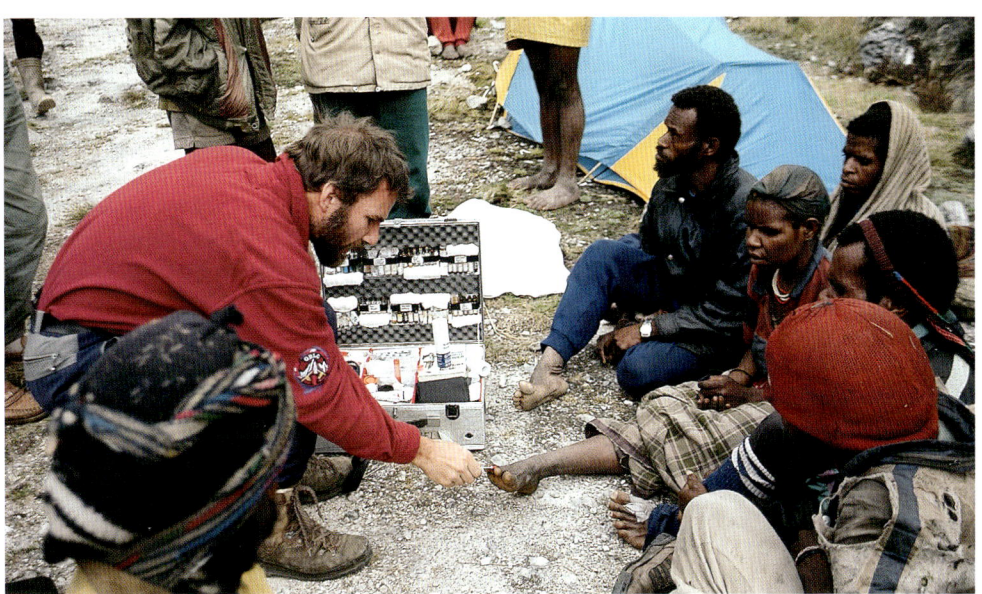

Wundversorgung der barfuß laufenden Träger (Papuas) im Hochland von Neuguinea.

Die beste Methode zur **Wasserdesinfektion** ist immer noch das Abkochen. In der Höhe reicht es aus, das Wasser zum Kochen zu bringen. Von den chemischen Desinfektionsmöglichkeiten ist vor allem Jod in Form von Jodtabletten zu empfehlen, erhältlich im Fachhandel für Outdoorbedarf. Inzwischen sind Wasserentkeimungsmittel auf Silberchloridbasis in Kombination mit Jod im Handel, die eine für Trekking- und Expeditionszwecke ausreichende Schutzwirkung haben. Generell sollte stark verschmutztes Wasser jedoch immer zuerst gefiltert werden. Keramikfilter sind schwer und teuer, aber eine gute Alternative, auch wenn kleine Viren nicht sicher eliminiert werden können. Bei allen Methoden muss allerdings gewährleistet sein, dass der einheimische Koch diese Mittel auch verwendet, und zwar vorschriftsmäßig!

Antibiotika kommen abseits der Zivilisation besonders dann zum Einsatz, wenn deutlich verschmutzte Wunden, starke Quetschwunden, Bisswunden oder größere Mitverletzungen von Knochen, Knorpel, Gelenken oder Sehnen vorliegen. Ein Antibiotikum sollte immer mehrere Tage eingenommen werden, bis die Krankheitserscheinungen vollständig ver-

schwunden sind (unbedingt Packungsbeilage studieren) und kann als unerwünschte Nebenwirkung die eigene physiologische Darmflora durcheinander bringen.

Bei leichten bis mäßigen **Durchfällen** unterwegs reicht normalerweise eine Nahrungspause und ausreichender Flüssigkeitsersatz bzw. Elektrolytausgleich aus. Jedoch hat es sich zur Erhaltung der körperlichen Leistungsfähigkeit und zur Risikominderung bei stärkeren Durchfällen bewährt, frühzeitig gut wirksame Medikamente anzuwenden, zumal auch meist nicht genügend Zeit vorhanden ist, den Durchfall in Ruhe auszukurieren. Bei Verdacht auf bakteriellen Durchfall sollte man deshalb relativ bald (Breitspektrum-)Antibiotika geben. An erster Stelle empfiehlt sich Ciprofloxacin: Dieses Medikament ist zwar teuer, aber dafür schnell und gut wirksam.

Das häufig verwendete Loperamid (Imodium) sollte bei akutem Durchfall nur in Ausnahmefällen, wie etwa bei längeren Busfahrten oder bei Flügen verwendet werden, da es die Ursache nicht beseitigt, sondern rein symptomatisch wirkt: durch eine »Ruhigstellung« des Darmes wird lediglich eine »stopfende« Wirkung erreicht.

D – Training, Ernährung, Überlastung, Psychologie

In den folgenden Kapiteln werden ganz unterschiedliche gesundheitliche Aspekte des Bergsteigens zusammengefasst. Sie behandeln meist prophylaktische Gesichtspunkte, wie etwa Training, Ernährung oder Überlastungsschäden beim Bergsteigen und Klettern. Zum Inhalt gehören auch weitere Themen der übergeordneten Bergmedizin, z. B. Bergsteigen bei bestimmten Erkrankungen, mit Kindern, in der Schwangerschaft oder im Alter. Das Kapitel Unfallprophylaxe und vor allem die interessanten, aber bisher stets vernachlässigten psychologischen Aspekte des Bergsteigens beschließen dieses wichtige Kapitel.

1. Bergsporttraining

1.1 Einführung

Training bedeutet Übung bzw. intensive Vorbereitung, speziell beim Sport. Zur Verbesserung der Leistungsfähigkeit wie auch zur Unfallverhütung spielt heute neben einer guten Grundausbildung ein vermehrtes und effektives Spezialtraining eine entscheidende Rolle. Dies zeigt sich vor allem am Beispiel Sportklettern eindrucksvoll. Training bewirkt durch eine regelmäßige körperliche Belastung eine Verbesserung der alpinsportlichen Leistungsfähigkeit (etwa mehr Ausdauer oder bessere Technik). Darüber hinaus erreicht man damit auch mehr Sicherheitsreserven in Stresssituationen sowie größeren Genuss auf Bergtouren.

Durch einen Schutzmechanismus des Körpers ist die maximal mögliche Leistung eines Menschen normalerweise nur zu ca. 70 % willentlich mobilisierbar, bei gut Trainierten hingegen bis zu 90 %. Die restlichen Energiereserven sind nur bei außergewöhnlichen Stress- und Notfallsituationen sowie durch Doping verfügbar. Durch Training kommt es an einzelnen Organen u. a. zu Volumenvergrößerungen, verbesserten Transportmechanismen, erhöhter Energiespeicherung oder zu verbesserter Belastbarkeit von Gelenken, Sehnen oder Bändern. Der Organismus arbeitet dadurch ökonomischer und erholt sich auch rascher nach Belastungen. Vor allem der Muskelapparat, das Herz-Kreislauf-System, das vegetative Nervensystem und auch die Psyche profitieren von einem regelmäßigen Training. Aber selbst die Strukturen des passiven Bewegungsapparates (wie Bandscheiben, Knochen, Gelenke, Sehnen und Bänder) sind trainierbar, wenn auch nur in geringem Ausmaß, und wegen der schlechteren Durchblutung stellt sich ein Trainingseffekt nur über relativ lange Zeiträume ein.

1.2 Herz-Kreislauf-System

Bei Anstrengungen wie beim Bergaufgehen nehmen sowohl die Pulsfrequenz (normalerweise 60 – 80 Schläge pro Min.) als auch das Schlagvolumen des Herzens zu. Bei Ausdauertrainierten wird durch eine Herzvergrößerung (= Sportlerherz) vor allem das Schlagvolumen und damit die Pumpleistung erhöht, während der Puls weniger stark ansteigt und auch in Ruhe niedriger liegt als bei Untrainierten. Es ist deshalb empfehlenswert, den eigenen **Ruhepuls** vor dem Aufstehen zu messen: Bei Trainierten liegt er zwischen 50 – 60 Schlägen pro Minute, bei sehr guten Sportlern sogar unter 50 Schlägen. Durch effektives Training sinkt der Ruhepuls um mehrere Schläge.

Messungen während und auch nach Belastungen zeigen Trainingseffekt sowie Erholungsfähigkeit und geben einen Vergleich mit eigenen früheren Werten. Der Puls selbst ist ziemlich variabel und hängt neben dem Training auch von Veranlagung, Alter und der Sportart ab. Als grobe Faustregel für die **optimale Pulsfrequenz beim (Ausdauer-)Training** gilt 180 minus Lebensalter (bei jüngeren Leistungssportlern sogar 200 minus Lebensalter). Dabei lediglich 15 Sekunden am Handgelenk oder an der Halsschlagader zählen und mit vier multiplizieren, da bei längerer Erholungspause rasche Pulsverlangsamung und Messverfälschung eintreten. Bei der Erholung sollte der Puls von Trainierten innerhalb von drei Minuten nach maximalen Belastungen unter 130 Schläge pro Minute sinken. Zur einfacheren Kontrolle des Pulses während der Belastung haben sich hier spezielle Pulsmessgeräte bewährt.

1.3 Auswirkungen auf die Muskulatur

Leistungsbegrenzend beim Bergsteigen ist die belastete Skelettmuskulatur, die jedoch gut trainiert werden kann. Training wirkt bei allen Sportarten primär auf die beanspruchte Muskulatur. Die Leistungssteigerung beruht dabei zu einem kleineren Teil auf Neubildung und Verdickung einzelner Muskelfasern, zum größeren Teil aber auf der Verbesserung der intramuskulären Koordination (das heißt ohne Gewichts- und Volumenzunahme). Vor allem beim Konditionstraining werden in der Muskulatur Blutgefäße vergrößert oder neu gebildet, durch die vermehrt Sauerstoff und Nährstoffe herantransportiert und gleichzeitig mehr Stoffwechselabfallprodukte und Wärme abtransportiert werden können. Reines Bodybuilding hingegen bewirkt vorrangig eine Muskelvergrößerung mit kurzzeitig möglichen Kraftakten, führt aber zur schnellen Ermüdung wegen schlechter Gefäßversorgung und fehlendem Herz-Kreislauf-Training sowie zu einer ungenügenden Fettverbrennung in der Muskulatur. Die Muskelkraft erreicht bei beiden Geschlechtern ihr potenzielles Maximum mit ca. 25 Jahren, wobei in der Jugend ein steiler Anstieg und im Alter ein langsamer Abfall stattfindet. Frauen erreichen im Durchschnitt maximal 70 – 80 % der männlichen Muskelkraft, können aber bei intensivem Training untrainierte oder schlechter trainierte Männer weit übertreffen!

1.4 Theoretische Grundlagen

Jeder Trainingseffekt ist eine biologische Anpassungsreaktion des Organismus auf bestimmte Belastungen und führt zu einem ökonomischeren Arbeiten der beanspruchten Organsysteme, v. a. der Muskulatur.
Schematisch gibt dies die folgende Darstellung wieder:

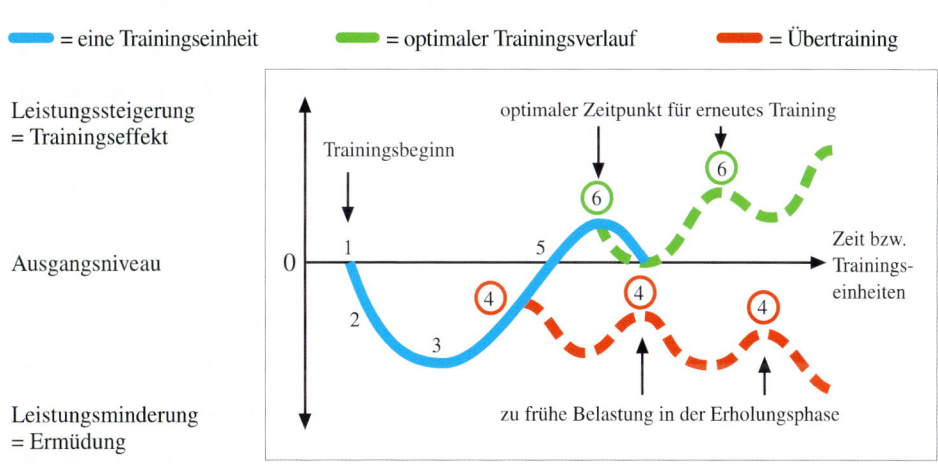

Theoretische Grundlagen von Trainingseffekten

━━ = eine Trainingseinheit   ━━ = optimaler Trainingsverlauf   ━━ = Übertraining

Leistungssteigerung = Trainingseffekt

optimaler Zeitpunkt für erneutes Training

Trainingsbeginn

Ausgangsniveau

0

Zeit bzw. Trainingseinheiten

Leistungsminderung = Ermüdung

zu frühe Belastung in der Erholungsphase

1 = Trainingsbeginn
2 = Ermüdung
3 = Trainingsende
4 = zu frühe Belastung in der Erholungsphase
5 = Ausgangsniveau
6 = maximale Leistungssteigerung bzw. optimaler Zeitpunkt für erneutes Training

Durch einen Trainingsreiz (1) wird der Körper belastet und ermüdet nach einer Weile (2). Mit Beendigung der Belastung (3) kann sich der Organismus erholen (4) und erreicht wieder das Ausgangsniveau (5). Als Anpassungserscheinung kommt es jedoch jetzt zu einer überschießenden Reaktion (= Leistungssteigerung), deren maximaler Effekt bei (6) erreicht ist. Kommt es danach zu keiner neuen Belastung mehr, sinkt die Leistung wieder auf das ursprüngliche Ausgangsniveau ab (deshalb ist regelmäßiges Training nötig!).

Folgt jedoch bei (6) ein erneuter Trainingsreiz, kommt es durch die gleichen Reaktionen zu einer weiteren Leistungssteigerung, da ja von einem höheren Niveau ausgegangen wurde. Die gestrichelten Linien zeigen den Verlauf bei optimalem kontinuierlichen Training. Dabei kommt es zu einer **Ökonomisierung** des Organismus im Herz-Kreislauf-System (mit Absinken des Pulses bei gleichen Belastungsstufen), zur Verbesserung des Fettstoffwechsels, zur Erhöhung der Sauerstoffaufnahmefähigkeit des Organismus, zur Erhöhung der Energiereserven im Körper, zur Anpassung im Atmungssystem und im Bewegungsapparat.

Erfolgt die erneute Trainingsbelastung jedoch immer zu früh (bei 4) mit unvollständiger Erholung (gepunktete Linien), kann es zum schädlichen Übertraining mit Leistungsverlust kommen (deswegen sind sinnvolle Erholungspausen nötig!).

Die **optimale Regenerationszeit** (Zeitraum zwischen Punkt 3 und 6) hängt auch von der Trainingsart ab und ist beim Anfänger für Ausdauertraining nach ca. 1 – 1½ Tagen, für Kraftausdauer nach 2 – 3 Tagen und für Maximalkraft nach 3 – 3½ Tagen erreicht, während ein Hochtrainierter nur etwa die Hälfte der Zeit benötigt.

Der Organismus reagiert unterschiedlich schnell auf Belastungen und braucht etwa folgende **Anpassungszeiten**: Energiespeicher (Glykogen) 2 – 3 Tage, Muskeln 7 – 10 Tage, Blutgefäße 2 Wochen, Herz 6 Wochen, Sehnen, Knorpel und Bänder mehrere Monate, Skelett sogar Jahre. Deshalb sollte man ein Training nur langsam steigern und sich bis zur Maximalbelastung genügend Zeit lassen!

1.5 Sportmedizinische Leistungsbereiche für das Ausdauertraining

Als Einstieg in eine intensivere Beschäftigung mit der Materie sollen hier noch drei wichtige Begriffe aus der allgemeinen Trainingslehre erklärt werden:

Der **aerobe Bereich** ist die Belastungsintensität, bis zu der alle Funktionssysteme stabil arbeiten, wobei hier besonders der Fettstoffwechsel aktiv ist. Unterhalb der aeroben Schwelle sind auch mehrstündige Belastungen möglich. Dieser Bereich ist besonders für das Grundlagentraining wichtig, bei dem eine durchschnittliche Pulsfrequenz von 130 – 50 Schlägen pro Minute besteht.

Bei stärkeren Belastungen kommt es im **anaeroben Bereich** durch eine Sauerstoffschuld zu einer zunehmenden Laktatbildung (Übersäuerung) in der Muskulatur. An der **anaeroben Schwelle** selbst besteht ein Gleichgewicht zwischen Laktatneubildung und Laktatabbau. Darüber kommt es zu einem fast ausschließlichen Kohlenhydratstoffwechsel (bei dem nur Glucose verbrannt wird) – und der Puls steigt auf 170 Schläge oder mehr. Der Bereich dazwischen wird als **aerob-anaerober Übergangsbereich** bezeichnet und ist besonders zur Entwicklung der Leistungsfähigkeit wichtig. Der Puls beträgt dabei etwa 150 – 170 Schläge pro Minute. Dabei kommt es zu einer zeitweisen Instabilität verschiedener Funktionssysteme bei einem gemischten Fett- und Kohlehydratstoffwechsel. Beachtet werden sollte, dass die hier angegebenen Pulswerte nur Richtwerte darstellen und individuell stark variieren. Zur Bestimmung der persönlichen Pulswerte für ein zielgerichtetes und effektives Training dient eine so genannte sportmedizinische Leistungsdiagnostik (siehe Kap. 1.6).

1.6 Trainingsplanung für die Ausdauerleistung

Das Aufstellen eines Trainingsplanes ist auch für die Bergsportdisziplinen eine sehr individuelle Angelegenheit. Dabei müssen unbedingt persönliche Voraussetzungen wie Alter, Anzahl der Trainingsjahre, aktuelles Leistungsvermögen, Art und Umfang der beruflichen oder familiären Beanspruchung sowie gesundheitliche Voraussetzungen berücksichtigt werden.

Am Anfang ist ein **Eingangstest** zur Feststellung des momentanen Leistungsvermögens sinnvoll, z. B. der Zeittest nach Cooper, das heißt die Länge der zurückgelegten Strecke nach zwölf Minuten Laufen, oder ein Streckentest, das heißt Zeitmessung für eine bestimmte Distanz. Je nach Testergebnis findet die entsprechende Planung, Durchführung und Kontrolle des Trainings statt. Nach zwei bis vier Wochen werden die Tests wiederholt und ggf. eine Änderung des Trainings vorgenommen.

Wer es professioneller haben möchte, sollte eine **ergometrische Leistungsdiagnostik** (auf dem Fahrrad-Ergometer oder auf einem Laufband) machen lassen, die der übliche Standard für eine Überprüfung der Belastbarkeit und Leistungsfähigkeit ist. Mittlerweile gibt es in vielen Orten spezialisierte Arztpraxen oder Trainingsinstitute, die für eine individuelle Trainingsplanung je nach Zielen und körperlicher Leistungsfähigkeit eine detaillierte Trainingsplanung ausarbeiten.

Je nach den persönlichen Voraussetzungen muss entschieden werden, ob das Training rein gesundheitlichen Zwecken dient oder damit auch eine Leistungssteigerung (z. B. beim Sportklettern) erreicht werden soll. Unter reinen Gesundheitsaspekten und für die meisten genussorientierten Wanderer ist ein Training im Grundlagenbereich ausreichend: z. B. ruhige, langsame und gleichmäßige Dauerläufe. Wird jedoch ein leistungsorientiertes Training durchgeführt, ist ein Üben in allen Belastungsbereichen notwendig, und es muss häufig variiert werden. Dabei soll das Grundlagentraining im Umfang zwei Drittel der Gesamtbelastung ausmachen, ein intensives Training nur insgesamt ein Drittel.

Je intensiver das jeweilige Training, desto kürzer die Trainingseinheiten!

1.7 Zeitlicher Trainingsaufbau und Trainingsmethoden

Für das Grundlagentraining beim Bergsteigen kommen Ausdauersportarten wie Laufen, Radfahren, Skilanglauf, Walking, Rudern, Schwimmen usw. in Frage. Beim Joggen sollte man »laufen ohne zu schnaufen«, das heißt ein Tempo wählen, bei dem noch eine Unterhaltung möglich ist. Dies entspricht etwa einem Atemzyklus von zwei bis drei Schritten einatmen und vier Schritten ausatmen. Muss schneller geatmet werden, liegt in der Regel das Tempo zu hoch. Wird aber zu häufig, zu lange und zu hart trainiert, führt dies zu Leistungsstagnation oder Leistungseinbußen, aber auch zu gesundheitlichen Überlastungen. Da sich Sportler oft überschätzen, kommt dies leider relativ häufig vor.

Aus diesem Grund sind die **Erholungsphasen** so wichtig: In der Regeneration werden Stoffwechselprodukte wie Laktat abgebaut und verbrauchte Kohlenhydratreserven in Form von Glykogen neu gebildet (dauert bis zu zwei Tage) sowie beschädigte Muskelzellen nach »Muskelkater« regeneriert (dauert bis zu vier Tage). So ist nach einem intensiven Ausdauertraining bei Untrainierten eine Erholungsphase bis zu zwei Tagen sinnvoll, nach einem Maximalkrafttraining sogar bis zu drei Tagen. Mit zunehmendem Alter verlängert sich die Regenerationszeit zusätzlich.

Der **Zeitbedarf für eine Leistungssteigerung** ist insgesamt relativ groß. Mindestens sechs Wochen vergehen in der Regel, bis sich fühl- und messbare Leistungssteigerungen zeigen. Wer sich auf eine große Tour vorbereiten will, sollte als Minimum ein etwa dreimonatiges Training einkalkulieren. Wer überhaupt noch nicht trainiert ist, sollte eher mit der doppelten Zeitspanne rechnen. Bei allen Alpinsportarten führt allgemein nur ein mehrjähriges und gezielt aufgebautes Trainingsprogramm zu verlässlichen und sicheren Leistungen.

Für Höchstleistungen im Bergsport ist eine **Periodisierung**, das heißt ein ganzjähriges Training in verschiedenen Phasen nötig. In der Vorbereitungsphase werden die Belastungen langsam gesteigert: von hohem Trainingsumfang (Dauer) zu hoher Intensität, vom allgemeinen zum speziellen Konditionstraining. In der Leistungsperiode (z. B. Expedition oder Klettersommer) wird der Höhepunkt erreicht. Dabei sind die Trainingseinheiten insgesamt kürzer, aber spezifischer und sehr intensiv. Die abschließende Übergangsperiode dient der aktiven Erholung, z.B. durch Betreiben anderer Sportarten, um ein gewisses Grundniveau bis zum nächsten Jahr zu halten. Dazu ist fast jede Art sportlicher Betätigung geeignet.

Trainingsmethoden

Ein Konditionstraining kann mit Dauer- oder Intervallbelastungen durchgeführt werden. Die **Dauermethode**, das heißt lange Belastung ohne Pausen, kann sein: kontinuierlich (gleichmäßige Geschwindigkeit), wechselnd (planmäßig schneller und langsamer) oder ein so genanntes Fahrtenspiel (unterschiedliche Geschwindigkeit, am besten in einem hügeligen Gelände).

Die **Intervallmethode** wechselt planmäßig zwischen Belastungs- und Erholungsphasen, wobei hier die Pausen meist nur unvollständig sind. Hierzu gehört z. B. das altbekannte Zirkeltraining, bei dem verschiedene Übungen in bestimmten Zeitintervallen oder mit vorgegebener Wiederholungsanzahl hintereinander ausgeführt werden. Diese Trainingsform ist eine gute, abwechslungsreiche Alternative, da sie unabhängig von Alter, Geschlecht oder Leistungsstand ist und deshalb gemeinsam mit anderen, aber trotzdem individuell betrieben werden kann.

1.8 Praktische Trainingsgrundsätze

- Bestes Training wäre die **Ausübung der jeweiligen (Berg-)Sportart selbst**, da bei andersartigen »Trockenübungen« die verschiedenen Muskeln meist nicht im optimalen Verhältnis zueinander trainiert werden. Jedoch wird die maximal mögliche Leistungssteigerung durch das Vorbereitungstraining festgelegt. Dadurch erfolgt in jedem Fall eine schnellere und bessere Anpassung.
- Zu geringe, seltene oder kurze Trainingsbelastungen (z. B. Spazierengehen) sind nutzlos, da man zur Leistungssteigerung **gewisse Schwellenwerte überschreiten** muss. Diese werden im Optimalfall anhand

einer Leistungsdiagnostik bestimmt. Ansonsten gilt als Richtwert für ein aerobes Training ein Puls von 130–150 pro Minute.

- Zu hohe Trainingsreize sowie zu seltene und kurze Pausen ohne vollständige Erholung können zum schädlichen **Übertraining mit Leistungsabfall** führen. Deshalb richtiges Verhältnis zwischen Belastung und Erholung wählen! Zeichen von Grenzbelastung sind: schnelle, kurze und unregelmäßige Atmung, Stechen in der Brust, Kopfschmerzen, Taumeln, Erbrechen.
- Generell sollte man **zuerst die Häufigkeit und die Dauer** der jeweiligen Trainingseinheiten und erst **später die Intensität steigern**.
- Eine **Leistungssteigerung** wird mit gezielten und intensiven Belastungseinheiten erreicht. Dabei darf die Belastungsdauer dann nicht sehr lang sein, und insgesamt soll das intensive Training je nach Trainingsphase maximal ein Drittel aller Maßnahmen ausmachen.
- Vor dem eigentlichen Training sollte man sich **immer gut aufwärmen und dehnen** (z. B. durch Einlaufen oder Gymnastik), um die Verletzungsgefahr herabzusetzen, da aus wenig durchbluteten und kalten Muskeln eine schlechtere Koordination resultiert.
- Nach einer Belastung nicht abrupt aufhören, sondern einige Minuten etwa **mit halber Leistung auslaufen**. Dies dient zum Abtransport der Stoffwechselschlacken aus der Muskulatur mit Hilfe einer verstärkten Durchblutung und Muskelselbstmassage, was etwa dreimal besser wirkt als eine passive Massage!
- **Altersgemäß, individuell und abwechslungsreich trainieren**, um einer physischen und psychischen Monotonie und Ermüdung vorzubeugen. Die einfachste Variation beim Laufen oder Radfahren ist es, die gewohnte Streckenführung umzudrehen – dabei treten große Unterschiede besonders bei Steigungsstrecken auf.
- Auch die **Ausübung anderer Sportarten** lockert das Training sinnvoll auf.
- **Gezielt, regelmäßig und über einen längeren Zeitraum hinweg trainieren**, da ein

gutes alpines Leistungsniveau nur sehr langfristig erworben werden kann und ohne Training auch bald wieder absinkt. Nach erfolgter Leistungssteigerung sind für ein optimales Training höhere Belastungen als vorher nötig.

■ Bei älteren, völlig Untrainierten empfiehlt sich vor Aufnahme eines Trainings **ein Arztbesuch** mit einer Gesundheitskontrolle (z. B. Belastungs-EKG).

■ **Trainieren in einer Gruppe** macht nicht nur mehr Spaß, sondern gibt auch einen größeren Ansporn (vor allem zum Überwinden des »inneren Schweinehundes«!).

■ **Techniktraining** sollte **zeitlich vor Kraftübungen** und diese sollten **vor einem Ausdauertraining** durchgeführt werden, da es durch vorherige Ermüdung zu Konzentrations- und Koordinationsschwächen mit Verletzungsgefahr kommen kann.

■ Nach dem Training **genügend trinken**! Bei Temperaturen von 15 – 22 Grad verliert der Körper beim Laufen etwa einen Liter Wasser pro Stunde.

■ **Ernährung**: Wer viel trainiert, sollte vor allem auf eine hohe Kohlenhydratzufuhr achten, z. B. durch »Spaghetti-Essen« (siehe Kapitel Ernährung, Seite 139 – 140).

1.9 Trainingsformen nach Bergdisziplinen

Die Leistungsfähigkeit eines Bergsteigers setzt sich zusammen aus **Persönlichkeitsmerkmalen** (physisch und psychisch), **Technik** (z. B. beim Klettern oder Skifahren), **Taktik** (theoretische Erkenntnisse und praktische Erfahrungen) und **Kondition**. Unter bergsteigerischer Kondition versteht man vor allem **Ausdauer**, Kraft und Beweglichkeit. Ausdauer ist allgemein die Widerstandsfähigkeit des Sportlers gegenüber körperlichen, aber auch seelisch-geistigen Ermüdungserscheinungen und damit eine der wichtigsten Voraussetzungen bei allen Arten des Bergsports. Nach den vorherrschenden körperlichen Belastungen in den einzelnen alpinen Disziplinen und den daraus resultierenden Trainingsanforderungen kann man das Bergsteigen in drei Gruppen einteilen:

1.9.1 Bergwandern, Bergsteigen, Eisgehen und Skitouren im Aufstieg

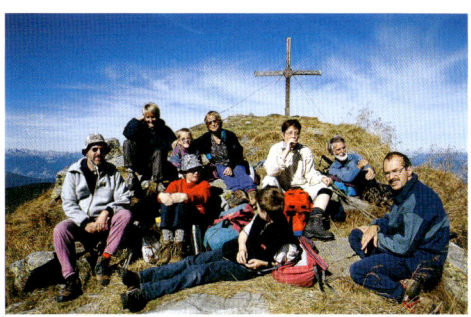

Bei diesen dynamischen Sportarten mit verschieden hohen, aber meist gleichmäßigen Belastungen ist hier nur die **Langzeitausdauer** leistungslimitierend, während Kraft und Beweglichkeit eine geringe Rolle spielen. Zum Training dieser für alle Sportarten wichtigen Grundlagenausdauer eignen sich besonders die verschiedenen Laufarten wie Jogging, Berglauf oder Walking. Um die Gelenke zu schonen, sollte man auf Asphalt stoßaufnehmende Laufschuhe verwenden oder auf einem weichen Untergrund (federnder Waldboden) laufen. Ein gutes Training ist auch Skilanglauf im Winter sowie Nordic-Walking. Vor allem bei Gelenk- und Sehnenbeschwerden eignen sich auch Radfahren (Gewichtsentlastung durch Sattel) und Schwimmen (Wasserauftrieb, jedoch als Nachteil kein Training der Schweißregulation bzw. des Wärmehaushalts). Neben diesen klassischen Ausdauertrainingsarten eignen sich auch andere Aktivitäten: z. B. längere (Ski-) Gymnastik, (Ball-) Spiele, Rudern, Kajakfahren, Tanzen sowie forciertes Alltagstraining: aufwärts Treppensteigen statt Lift benützen, zwei Stufen auf einmal nehmen usw.

1.9.2 (Nicht extremes) Klettern in Fels und Eis

Bei diesen eher statisch orientierten Sportarten kommen zur Ausdauer eine zusätzliche Kraftkomponente (als sog. **Kraftausdauer**) sowie eine ausgeprägte **Beweglichkeit** ins Spiel. Beim Krafttraining sollten neue Übungen anfangs vorsichtig durchgeführt und

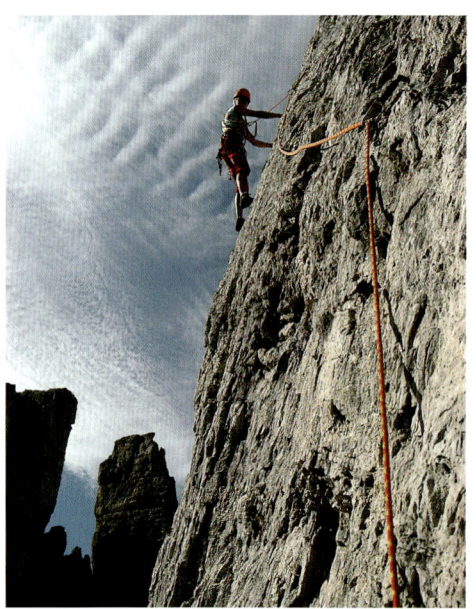

dazwischen Lockerungsübungen eingebaut werden. Bei zu starker Ermüdung mit Konzentrationsmangel ist wegen der erhöhten Verletzungsgefahr ein Abbruch des Trainings ratsam. Sportler mit Rückenproblemen sollten die Wirbelsäule zur Schonung der Bandscheiben bei den Übungen möglichst gerade halten. Ebenso sind zur Vermeidung von Gelenküberlastungen tiefe Kniebeugen mit Gewichten zu unterlassen. Das Training der **allgemeinen Kraftausdauer** (mehr als ein Sechstel der Gesamtmuskulatur betroffen) sollte eher dynamisch erfolgen, das heißt Training mit etwa halber Intensität bis ca. zwei Minuten lang. Die **lokale Kraftausdauer**, vor allem von Fingern und Unterarmen ist dagegen relativ statisch, das heißt, ein Training erfolgt mit 100 % Intensität maximal 15 – 20 Sekunden lang.

1.9.3 (Extremes) Eis- und Sportklettern

Hier sind ein **spezielles Krafttraining**, eine **große Beweglichkeit** und ein **Training des Gleichgewichtssinnes** nötig. Beweglichkeit bedeutet optimales Ausnützen des Gelenkspiels durch »Geschmeidigmachen« und ist abhängig von Anatomie (Gelenkart), Alter (je älter, desto steifer!), Geschlecht (Frauen sind

gelenkiger) und Muskelmasse (zuviel Muskulatur behindert). Das Training besteht besonders aus gymnastischen (Muskel-)Dehnübungen bis zur Schmerzgrenze. Passive Dehnungen (entweder selbst oder durch eine Hilfsperson durchgeführt) sind zwar zunächst am effektivsten, aber nur von kurzer Wirkungsdauer. Dabei sollten die Schmerzgrenzen nicht überschritten bzw. unbedingt mit dem Partner abgestimmt werden! Aktive Übungen wirken länger und führen auch zu verbesserter Koordination, da zusätzlich der gegenläufige Muskel mittrainiert wird. Generell gilt: Gut aufwärmen, dazwischen Lockerungsübungen, vorsichtige und langsame Steigerung (das heißt am Anfang keine federnden Übungen wegen Verletzungsgefahr!) und Training aller möglichen Gelenkrichtungen.

Grundsätzlich sollte mit einem intensiven Training für extremes Eis- und Sportklettern erst nach einigen Jahren Erfahrung oder unter fachmännischer Hilfestellung begonnen werden, da die Verletzungsrate in den ersten Jahren vor allem beim Hallenklettern relativ hoch ist. Übersehen wird insbesondere immer wieder das viel schnellere Anpassungsvermögen von Muskeln im Vergleich zu Sehnen und Bändern, was vor allem für das Klettern wichtig ist. Deswegen abschließend noch einmal der Verweis auf entsprechende Fachliteratur, gut geführte Trainingseinrichtungen und persönliche Anleitungen von alpinen Spezialisten.

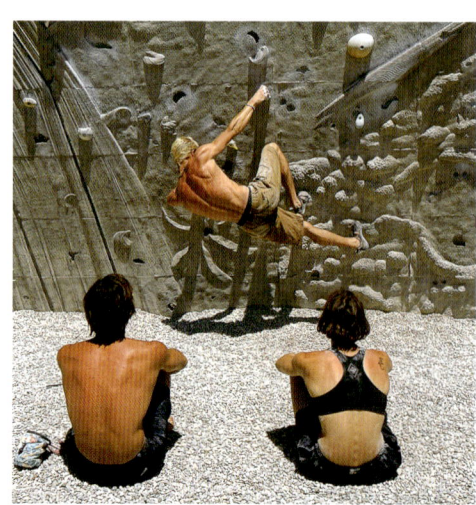

2. Ernährung und Trinken beim Bergsteigen

Bergsteigen verursacht im Vergleich zu anderen Sportarten einen sehr hohen Kalorien- und Flüssigkeitsverbrauch. Deshalb ist eine ausgewogene Ernährung sowie eine ausreichende Getränkezufuhr für die Leistungsfähigkeit im Gebirge entscheidend, da falsche Ernährung zu vorzeitiger Ermüdung führen kann. Die Nahrungszufuhr dient zunächst immer dem Erhalt der Leistungsfähigkeit durch Wiederauffüllen der verbrauchten Energiespeicher (vor allem bei schlechtem Trainingszustand). Dabei müssen die Nährstoffe in Anpassung an die biologischen Erfordernisse und die jeweiligen Belastungen im optimalen Verhältnis zugeführt werden.

2.1 Grundsubstanzen der Nahrung – »Was ist drin?«

Die Nahrung dient zur Deckung des Energiebedarfs, ersetzt den täglichen Verschleiß an Körpersubstanz bzw. fördert das Wachstum und aktiviert die Stoffwechselvorgänge im Körper. Zu den Grundsubstanzen gehören:

Kohlenhydrate

Sie sind vor allem in Reis, Kartoffeln, Nudeln und Getreideprodukten (wie Brot und Müsli), in Obst sowie in jeder Art von Zucker enthalten. Bei der Verdauung kommt es zum Abbau in Traubenzucker (Glukose) und relativ schnellem Übergang ins Blut, mit schneller Energielieferung oder Speicherung in Form von Glykogen. Die Glykogenreserven sind zu zwei Dritteln in der Muskulatur und zu einem Drittel in der Leber enthalten; sie können bei Trainierten die zwei- bis dreifache Menge im Vergleich zu Ungeübten betragen (je nach Trainingszustand ca. 2000 kcal). 1 g Kohlenhydrate ergeben bei der Verwertung im Körper ca. 4 kcal Energie.

Fette

Sie sind vor allem in Margarine, Öl, Nüssen, Butter, Käse, Wurst und fettem Fleisch enthalten. Die wasserfreien und daher gewichtssparenden Fettreserven des Menschen sind der größte Energiespeicher mit etwa 50.000 kcal. 1 g Fett erzeugt 9 kcal und hat daher den besten Wirkungsgrad, benötigt aber ca. 10 % mehr Sauerstoff zur Verbrennung. Das heißt,

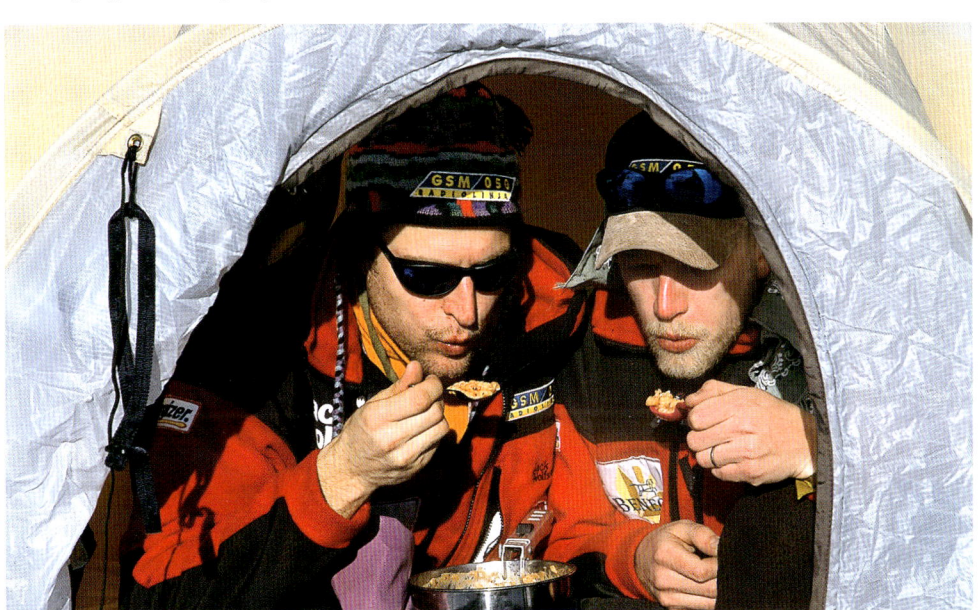

Eine warme Mahlzeit am Tage, gerade bei Expeditionen oder großer Kälte, stärkt Mensch und Moral.

Fette sind unökonomischer sowie schwerer verdaulich und daher für größere Höhen und maximale Leistungen weniger empfehlenswert als Kohlenhydrate.

Eiweiß

Die Eiweißstoffe oder Proteine sind vor allem in Fleisch, Fisch, Milch, Eiern und Käse enthalten. Der Eiweißspeicher wird nur im Notfall zur Energiegewinnung herangezogen, ist aber sehr wichtig für den Aufbau des Oganismus. Die Eiweiße sind die Grundbausteine der Muskelfasern, Gerüst- und Schutzsubstanzen der meisten anderen Gewebe und sind am Aufbau von Enzymen, Hormonen, Blutbestandteilen und Antikörpern beteiligt. 1 g Eiweiß ergibt 4 kcal Energie und hat bei der Verdauung eine so genannte spezifisch-dynamische Wirkung, das heißt, bei der Verbrennung entsteht mehr Wärme als bei den anderen Grundsubstanzen, was sich vor allem bei Kälte positiv bemerkbar macht.

2.2 Vitamine – »Wichtig beim Sport!«

Die Vitamine dienen der Regulation aller Stoffwechselvorgänge, sodass ihr Verbrauch bei sportlicher Tätigkeit deutlich ansteigt. Sie kommen vor allem in Gemüse, frischem Obst und Getreideprodukten vor. Wichtig für Sportler ist eine Vollwertkost mit hohem Nährwert. Bei kürzeren Unternehmungen besteht keine Gefahr eines Vitaminmangels, ausgewogene Mischkost ist normalerweise ausreichend, da erhöhte Vitamingaben keine Leistungssteigerung bewirken. Multivitamintabletten sind nur bei stark erhöhter körperlicher Aktivität und verminderter Frischverpflegung, z. B. bei überwiegender Konserven- und Trockennahrung während langer Expeditionen sinnvoll. **Vitamin C** (Ascorbinsäure) hat eine sehr vielfältige Wirkung und aktiviert unter anderem das Abwehrsystem. Deshalb sind erhöhte Tagesmengen beim Höhenbergsteigen vorbeugend zur Steigerung der Widerstandskraft gegen Infektionen sinnvoll. Durch Vitamin C soll auch eine Verbesserung der Sauerstoffverwertung in der Muskulatur erfolgen. Das gleiche gilt auch für **Vitamin E**, von dem deshalb ebenfalls ein positiver Effekt in der Höhe angenommen wird.

2.3 Kalorienbedarf – »Wieviel braucht man?«

Die alte, aber noch weit verbreitete Einheit »Kilokalorie« (kcal) ist definiert durch die benötigte Energie zur Erwärmung von einem Liter Wasser um ein Grad Celsius und entspricht einem Energieverbrauch von ca. sechs Höhenmetern Treppensteigen. Der Grundumsatz, das heißt der Kalorienverbrauch unter Ruhebedingungen, ist abhängig von Alter, Geschlecht, Körpergröße und -gewicht sowie der Umgebungstemperatur. Frauen brauchen im allgemeinen 5 – 10 % weniger Kalorien als Männer, während Kinder und Jugendliche höhere Energiemengen benötigen. Als Formel für den Nahrungsbedarf in Ruhe gilt: 1 kcal pro kg Körpergewicht und Stunde, das ergibt circa 1700 kcal pro Tag für einen 70 kg schweren Menschen. Zusätzliche körperliche Leistungen brauchen weitere Kalorien, wobei diese Werte von Person zu Person stark variieren können, auch in Abhängigkeit vom Trainingszustand. Der Tagesbedarf bei normalen Wanderungen steigt im Durchschnitt auf ca. 3500 kcal, bei Mehrtagestouren auf ca. 4000 kcal, für Hochalpinisten und Kletterer auf über 4500 kcal. Bei einem Aufstieg von 100 Höhenmetern werden ungefähr 100 – 150 kcal verbraucht. Umgekehrt ergeben 1000 kcal Nahrungszufuhr etwa 150 – 160 g Körpergewicht, sodass sich die Nahrungszufuhr im Training und unterwegs am besten über das Wiegen kontrollieren lässt. Das ideale Gewicht eines Bergsteigers kann durch die Formel »(Körpergröße in cm minus 100) minus 10 %« berechnet werden und ergibt meistens auch die beste körperliche Leistungsfähigkeit beim Bergsteigen.

2.4 Ernährung vor Belastungen – »Das optimale Essen!«

Für eine gesunde Ernährung werden im Allgemeinen empfohlen: 50 – 60 % Kohlenhydrate, 25 – 35 % Fett und 10 – 15 % Eiweiß. Jedoch sind in der üblichen Zivilisationskost deutlich weniger Kohlenhydrate, aber dafür mehr Fette enthalten. Das Verhältnis von tierischen Eiweißen zu pflanzlichen Eiweißen sollte 1:1 betragen. Ausschließlich vegetarische Kost

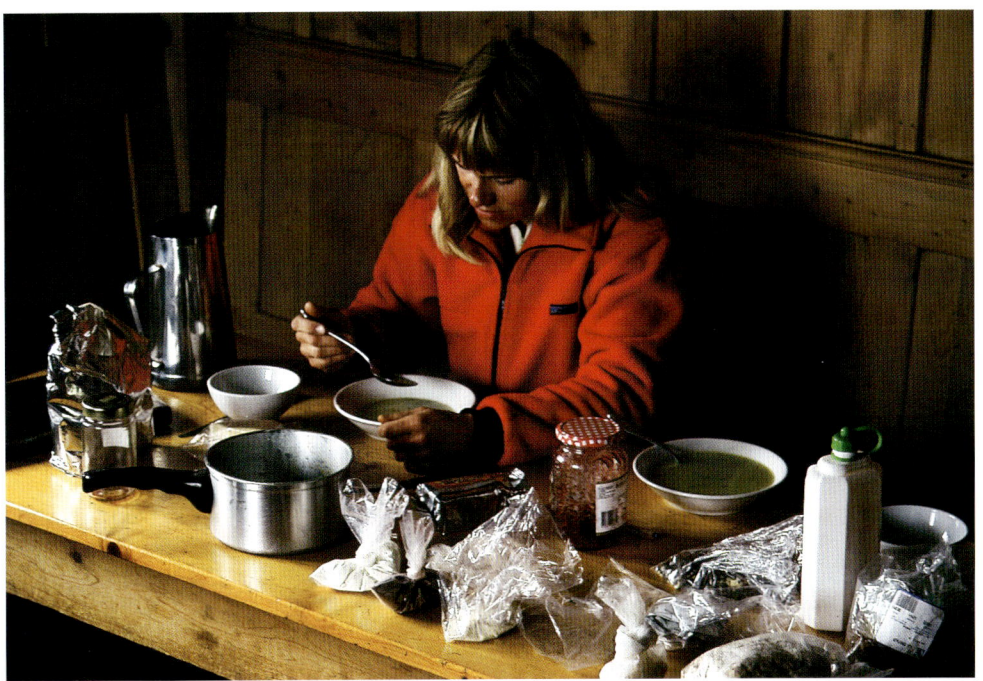

Warme Suppenmahlzeit in einem Winterraum bei einer Skidurchquerung des Berner Oberlandes.

ohne Milchprodukte ist für intensivere sportliche Leistungen nicht zweckmäßig. Je mehr Krafteinsatz beim Bergsteigen oder Klettern nötig ist, desto mehr müssen Eiweiße, aber auch Fette im Vergleich zu reinen Ausdauerbelastungen wie Wandern oder Skitouren zugeführt werden. Beim Training und vor der Tour sollten reichlich Kohlenhydrate, aber auch Eiweiße, Vitamine und Mineralstoffe aufgenommen werden. Das optimale Verhältnis zwischen Kohlenhydraten, Fetten und Eiweißen sollte etwa 4:1:1 betragen, das heißt zwei Drittel Kohlenhydrate enthalten – bei höherem Kalorienverbrauch ist sogar ein Verhältnis von 5:1:1 zu empfehlen.

Da man beim Ausdauersport generell mit vollen Energiedepots leistungsfähiger und für die körperliche Leistung die Glykogenverbrennung besonders in der Höhe am ökonomischsten ist, hat eine erhöhte Kohlenhydratzufuhr (60 – 80 % der Gesamtkalorienmenge) einen vorbereitenden positiven Effekt vor längeren Belastungen am Berg. Dabei ernährt man sich drei bis vier Tage lang vor der Belastung überwiegend kohlenhydratreich (z. B. viel Spaghetti, so genannte »Kohlenhydrat-Mast«). Dies gilt nicht nur für den Marathonläufer, sondern abgeschwächt auch für einen ehrgeizigen Bergsteiger. Eine maximale Auffüllung der Muskelspeicher wird dann erreicht, wenn diese durch entsprechend umfangreiches Training vorher entleert wurden. Die Glykogenspeicher können damit deutlich über das Normalniveau angehoben werden und reichen dann dementsprechend länger für höhere Leistungsintensitäten aus. Am Abend vor der Tour empfiehlt sich also ein ausgiebiges, fettarmes Essen.

2.5 Energieversorgung bei Belastungen – »Vor allem Kohlenhydrate!«

Bei hohen Belastungen, z. B. beim Marathonlauf oder sehr schnellem Bergaufgehen, sind Kohlenhydrate die besten Nahrungsmittel, da die Energiefreisetzung pro Zeiteinheit deutlich höher ist wie bei den Fetten. Der Organismus greift dabei fast ausschließlich auf die Kohlenhydrate zurück. Außerdem haben bestimmte Organe wie das zentrale Nervensystem oder die roten Blutkörperchen nur die Möglichkeit, ihren Energiebedarf aus Kohlenhydraten zu holen. Trotzdem reichen diese Kohlenhydratspeicher bei sehr langen Dauerbelastungen nicht zur Energiedeckung aus.

Bei einem stärkeren Abfall des normalen Blutzuckerspiegels zeigen sich Symptome wie Hungergefühl, Kraftlosigkeit, Schweißausbruch, Zittern, Schwindelgefühl oder gar ein »Black out«. Dieser kann vor allem dann auftreten, wenn der Glykogenspeicher der Muskulatur nach ein paar Stunden Sport aufgebraucht ist und der Körper auf Fettverbrennung umschalten muss. Der dabei oft entstehende **Unterzucker** bewirkt ein typisches Leistungstief, das beim Marathonlauf normalerweise nach 30 km und beim Bergsteigen nach ein paar Stunden erreicht wird (**»Toter Punkt«**). Danach folgt bei Trainierten meist wieder ein neues Gleichgewicht zwischen Energiebereitstellung und Leistungsvermögen (»second wind«).

Der Kohlenhydratspeicher, das heißt die wichtigste Energiequelle des Körpers, ist bei extremer Belastung jedoch schneller erschöpft, sodass für eine optimale Leistung Kohlenhydrate in flüssiger oder fester Form schon früher zugeführt werden sollten. Bei hohen Ausdauerleistungen über mehrere Tage müssen Kohlenhydrate auch in der Ruhezeit vermehrt zugeführt werden, da sonst diese Energiereserven nicht mehr ergänzt werden können. Das Gleiche gilt auch zur Vorbeugung der höhenbedingten Gewichtsabnahme beim Expeditionsbergsteigen.

2.6 Kohlenhydrate und »Müsliriegel«

Kohlenhydrate sind also die idealen Energiespender auf Touren und werden in zwei Gruppen mit kürzerer und längerer Verdauungszeit unterteilt. Zu den **einfachen Kohlenhydraten (Einfach- oder Zweifachzucker)** gehören Traubenzucker (Glukose, Dextrose), Haushaltszucker (Saccharose), Malzzucker (Maltose) und Milchzucker (Lactose). Sie kommen in Trockenfrüchten, Marzipan, Schokolade und Honig vor. Alle werden sehr schnell in Traubenzucker umgewandelt bzw. gehen rasch ins Blut über und liefern damit »Sofort-Energie«. Nachteilig ist, dass diese Energie relativ rasch wieder aufgebraucht ist oder sogar durch eine überschießende Gegenregulation des Körpers – bis auf Fruchtzucker – so schnell wieder abgebaut wird, dass erneut eine Unterzuckersymptomatik auftreten kann.

Gesünder als Einfach- oder Zweifachzucker sind **komplexe Kohlenhydrate**, die z. B. in Kartoffeln, Reis, Bohnen, Brot, Nudeln, Getreideflocken oder Maisstärke (Maltodextrin) vorhanden sind. Sie enthalten zusätzlich Vitamine und verdauungsfördernde Ballaststoffe. Da sie vom Verzehr bis zum Übergang ins Blut etwa ein bis vier Stunden brauchen, sind sie für eine gleichmäßige Energieversorgung ideal und beugen einer Unterzuckersymptomatik vor.

Müsliriegel, **Energieriegel** und **Fruchtschnitten** sind im Gebirge als Energielieferant recht praktisch, denn sie sind klein, relativ leicht bei hohem Energiegehalt, lange haltbar und schnell griffbereit in der Rucksackdeckelklappe oder sogar in Kleidungstaschen. Ein Durchschnittsriegel von 40 g Gewicht hat etwa 160 Kalorien und besteht zu 50 bis 70 % aus Kohlenhydraten. Obwohl bei einigen Riegeln der Zucker- und Fettgehalt genauso hoch ist wie bei Keksen oder Schokolade, enthalten sie meist mehr Mineralstoffe und Vitamine, was vor allem bei Mehrtagestouren im Gebirge günstig ist.

Der ideale Riegel enthält hauptsächlich komplexe Kohlenhydrate, außerdem Fruchtzucker für einen schnellen Energienachschub. Bei langen Touren mit wenig Wasser unterwegs oder bei großen Anstrengungen sollte man eher saftige, leicht säuerliche oder fruchtige Sorten wählen.

2.7 Ernährung bei Dauerleistungen – »Gewicht und Kalorien entscheidend!«

Für extrem lange Ausdauerleistungen muss aus Gewichts- und Volumengründen von der grundsätzlichen Ernährungsstrategie, nämlich fettarme Kost zur Leistungssteigerung, abgewichen werden. Bei mehr als dreistündigen Belastungen wird in der Regel der Energiebedarf etwa zu 60 – 70 % aus dem Fettstoffwechsel bestritten, bei Trainierten im Extremfall sogar bis zu 90 %. Der entscheidende Vorteil eines zielgerichteten Ausdauertrainings für den Stoffwechsel ist die Fähigkeit, trotz gesteigerter Intensität einen immer größeren Anteil der Energie aus Fett zu gewinnen, um die Kohlenhydratreserven möglichst lange zu schonen.

Der Darm kann maximal 6000 kcal pro Tag aufnehmen, der Verbrauch aber bis 10.000 kcal steigen, das heißt, es erfolgt ein Abbau der Körpersubstanz. Die Kalorienbilanz wird dadurch negativ, da zusätzlich oft ein »Vergessen« von Essen und Trinken durch große Anspannungen während der Tour hinzukommt (Hunger und Durst sind psychisch deutlich beeinflussbar). In so einem Fall ist die Zusammensetzung der Nahrung nicht so entscheidend, Hauptsache ist, es erfolgt eine ausreichende Kalorienaufnahme nach Eigengeschmack. Wurst und Speck sowie Schokolade als hochwertige Kalorienträger sind vor allem bei mehrtägigen Unternehmungen sinnvoll, bei denen es auf hohen Energiegehalt und niedriges Gewicht ankommt. Außerdem sind Fette relativ schmackhaft und weisen einen hohen Sättigungsgrad auf. Bei gut Ausdauertrainierten erfolgt eine rationellere Fettverbrennung, auf die gerade bei längeren alpinen Touren nicht verzichtet werden kann. Deswegen sind auch anspruchsvolle Leistungen über Stunden ohne Proviant oder große Ermüdung überhaupt erst möglich.

Eine moderne Alternative besteht in einer Art »Astronautenkost«, die für Arktis- und Antarktis-Durchquerer entwickelt wurde und auch dem (extremen) Bergsteiger nützen kann. Hierbei handelt es sich um Pulver in verschiedenen Geschmacksrichtungen (z. B. Kakao und Vanille), die mit Wasser angerührt oder Getränken beigemischt werden. Diese Pulverkost wird schnell und in höherem Maß als normales Essen verdaut. Das Hungergefühl geht für mehrere Stunden zurück, und auch die Ausscheidung durch Stuhlgang ist geringer.

Insgesamt hat sich diese konzentrierte Pulvernahrung für extreme Dauerleistungen mit deutlicher Gewichtsersparnis bewährt. Nachteile sind ein relativ hoher Preis und eine mangelnde Abwechslung im Speiseplan.

2.8 Flüssigkeitsersatz – »Trinken und nochmals trinken!«

Die enorme Bedeutung des Flüssigkeitshaushalts ergibt sich aus der Tatsache, dass der Mensch im Durchschnitt zu ca. 60 % aus Wasser besteht, weshalb jeder größere Wasserverlust ein ernstes gesundheitliches Problem darstellt. Wasser verliert man durch den Harn und Stuhl sowie beim Bergsteigen auch besonders durch Schwitzen und verstärkte Atmung (Wasserdampfverlust in trockener, kalter Luft). Die Flüssigkeitsbilanz beim Bergsteigen ist auch bei normalen Touren fast immer negativ. Als Folge davon ist oft der Durst am Tag nach einer Bergtour noch erhöht. Der trainierte Sportler kann mehr schwitzen und steigert damit die Wärmeabgabe bei hohen Belastungsgraden. Durstunterdrückung ist daher keineswegs ratsam – genau das Gegenteil ist zur Aufrechterhaltung der Leistungsfähigkeit nötig!

Die Selbstregulierung des Flüssigkeitshaushaltes durch den Durst ist nur sehr mangelhaft ausgebildet, besonders in der Höhe, aber auch bei älteren Menschen. Ein Wasserdefizit beeinträchtigt jedoch grundsätzlich die Funktionsfähigkeit des Organismus: Flüssigkeitsverluste von etwa 2 % des Körpergewichtes

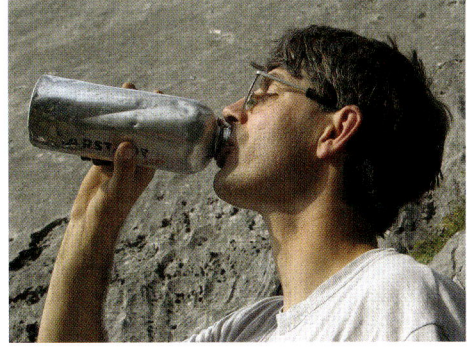

Genügend zu trinken ist notwendig zum Kühlen, zum Ausgleich des Flüssigkeitsverlustes durch Schwitzen und zum Leistungserhalt.

vermindern bereits die Ausdauerleistung, 3 – 4 % verringern auch das Kraftvermögen und bewirken Müdigkeit, Appetitlosigkeit sowie ein deutliches Leistungsdefizit, 5 – 6 % führen bereits zur Erschöpfung mit starkem Durstgefühl, Reizbarkeit und Übelkeit. Verluste über 6 % führen zu eindeutigen Koordinationsstörungen und psychischen Veränderungen, während bei über 10 % bereits Lebensgefahr besteht. Deshalb ist Trinken so wichtig. Schnelle Wasserverluste machen sich schon ab 1 %, langsame Verluste dagegen erst ab 4 % bemerkbar. Auf einer durchschnittlichen Tagestour von ca. sechs bis acht Stunden braucht der Bergsteiger zwei bis vier Liter Flüssigkeit über den Tag verteilt, also vor, häufig während der Tour und auch danach. Dabei sollte auf Aufputschgetränke (z. B. Red Bull oder Cola) verzichtet werden, da sie viel Koffein enthalten und zusätzlich entwässern. Gut Trainierte (z. B. Bergführer) zeigen als Anpassungsreaktion eine höhere Toleranz gegen Wasserverluste. Flüssigkeitsverluste durch Schwitzen betragen im Alltag normalerweise 0,6 Liter pro Tag, bei extremer Belastung kann man jedoch mit einem Flüssigkeitsverlust von bis zu einem Liter pro Stunde rechnen, der unbedingt ausgeglichen werden muss, da Flüssigkeit auch zur Wärmeabgabe des Organismus an die Umgebung notwendig ist. Eine gute Kontrolle gibt das Körpergewicht und die Beobachtung der 24-Stunden-Urinmenge sowie der Urinfarbe. Normal sind eineinhalb Liter Ausscheidung und mehr, während ein Liter pro Tag bedenklich und ein halber Liter schon alarmierend sind. Je weniger Urin ausgeschieden wird, desto konzentrierter ist er, was sich in dunkler Färbung zeigt. Schnelle Gewichtsverluste beruhen fast nur auf Wasserverlusten (z. B. bei einem Marathonlauf ca. 4 kg) und müssen unbedingt wieder ausgeglichen werden.

2.9 Mineralienversorgung – »Fast so wichtig wie Wasser!«

Mineralien sind »Körpersalze« und wichtige Bausteine für Knochen, Zähne, Hormone oder Zellkerne sowie als Elektrolyte im Körperwasser lebensnotwendige Transportmittel (»die Elektrolyte gehen voraus und ziehen das Wasser nach«), z. B. beim Schwitzen.

Der Salzhaushalt wird vor allem bei langen Touren beeinflusst. Bei hohen Mineralverlusten durch starkes Schwitzen können vor allem Kalium-, Magnesium- und Eisenmangelzustände eintreten. Dies äußert sich z. B. in Muskelkrämpfen, Unlust, Müdigkeit, allgemeiner Muskelschwäche und verminderter Leistungsfähigkeit.

Als Ersatz für den Mineralienverbrauch sind besonders kaliumreiche Obst- und Gemüsesäfte (Orangen- oder Apfelsaft), Trockenobst, Bananenkonzentrat sowie gesalzene Suppen in Verbindung mit etwas Traubenzucker für eine Aufnahme der Salze im Darm empfehlenswert. Bier hat eine relativ günstige Mineralienzusammensetzung, reicht jedoch zum vollständigen Ersatz der Verluste nicht aus – und soll wegen der Auswirkungen des Alkohols auch immer erst nach der Tour getrunken werden!

Gut geeignet zum Mineralienersatz ist die von der Weltgesundheitsorganisation empfohlene Lösung mit 3,5 g Kochsalz, 2,5 g Natriumbicarbonat, 1,5 g Kaliumchlorid und 20 g Traubenzucker, in einem Liter Wasser aufgelöst. In großer Höhe sollte jedoch das Natriumbicarbonat weggelassen werden, da es dort durch die erhöhte Atmung sowieso vermehrt gebildet wird.

Auch **Spurenelemente** wie Eisen sind für den Bergsteiger wichtig. Da es im Sauerstofftransportsystem wirkt, liegt der Bedarf an Eisen besonders bei Expeditionen deutlich über dem Alltagsbedarf.

2.10 Praktische Tipps für unterwegs – »Für ganz schnelle Leser«

Unmittelbar vor der Tour sollte man keine üppigen Mahlzeiten mehr, aber ein leichtes, gut verdauliches Frühstück mit viel Flüssigkeit einnehmen. Auf der Tour selbst, das heißt bei Dauerleistungen, sind vor allem Kohlenhydrate (bis zu 75 % der Gesamtverpflegung) sinnvoll: z. B. Trockenobst, Bananen, Fruchtschnitten, Müsli- oder Energieriegel sowie auch Brot. Bei Tagestouren und kürzeren Mehrtagestouren mit normaler Verpflegung empfehlen sich viel komplexe Kohlenhydrate und Fruchtzucker, dafür wenig Eiweiß und Fett. Bei Mehrtagestouren ohne Hüttenverpflegung oder Nachschub aus dem Tal sollte man etwas mehr Eiweiß, Fett, Vitamine und Mineralien mitnehmen. Nur bei sehr langen Touren wird eventuell relativ viel Fett zur Gewichtsersparnis nötig. Reiner Traubenzucker ist nicht empfehlenswert, da er sehr rasch abgebaut wird und viel Wasser benötigt (eventuell ist auch ein Völlegefühl möglich).

Die erste Zwischenmahlzeit sollte spätestens zwei Stunden nach dem Start erfolgen, danach sollten regelmäßig alle ein bis zwei Stunden kleinere Proviantpausen mit genügend Flüssigkeitsaufnahme eingelegt werden, auch wenn noch kein Hunger oder Durst vorhanden ist. Dies ist wichtig, denn oft ist man gerade dann, wenn man wieder essen und trinken soll, bereits zu »müde« dazu.

Am wichtigsten auf einer Tour ist immer eine ausreichende und mineralreiche Flüssigkeitszufuhr!

Daher sollten immer mindestens ein bis zwei Liter Getränke mitgeführt werden. Erstmals trinken sollte man bereits vor einem ausgeprägten Durstgefühl und dann in kleineren Portionen (etwa ¼ Liter), da größere Mengen viel länger brauchen, bis sie den Magen verlassen haben. Warme Getränke sind günstiger als kalte, da der Körper zum Aufwärmen zusätzliche Energie benötigt. Bei zuckerarmen, mineralhaltigen Getränken ist die durstlöschende Wirkung am größten. Bei Durst Schnee zu essen, ist nicht empfehlenswert, da dieser zu kalt ist und fast keine Mineralien enthält.

Eine regelmäßige Kohlenhydrat- und Flüssigkeitszufuhr ist im Gebirge unbedingt notwendig und kann die Leistung steigern bzw. eine Ermüdung hinauszögern, umgekehrt ist jedoch ein mangelnder Trainingszustand auch durch die beste Ernährungsstrategie nicht zu ersetzen.

Generell soll man seinen alpinen Speiseplan so vielseitig und abwechslungsreich wie möglich zusammenstellen. Die wichtigste Mahlzeit des Tages sollte erst am Abend nach der Tour

eingenommen werden – dabei ausgiebig und lange essen sowie viel trinken. Das Auffüllen der Kohlenhydratspeicher benötigt oft viele Stunden und der Ersatz größerer Flüssigkeitsdefizite kann sogar mehrere Tage dauern.

Bei normalen Bergtouren und Wanderungen gilt ansonsten die Devise: **»Jeder so, wie es ihm am besten schmeckt!«** Denn solange der Appetit vorhanden ist, gibt es insgesamt wenig Probleme bei der alpinen Leistungsfähigkeit.

2.11 Verdauungsprobleme und Durchfälle unterwegs – »Reise-Diarrhö!«

Verdauungsprobleme in fremden Ländern werden meist durch Kostumstellung hervorgerufen, weniger durch Infektionen. Neben den Durchfällen können auch noch in unterschiedlicher Ausprägung Übelkeit, Erbrechen, Bauchschmerzen oder gar Fieber auftreten. Durchfälle können den Genuss und die Leistungsfähigkeit beim Reisen und Höhenbergsteigen entscheidend und nachhaltig herabsetzen, deshalb sind prophylaktische Maßnahmen umso wichtiger.

Zur **Vorbeugung** zählt routinemäßige Wasserdesinfektion sowie kein ungeschältes Obst oder unbehandeltes Gemüse, kein Speiseeis und keine Salate zu essen, keine ungekochte Milch zu trinken und bei fetten Speisen vorsichtig zu sein, da oft altes, schlecht verdauliches Fett verwendet wird. Insgesamt lieber weniger essen und eventuell Enzym- und Entblähungstabletten einnehmen.

In »Durchfall-Ländern« Nahrung kochen, sieden, schälen – oder vergessen!

Als erste Behandlungsmaßnahme bei Durchfällen empfiehlt sich eine Nahrungspause bis zur Beschwerdefreiheit. Dabei ist jedoch ein (erhöhter) Ersatz von Flüssigkeits- und Mineralsalzen sehr wichtig, z. B. mit schwarzem Tee oder Elektrolytgetränken (entweder fertige Pulvermischungen oder selbst gemischte). Nur falls dies nicht ausreicht, sollte man entsprechende Medikamente einnehmen, um einen starken und sehr konditionsvermindernden Durchfall zu stoppen (siehe Seite 129).

3. Überlastung und Gesundheit

3.1 Ursachen von Überlastungs- beschwerden allgemein

Der aktive Bewegungsapparat, also die Muskulatur, ist relativ gut bzw. schnell trainierbar und dadurch verstärkt belastbar. Das generelle Problem bei der mechanischen Belastbarkeit ist, dass ein Training des passiven Bewegungsapparates, das heißt von Gelenken, Sehnen und Bändern, nur zum Teil möglich ist und sehr viel länger dauert. Nach Verletzungen heilen diese Strukturen aufgrund mangelnder Durchblutung meist auch schlechter als etwa Muskelverletzungen und Knochenbrüche.

Vereinfacht ausgedrückt, wird jede Verschleißerscheinung verursacht durch ein Missverhältnis zwischen Belastung (erhöht z. B. bei Übertraining oder Bergablaufen mit schwerem Gepäck) und Belastbarkeit (erniedrigt z. B. bei Erkrankung oder alter Verletzung). Verschleißkrankheiten sind anfangs meist schwieriger zu erkennen und in der Behandlung langwieriger als Unfälle. Oft aber besteht ein Zusammenhang zwischen diesen beiden, z. B. wenn es sich um (Spät-) Folgen nicht erkannter oder ungenügend behandelter Verletzungen handelt. Gelenkverletzungen mit Schäden von Bändern, Sehnen, Gelenkknorpeln oder Meniskus können zu Dauerschäden führen, da sie von den Betroffenen oft unterschätzt bzw. nicht rechtzeitig erkannt oder nicht richtig behandelt werden. Sie sind auch deshalb besonders kritisch, weil die Schmerzen oft nicht Rückschlüsse über den tatsächlichen Schweregrad der Verletzung erlauben. Zudem haben länger zurückliegende unbehandelte Verletzungen meist eine schlechtere Heilungschance. Deshalb sollten frische Gelenkschäden so rasch wie möglich von einem erfahrenen Arzt untersucht und behandelt werden. Denn nur ein völlig ausgeheiltes Gelenk ist auf Dauer wieder voll belastbar.

3.2 Orthopädische Probleme beim Bergsteigen

In einer Studie des Autors wurden Überlastungsbeschwerden bei aktiven Bergsteigern (Tourenführern) untersucht. Dabei stellte sich heraus, dass fast 80 % der Befragten gelegentliche bis regelmäßige Beschwerden im Bereich des Bewegungsapparates, vor allem bei langen Touren, angaben. Weitaus am häufigsten wurde dabei das Kniegelenk aufgeführt (insgesamt 67 % der Bergsteiger und 57 % aller Beschwerden). Danach folgten Probleme an Sprunggelenken (9 %), Wirbelsäule (8 %), Hüften (7 %) und Schultern (6 %). Chronische Gesundheitsschäden durch Bergsteigen und Skifahren sind jedoch fast immer durch ein Fehlverhalten der Betroffenen verursacht und nicht durch den Berg- oder Skisport an sich.

Im Folgenden sollen die beim Bergsteigen am häufigsten auftretenden Überlastungsbeschwerden im Bereich des Kniegelenkes sowie Wirbelsäulenprobleme besprochen werden. Überlastungsbeschwerden in den oberen Extremitäten (Schulter, Ellenbogen, Hände und Finger) kommen vor allem im Klettersport vor und werden ausführlich im Kapitel D.4 »Kletterschäden« (Seite 152) behandelt.

3.2.1 Knieprobleme

Beim Bergsteigen sind hauptsächlich die unteren Extremitäten durch Überbeanspruchung betroffen, vor allem durch die erhöhte Druckbelastung beim Bergabgehen. Die dabei wirkenden Kraftspitzen können ein Mehrfaches des Körpergewichtes betragen. Zusätzlich kommt auch noch das Rucksackgewicht hinzu. Besonders gefährdet ist dabei das Kniegelenk, da es das größte, komplizierteste und beim Bergsteigen und Skifahren am meisten strapazierte Gelenk ist. Bekannt ist der so genannte **»Knieschnackler«**: Das sind Beschwerden, die durch ungenügend trainierte und erschöpfte Beinmuskeln entstehen, sodass beim Abstieg die auf Stoßbelastung empfindlichen Kniegelenke nicht mehr ausreichend abgefedert werden können.

Eine andere Ursache von Knieproblemen kann durch eine chronische Überlastung der Strecksehne, die von der Kniescheibe bis zum Schienbeinkopf zieht, entstehen. Die Ursache hierfür ist ähnlich wie beim so genannten Tennisellenbogen.

»Bergsteigerknie« und beginnende Kniegelenksarthrose

Bei Kniebeschwerden, besonders im Abstieg, handelt es sich am häufigsten um eine Erkrankung des Gelenkknorpels auf der Rückseite der Kniescheibe (medizinisch Chondropathia patellae). Zunächst zeigt sich nur eine Art Überempfindlichkeit bei Belastung, vor allem bei stärkerer oder längerer Beugung (langes Sitzen mit angewinkelten Kniegelenken, aber auch beim Treppab- bzw. Bergabgehen). Diese Überempfindlichkeit kommt auch im Alltagsleben besonders bei jungen Menschen vor, wobei eine Form- oder Lagevariation der Kniescheibe oder eine verminderte Qualität des Knorpels die Ursachen sein können. Eine stärkere Belastung durch Bergsteigen wird kaum allein die Ursache für diese Erkrankung sein, kann aber verstärkend oder auslösend wirken. Es kommt durch erhöhten Druck und wiederholte kleinere Verletzungen (Mikrotraumen) zu einer chronischen Schädigung des Gelenkknorpels, der zuerst nur erweicht, später aber aufsplittern oder ganz zerstört werden kann (= Arthrose).

Die **Arthrose** kann durch Veranlagung oder Verschleiß entstehen oder die Folge von unterschiedlichen Gelenkverletzungen oder -erkrankungen sein. Hat erst einmal eine Schädigung des Gelenkknorpels stattgefunden, ist eine Regeneration erschwert, da die Knorpelzellen nicht mehr teilungsfähig sind bzw. in der Regel nicht ersetzt werden können. Der Krankheitsverlauf ist daher meist chronisch und medizinisch nur schwer zu beeinflussen. Umso wichtiger ist deshalb das richtige Verhalten im Gebirge, um es erst gar nicht so weit kommen zu lassen.

Vorbeugungsmaßnahmen und Behandlung von Kniebeschwerden

Als Vorbeugungsmaßnahme müssen die hohen Druckkräfte auf die Kniescheibe beim Abwärtsgehen vermindert werden. Deshalb sollte man nicht bergab rennen, sondern kleine elastische und kontrollierte Schritte machen sowie keine steilen Abkürzer wählen, sondern flachere Wege benützen. Falls möglich, sollten Touren so ausgewählt werden, dass der Weg bergab kürzer ist oder notfalls eine Seilbahn benützt werden kann. »Abfahren« im Schuttkar ist nur dann vertretbar, wenn der Schutt tief genug ist und aus genügend kleinen Steinen besteht, die entsprechend nachgeben und daher den Aufprall bei jedem Schritt dämpfen. Das Gleiche gilt auch für Schneefelder, die weich genug sein müssen. Nach Möglichkeit sollte auch auf geringes Gesamtgewicht geachtet werden, was sowohl für das Eigengewicht als auch das Rucksackgewicht gilt. Die wichtigste Vorbeugungsmaßnahme ist aber eine gut trainierte Beinmuskulatur!

Arztbesuch

Bei öfters auftretenden Beschwerden empfiehlt sich eine Untersuchung durch einen Orthopäden inklusive Röntgenbilder (evtl. sogar Kernspin-Aufnahmen »in der Röhre«), damit mögliche andere Ursachen (z. B. Meniskus-, Bänderschaden oder Gelenkfehlstellung) ausgeschlossen werden können. Diese Schäden würden jeweils eine eigene Behandlung erfordern und manchmal sogar eine Operation, wie z. B. eine Gelenkspiegelung (Arthroskopie) bei Meniskuseinrissen. Knieprobleme können auch durch eine Fehlstellung der Kniescheibe hervorgerufen werden oder aber von arthrotischen Hüftgelenken sowie von Fußdeformitäten, die ins Kniegelenk ausstrahlen bzw. durch solche verstärkt werden. Bei entsprechenden Fußfehlformen oder auch bei Achsabweichungen der Beine (O- oder X-Beine) können spezielle Sportschuh- und Bergschuh-Einlagen Überlastungsbeschwerden der Kniegelenke vermindern.

Ski- bzw. Wanderstöcke

Handelt es sich bei den Beschwerden um Abnützungserscheinungen an den Gelenken, sind im Gebirge zur Entlastung beim Bergabgehen Ski- bzw. Wanderstöcke zu empfehlen. Dabei sollten immer zwei Teleskopstöcke in der richtigen Länge benutzt werden: in der Ebene Unterarm rechtwinkelig zum Oberarm, bergauf etwas kürzer und bergab etwa in Achselhöhe einstellen. Auch sollten die Stöcke möglichst nahe der Falllinie des Körpers eingesetzt werden. Stöcke sind auch sinnvoll in höherem Alter und bei Übergewicht, Spurarbeit im tiefen Schnee, schweren Rucksäcken in großen Höhen oder bei Dunkelheit sowie bei Flussdurchquerungen. Jedoch sollten sie nicht unkritisch immer und überall benutzt werden, da sonst das Gleichgewichtsempfinden deutlich abnimmt!

Gelenkbandagen

Bei der typischen Kniescheibenerkrankung der Bergsteiger kann eine Kniebandage mit einem Ringpolster zur Druckentlastung der Kniescheibe beitragen. Dadurch wird der zu hohe und schmerzhafte Anpressdruck der Kniescheibe mehr auf die umliegenden Gewebestrukturen verteilt (und ist damit das Gegenteil eines Druckverbandes). Die meisten Bandagen haben zusätzlich eine Stabilisierung auf beiden Knieseiten oder können evtl. durch Klettverschlüsse in der Weite und Festigkeit variiert werden.

Medizinische Anwendungen

Bei weiteren Beschwerden sind physikalische Maßnahmen zur Anregung des gestörten Gelenkstoffwechsels sinnvoll: z. B. Elektro-, TENS- oder Ultraschallbehandlung, Eispackungen und Salben(verbände) zur verstärkten Durchblutung. Besonders wichtig ist ein dosiertes (Kraft-)Training der oft durch Schonung geschwächten Oberschenkelmuskulatur. Dies funktioniert am besten im Rahmen einer gezielten **Krankengymnastik**, eventuell auch an geeigneten Krafttrainingsgeräten. Hilfreich sind dazu auch Ausgleichssportarten wie Radfahren, Schwimmen, Skilanglaufen sowie dosiertes Joggen oder Waldlauf mit gut gedämpften Laufschuhen.

Medikamente

Mit entzündungshemmenden oder schmerzstillenden Tabletten versucht man, den Krankheitsprozess zu beeinflussen. Im günstigsten Fall kommt es zur Beseitigung der akuten Beschwerden, meist jedoch nur zu einer vorübergehenden Besserung und einem Abbremsen des weiteren Krankheitsverlaufs – ein Teil der Patienten reagiert jedoch auch darauf nicht. Eine Wirkung ist umso wahrscheinlicher, je kürzer der Krankheitsverlauf ist, in schweren Fällen nutzen Medikamente meist weniger.

Eine gute Empfehlung für beginnende und mittlere Arthrose gibt es dennoch: Knorpelaufbau-Präparate mit Glucosaminsulfat – einer knorpelähnlichen Substanz – haben sich seit Jahren in der Praxis bewährt und auch in wissenschaftlichen Studien zu nachvollziehbaren Ergebnissen geführt. Diese Tabletten sollten über ein bis zwei Monate eingenommen und regelmäßig alle sechs Monate erneut verwendet werden, vor allem, wenn sich positive Wirkungen gezeigt haben.

»Knorpel-Aufbauspritzen« ins Kniegelenk

Bei chronischen Arthroseproblemen bringen auch spezielle Injektionen, die von einem Orthopäden direkt ins Kniegelenk, also an den Ort des Schadens, gespritzt werden müssen, eine Besserung der Beschwerden. Hierbei handelt es sich nicht um kurzfristig wirkende Cortisonspritzen, die nur in Ausnahmefällen eingesetzt werden, sondern z. B. um »Aufbauspritzen« mit pflanzlichen Wirkstoffen, die ähnlich wie ein Düngemittel oder Vitaminstoß den Gelenkstoffwechsel anregen. Eine noch bessere, aber teurere Alternative sind zähflüssige Hyaluronsäurepräparate, die wie ein »Hochleistungsschmieröl« wirken. Diese werden in wöchentlichem Abstand fünfmal in das Kniegelenk gespritzt und bei Erfolg alle sechs Monate als eine (einzelne) Auffrischspritze wiederholt. Bei einer Erfolgsquote von ca. zwei Dritteln ist der einzige Nachteil der hohe Preis von über 200 Euro für fünf Spritzen, da die Spritzen von den gesetzlichen Krankenkassen nicht übernommen werden.

Knie-Operationen

Falls die Kniearthrose trotzdem chronisch weiter fortschreitet, muss man das Bergsteigen einschränken oder ganz aufgeben. Medizinisch gibt es in solchen Fällen nur noch verschiedene Operationsarten wie z. B. Winkelveränderung der Beinachsen zur Entlastung von einseitig geschädigten Kniegelenksanteilen oder evtl. Knorpeltransplantationen bei kleinen lokalen Schäden. Das Einsetzen eines künstlichen Kniegelenkes (z. B. Doppelschlittenprothese) bei schweren Degenerationen und Schmerzen ist die letzte Alternative.

Belastbarkeit von künstlichen Gelenken

Obwohl in Einzelfällen mit künstlichen Gelenken Skifahren oder sogar Klettern möglich ist, kann in der Regel die volle bergsteigerische Leistungsfähigkeit nicht wiederhergestellt werden und die sportlichen Beanspruchungen müssen reduziert werden. Trotzdem kann bei künstlichen Gelenken (Endoprothesen) von Knie und Hüfte Bergwandern ca. sechs Monate nach der Operation bedenkenlos empfohlen werden. Beim Klettern und bei hochalpinen Touren sowie Skitouren besteht eine gewisse Verletzungsgefahr, sodass dafür eine entsprechende Erfahrung und gute Technik Voraussetzung sein sollten.

3.2.2 Wirbelsäulenprobleme

Beim Bergabgehen muss auch die Wirbelsäule immer wieder Stöße abfangen. Durch Überlastungen, z. B. durch Tragen schwerer, anatomisch schlecht sitzender Rucksäcke, oder durch kalte Zugluft bei verschwitzter Kleidung im Lendenbereich kann es auch im Gebirge zu Rückenbeschwerden kommen, zum Glück jedoch relativ selten.

Eine Überlastung der Wirbelsäule speziell durch Bergsteigen tritt in der Regel nur bei Personen auf, die schon einen Vorschaden oder eine Anlage dazu haben. Andererseits gehören Beschwerden an der Wirbelsäule, vor allem im Lendenbereich (»Schmerzen im Kreuz«), zu den häufigsten Klagen in einer orthopädischen Praxis. Diese können die unterschiedlichsten Ursachen haben: z. B. alte Verletzungen, angeborene Schäden oder in der Jugend erworbene Wirbelsäulenverbiegungen (Skoliosen), muskulär bedingte Fehlhaltungen oder Überbeanspruchung durch extreme Sportarten.

Häufig ist auch eine zu **einseitige Körperhaltung** bei der Arbeit (z. B. durch lang dauernde Verspannungen am Schreibtisch, Steuer oder am Computer) an den Wirbelsäulenproblemen schuld, wobei hier schon eine rein sitzende Tätigkeit ohne körperlichen Ausgleich in der Freizeit ausreichen kann. In diesem Fall müssen entsprechende Sportarten (z. B. Joggen, Radfahren, Schwimmen oder Wirbelsäulengymnastik sowie auch Klettern) nach der Arbeit den Mangel an abwechslungsreicher Bewegung ausgleichen. Sollten sich vorhandene Beschwerden jedoch beim Bergsteigen verstärken oder Schmerzen erst hierbei auftreten, empfiehlt sich eine Untersuchung bei einem Orthopäden, um z. B. einen Bandscheibenschaden auszuschließen. Hierzu sind Röntgenbilder nötig, manchmal auch Spezialverfahren wie Computertomographie, Kernspintomographie oder eine neurologische (Zusatz-) Untersuchung.

Behandlungsmöglichkeiten

Je nach Ursache der Beschwerden gibt es unterschiedliche Behandlungsmöglichkeiten: z. B. eigene gezielte Bewegungsübungen, Wärmetherapie (Salben, Wärmepackungen, Fango usw.), Dehnungen bzw. Streckungen der betroffenen Wirbelabschnitte (auch mit entsprechenden Geräten, z. B. Extensionsliege), verschiedene Elektrotherapien, Chirotherapie, Osteopathie, Neuraltherapie, Quaddeln, Akupunktur oder verschiedene Medikamente zur Schmerztherapie und Muskelentspannung.

Der beste Schutz für alle Personen mit Rückenproblemen ist eine kräftige Wirbelsäulenmuskulatur, verbunden mit einer guten Bauchmuskulatur. Bei allen chronischen Beschwerden ist deshalb eine **(kranken-)gymnastische Übungsbehandlung** die wichtigste Maßnahme. Sie sollte ergänzt werden durch wirbelsäulenschonendes Verhalten im Alltagsleben, Beruf und Sport, was am besten im Rahmen einer so genannten **Rückenschule** erlernt werden kann. Auch Kraftausdauertraining an speziellen Geräten kann eine gute Therapiemethode sein.

Wandern mit nicht zu schwerem Rucksack ist ebenso wie nicht extremes Klettern eine gute Übung für die Wirbelsäule und kann daher bis ins hohe Alter zur Erhaltung der Beweglichkeit und Gesundheit ausgeübt werden.

Vorbeugungsmaßnahmen und Tipps:

■ Modernen Rucksack mit integriertem Hüftgurtsystem verwenden

■ Bei viel Gepäck lieber einen größeren, besser zu tragenden Rucksack als ein kleineres überladenes Modell verwenden

■ Hüftgurt fest zuziehen, um das Hauptgewicht auf das stabile Becken zu übertragen

■ Schwere Rucksäcke rückenschonend aufnehmen: z. B. mit Zwischenlagern des Rucksacks auf dem eigenen gebeugten Knie, vorheriges Aufstellen auf einem

Stuhl, Tisch oder Stein sowie auch durch Mithilfe einer zweiten Person
- Rucksack günstig packen: schwere Gegenstände nahe zum Körper hin in mittlerer Höhe platzieren
- Bei längerem Rasten verschwitzte Hemden wechseln und Auskühlung des Rückens durch Windzug vermeiden
- Bei aktuellen Rückenbeschwerden keine belastende Tour durchführen, sondern sie erst auskurieren
- Bei akuten Problemen unterwegs Wärmesalbe verwenden oder ggf. Tabletten einnehmen, z. B. Ibuprofen 400 mg

3.3 Bergsteigen bei chronischen Erkrankungen

Grundsätzlich können auch chronisch Kranke Bergtouren oder größere Reisen durchführen, wenn sie ihre Erkrankungen sicher im Griff haben. Sie sollten sich jedoch individuell beraten lassen, wobei von nicht bergsteigenden Ärzten manchmal aus Unkenntnis und übertriebener Vorsicht eher zu viel als zu wenig verboten wird. Die Verbindung von Naturerleben im Gebirge und körperlichen Erfolgserlebnissen vermittelt aber oft mehr Lebenskraft als alle Tabletten!

Ein generelles Verbot des Bergsteigens über 1500 bis 2000 m Höhe ist nur selten. z. B. bei schweren Herz-, Lungen- oder Krebserkrankungen, angebracht. Eine vorübergehende Pause oder Schonung sollte nach einem Schlaganfall oder Herzinfarkt sowie in der Regenerationsphase nach Infekten, Operationen oder größeren Unfällen jedoch eingehalten werden.

Voraussetzungen:
- Frühere Erfahrungen mit ähnlichen Touren
- Beratung und Zustimmung des behandelnden Arztes
- Information des Gruppenleiters bzw. der Teilnehmer über die Erkrankung und evtl. durchzuführende Notfallmaßnahmen
- Medizinische Versorgungsmöglichkeiten im Zielland abklären
- Notwendige Medikamente in ausreichender Menge mitnehmen

Herzinfarkt-Patienten können bis auf wenige Ausnahmen mit entsprechender Vorsicht Höhenlagen bis 2500 m aufsuchen, sollten sich

jedoch für die Anpassung besonders viel Zeit lassen (ca. fünf bis sieben Tage). Speziell bei **Bluthochdruck-Patienten** kommt es in mittleren Höhen (1500 – 2500 m) in Verbindung mit sportlicher Tätigkeit sogar zu einer effektiven Senkung des Blutdrucks. Dieser Effekt hält in der Regel nach Rückkehr in normale Höhen noch mehrere Monate an. Am Anfang einer Tour sollten wegen des Pulsanstiegs jedoch Maximalbelastungen vermieden werden.

Für **Asthma-Patienten** hat die schadstoffarme Luft in der Höhe ebenfalls eine positive Auswirkung auf die Gesundheit (deswegen auch Höhenkuren). Asthmatiker können unter günstigen Bedingungen auch an Trekkingtouren bis 6000 m Höhe teilnehmen.

Ein gut eingestellter **jugendlicher Diabetiker** ist sportlich voll leistungsfähig und kann mit entsprechender Eigenkontrolle auch in der Höhe aktiv sein. Ein Bergwanderer mit »Alterszucker« (Typ II) profitiert gesundheitlich von der Ausdauerbelastung im Gebirge.

3.4 Bergsteigen mit Kindern und Jugendlichen

Bergsteigen mit Kindern ist nicht nur möglich, sondern für Kinder und Eltern eine sehr gute Erfahrung, wenn bestimmte Regeln beachtet werden. Insbesondere sollte man sich immer bewusst sein, dass Kinder keine kleinen Erwachsenen sind, sondern in den verschiedenen Altersstufen ganz unterschiedliche körperliche Voraussetzungen für die Beanspruchungen im Gebirge haben. Deshalb muss bei jeder Wanderung die jeweilige Entwicklungsphase berücksichtigt werden.

Kinder gehen nicht mit den Erwachsenen mit, sondern die Erwachsenen mit den Kindern!

Besonders gefährlich ist eine zu hohe Erwartungshaltung der Eltern mit übertriebenem Ehrgeiz. Dies kann den Kindern das Bergsteigen ihr ganzes Leben lang verleiden oder sogar zu Unfällen durch Überforderung führen. Gerade bei Kindern besteht eine sehr große Variationsbreite in der individuellen Entwicklung. Deshalb sind die folgenden (Alters-) Empfehlungen nur ein allgemeiner Anhalt.

Säuglinge sollten – auch aus klimatischen Gründen – möglichst nicht zum Bergsteigen in Höhen über 2000 m mitgenommen werden, da ihre Wärmeregulation (Kältetoleranz) und Anpassung an die Höhe noch nicht richtig funktionieren. Auch ist der Schutz gegen Infektionen noch nicht voll ausgebildet.

Kleinkinder ab dem dritten Lebensjahr bis etwa zur Schulreife wollen vor allem spielen und entdecken. Sie haben eine ausgeprägte Neugier und einen hohen Bewegungsdrang, ermüden aber leicht und sind oft unkonzentriert. Der natürliche Bewegungsdrang übertrifft die noch kaum vorhandene Bewegungserfahrung bei weitem (große Stolpergefahr!). In dieser Altersstufe steht deshalb die spielerische Komponente gegenüber einem Gipfelerfolg ganz im Vordergrund.

Schulkinder dürfen und wollen gefordert werden, sollten aber nicht überfordert werden, z. B. durch Rucksackgewicht, Länge oder Schwierigkeit der Tour, da die Wirbelsäule und die Gelenke bis zum Ende des Wachs-

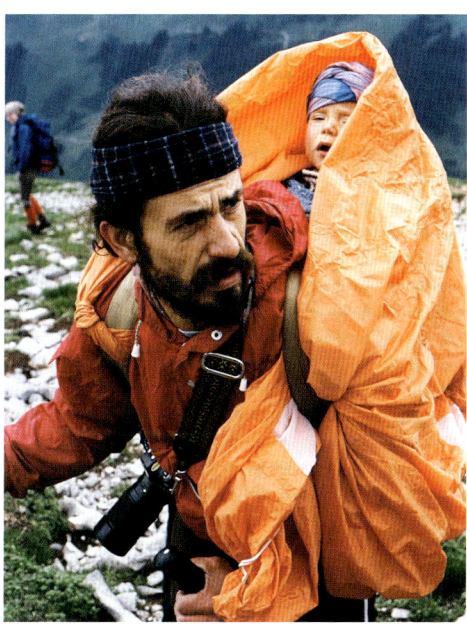

Bergwandern mit Kleinkind. Wichtig sind eine gute Kraxe und warmes Einpacken.

tums noch nicht voll belastbar sind. Da ihr Organismus zunehmend leistungsfähiger wird, werden gleichmäßige Dauerbelastungen auch relativ gut vertragen. In dieser Altersgruppe treten Abenteuer, Ehrgeiz und Selbstbestätigung in den Vordergrund. Neben einer zunehmenden Körperbeherrschung kommt es auch zu einer steigenden Risikobereitschaft. Größere alpine Unternehmungen wie Gletscherbegehungen, anspruchsvolle Klettersteige und alpine Kletterrouten sowie Trekkingtouren sollten wegen ihrer vielfältigen Gefahren in der Regel jedoch erst ab dem 10.–14. Lebensjahr durchgeführt werden.

Bei **Jugendlichen ab der Pubertät** dominiert oft das Interesse am Sportklettern. Beim Bergabgehen im steilen Gelände kommt es während der Wachstumsphase besonders oft zu Knie(scheiben)beschwerden durch ein Missverhältnis zwischen Belastung und Belastbarkeit (siehe »Bergsteigerknie«, Seite 145).

Klettern von Kindern und Jugendlichen

Gegen Sportklettern bei Kindern und Jugendlichen ist aus gesundheitlichen Gründen nichts einzuwenden, sofern gewisse Vorsichtsmaßnahmen beachtet werden. Auch jüngere Kinder wollen und dürfen bereits klettern, da es den meisten viel Spaß macht und dadurch die motorische Entwicklung des Kindes gefördert werden kann. Besonders wichtig ist dabei allerdings – neben einer kindgerechten Ausrüstung – natürlich der rein spielerische Aspekt des Kletterns. Gefährlich ist hingegen – wie in allen »Kindersportarten« – ein übertriebener Ehrgeiz der (selbst kletternden) Eltern.

Schulkinder ab dem 7. Lebensjahr klettern meist schon recht gut – einerseits wird die Koordination und die Kraft immer besser, andererseits haben sie einen gewissen Vorteil durch geringes Gewicht. In der beginnenden Pubertät kann es Probleme durch den Wachstumsschub geben. Die Jugendlichen »schießen« oft in kurzer Zeit in die Höhe, wobei die Muskeln und Sehnen nicht immer gleich schnell mitkommen, was zu Überlastungsproblemen führen kann. Eventuell leidet auch die Koordination mit der Folge von etwas »schlaksigen« Bewegungen, bis sich wieder ein neues Gleichgewicht ausgebildet hat.

Kletterbegeisterte Jugendliche entwickeln oft einen starken Ehrgeiz. Kinder und Jugendliche haben zwar durch ihr elastisches Bindegewebe und ihr geringes Gewicht ein relativ geringes Risiko für Überlastungsschäden. Wenn jedoch bei großem Ehrgeiz Belastungsschmerzen auftreten, ist eine Trainingsreduktion oder gar eine Kletterpause notwendig. Der Schmerz hat generell – natürlich auch bei Erwachsenen – eine sehr wichtige Warnfunktion und sollte keineswegs verharmlost oder gar verdrängt werden!

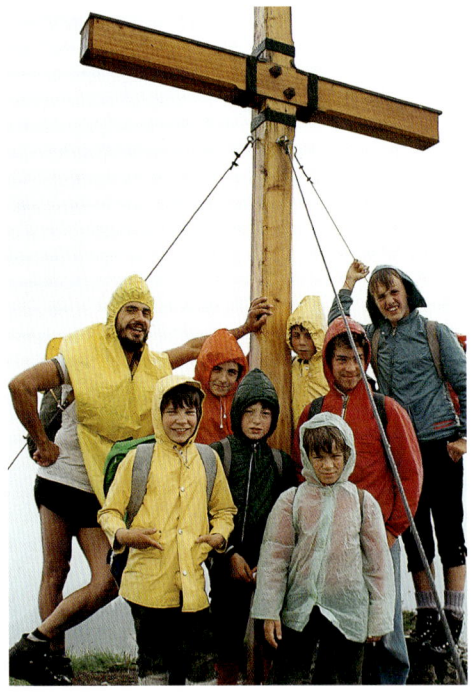

Alpenvereins-Jugendgruppe auf dem Gipfel.

Praktische Tipps:
- Bei allen Touren ist eine großzügige Zeitplanung wichtig: Für Auf- und Abstieg sollte man den eineinhalb- bis zweifachen Zeitbedarf einplanen
- Der Abmarsch sollte betont langsam erfolgen und das spätere Gehtempo vom Kind selbst vorgegeben werden
- Die erwachsene Begleitperson sollte beim Aufstieg hinter dem Kind gehen und bei Bedarf Anweisungen geben

- Wegen der Unfallgefahr sollte Bergablaufen (Rennen) unbedingt vermieden werden, ebenso jedes Abweichen vom Weg
- Beim Abstieg sollte deshalb der erwachsene Begleiter vor den Kindern gehen
- Kinder und Jugendliche ermüden zwar schnell, aber erholen sich in der Regel auch wieder relativ rasch
- Häufiges Rasten ist deshalb sehr wichtig und sollte immer dann erfolgen, wenn das Kind danach verlangt. Kinder sollten insgesamt viel öfter rasten als Erwachsene!
- Kinder und Jugendliche haben einen viel höheren Flüssigkeitsbedarf als Erwachsene und sollten deshalb öfter und genügend trinken, auch wenn sie selbst vielleicht noch gar keinen Durst haben
- Essen muss nicht aufgedrängt werden, kleine Zwischenmahlzeiten sind jedoch sinnvoll
- Da Kinder sehr kälteempfindlich sind, ist ein optimaler Kälteschutz, vor allem von Kopf, Händen und Füßen, besonders wichtig

Insgesamt müssen alle Bergtouren altersgemäß und leistungsgerecht speziell für Kinder ausgewählt werden, damit diese auch Freude daran haben und sie nicht etwa für die Zukunft vom Bergsteigen abgeschreckt werden.

Kinder in der Höhe

Ein kurzfristiger Aufenthalt über 2500 m durch Auffahrt mit Seilbahnen oder auf Bergstraßen ist für gesunde Kinder in jedem Alter vertretbar. Mehrstündige Aufenthalte oder gar Übernachtungen von Säuglingen in dieser Höhe sollten jedoch besser vermieden werden.

Obwohl es darüber noch keine Studien gibt, geht man davon aus, dass Kinder in gleicher Häufigkeit höhenkrank werden wie Erwachsene. Jedoch können **Säuglinge und Kleinkinder** die verschiedenen unspezifischen Probleme einer Höhenerkrankung nicht in Worten ausdrücken. Die Differenzierung von akuter Höhenkrankheit und anderen Befindlichkeitsstörungen ist daher in diesem Alter sehr schwierig bzw. fast unmöglich. Gerade bei Kindern werden die Symptome der Höhenkrankheit oft mit anderen Ursachen verwechselt wie Verdauungsstörungen, Schlafstörungen, Erschöpfung, Verhaltensänderungen durch ungewohnte Reise- und Umweltbedingungen.

Zwischen drei und acht Jahren kann es immer noch zu Missverständnissen und Fehldeutungen von Krankheitssymptomen kommen. Deshalb sollten bis zu diesem Alter die Kinder in der Höhe von den eigenen Eltern begleitet werden, da nur diese die Verhaltensänderungen rechtzeitig erkennen können. Die Eltern müssen über alle Formen der Höhenkrankheit aufgeklärt sein und bei einem Krankheitsverdacht sollten ihre Kinder sofort in tiefere Lagen gebracht werden. Ansonsten sollten Trekkingtouren und Bergreisen in außeralpinen Gebirgen erst ab dem 10. bis 14. Lebensjahr durchgeführt werden.

3.5 Frauenbergsteigen und Schwangerschaft

Frauen sind im Allgemeinen den Männern gegenüber sportmedizinisch etwas im Nachteil, z. B. durch hormonelle Schwankungen oder hinsichtlich der maximalen Leistungsfähigkeit. Sie sind jedoch den Männern in zwei alpinen Bereichen eher überlegen: Zum einen ist die Feinkoordination beim Klettern meist besser entwickelt und trainiert und zum anderen können Frauen in Krisensituationen oft große psychische Energiereserven mobilisieren und dadurch ihre Überlebenschance steigern.

Bergsport während der **Schwangerschaft** ist erlaubt, wenn er bereits vorher regelmäßig betrieben wurde und die Schwangerschaft normal verläuft. Extreme Belastungen, verletzungsträchtige Sportarten sowie Höhen über 3000 m sollten speziell in der kritischen Frühschwangerschaft (erstes Drittel) jedoch besser vermieden werden (siehe auch Höhenmedizin, S. 164). Problematisch ist vor allem die schnelle Überwindung großer Höhenunterschiede, wie bei Seilbahnen oder hohen Passstraßen.

Besonders in der Frühschwangerschaft ist auf eine Ernährung mit ausreichenden Kohlenhydratmengen und eine genügende Flüssigkeitszufuhr zu achten.

Antibabypille in der Höhe

Ein Höhenaufenthalt führt normalerweise zu Flüssigkeitsverlusten und über 6000 m steigt – wie auch bei Kälte – das Thromboserisiko generell an. Trotzdem gibt es aber keine Beweise für ein erhöhtes Risiko für Höhenkrankheit oder Thrombose durch Einnahme der Antibabypille. Ein Aussetzen der Pille ist deshalb auch in größeren Höhen nicht notwendig. Die Kombination von Antibabypille und Zigarettenrauchen erhöht jedoch das Risiko beträchtlich und sollte vermieden werden.

3.6 Seniorenbergsteigen

Während man früher als Senior über 60 Jahren bereits zum »alten Eisen« gezählt wurde, hat sich diese Grenze durch gestiegene Lebenserwartung, höhere Lebensqualität und längere Sportausübung im Durchschnitt deutlich nach oben verschoben.

Senioren, die ihren Sport schon jahrzehntelang betreiben, haben natürlich eine deutlich höhere Ausdauer und körperliche Leistungsfähigkeit als weniger sportliche Altersgenossen. Wandern und ein dem Alter angepasstes Bergsteigen kann als wertvoller Seniorensport bis ins hohe Alter betrieben werden. Dazu ist allerdings eine gewisse Regelmäßigkeit sinnvoll und es sollte dabei stets die Pulsobergrenze von 180 minus Lebensalter eingehalten werden. Abgesehen von bestimmten Erkrankungen ist eine Höhe bis 3000 m auch im Alter normalerweise kein Hindernisgrund für das Bergsteigen. Selbst Trekkingtouren in Höhenlagen von über 5000 m sind bei entsprechender Gesundheit, Erfahrung und Vorbereitung durchaus möglich (siehe auch Höhenmedizin, ab Seite 164). Oft bewirken aber Herzprobleme oder Gelenkverschleiß wie Knie- und Hüftarthrosen eine allmähliche Einschränkung der Leistungsfähigkeit (siehe Überlastungsbeschwerden, S. 145 – 146).

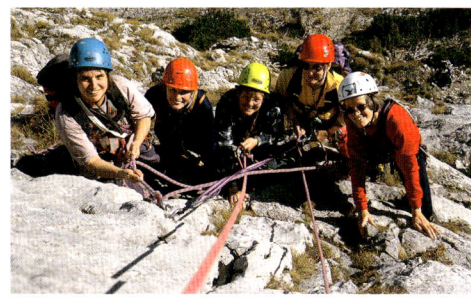

Erfolgreicher und motivierender Senioren-Kletterkurs im Wilden Kaiser.

4. Schäden und Verletzungen beim Klettern

Muskel-, Bänder- oder Sehnenverletzungen bzw. -überlastungen treten bei Sportkletterern durch die starke Ausweitung des Trainings und durch die enorme Leistungssteigerung – oft innerhalb eines relativ kurzen Zeitraums – immer häufiger auf und haben zum Teil zu kletterspezifischen Schäden geführt.

4.1 Überlastungsbeschwerden

Überlastungsbeschwerden entstehen durch ein Missverhältnis zwischen Belastbarkeit und Belastung über einen längeren Zeitraum bzw. dann, wenn sich durch wiederholte Höchstbelastungen minimale Verletzungen der betroffenen Gewebestruktur summieren und irgendwann nicht mehr kompensiert werden können. Davon betroffen sind vor allem Sehnen, Sehnenscheiden und Gelenke, da diese schlechter durchblutet sind als Muskelgewebe und länger brauchen, um sich neuen Belastungen anzupassen. Am häufigsten sind bei Sportkletterern Beschwerden an Fingerbeugesehnen und Fingergelenken, dann folgen Probleme an Ellenbogen und Schultergelenk.

Sehnenüberlastungen

Sie entstehen dort, wo stark belastete Muskeln sich zu Sehnen verjüngen oder diese Sehnen in einen Knochen übergehen, wobei jeweils größere Kräfte auf relativ kleine Areale übertragen werden müssen. Dabei kann es zu ausstrahlenden Schmerzen bei bestimmten Bewegungen, vor allem gegen Widerstand, und zu einer daraus resultierenden Kraftminderung kommen. Die durch mangelndes Training oder Überlastung verursachten Beschwerden zeigen einen charakteristischen Verlauf: Sie treten am Beginn der sportlichen Tätigkeit auf, werden nach dem Aufwärmen schwächer, verstärken sich wieder gegen Ende der Belastung und bleiben darüber hinaus als Ruheschmerzen bestehen. Die Behandlung von chronischen Sehnenerkrankungen ist schwierig, langwierig und nicht immer erfolgreich – umso wichtiger sind daher vorbeugende Maßnahmen. Bei Sehnenscheidenentzündungen kommt es durch anhaltende Überlastungen zu einer mechanischen Reizung mit Beeinträchtigung des Gleitverhaltens, was sich z. B. in Reiben, Knarren oder Sehnenknirschen äußern kann. Durch einsetzende Entzündungsvorgänge wiederum entstehen Verklebungen und Einengungen der Sehnenscheiden mit ziehenden Schmerzen, Schwellungen und Druckschmerzen entlang der betroffenen Sehne, meist im Unterarmbereich.

Ellenbogenbeschwerden

Sie zählen zu den häufigsten Problemen bei Kletterern, vor allem bei Frauen. Hier ist ein besonders kritischer Übergangsbereich mit großen Elastizitätsunterschieden von den starken elastischen Armmuskeln zum starren Knochen, wobei hohe Kraftspitzen der Muskeln durch die Sehnen auf kurzem Weg gedämpft werden müssen. Aus anderen Sportbereichen sind hier der »Tennis«- bzw. der »Golfer-« oder »Werfer-Ellenbogen« bekannt, die aber auch den Kletterer betreffen können. Gelegentlich gibt es auch einen so genannten »Kletter-Ellenbogen« mit Überlastung der Sehnenansätze der starken Oberarmmuskeln in der Ellenbeuge.

Schulterbeschwerden

Auch in der Schulterregion können Sehnenbeschwerden auftreten, wie z. B. an der langen Bizepssehne oder an der wichtigen Supraspinatus-Sehne, die beim Seitwärtsheben des Armes unter das Schulterdach gepresst wird. Beide Sehnen sind besonders gefährdet, da sie durch das Schultergelenk selbst hindurchziehen und durch ständige »Überkopftätigkeit« beim Klettern stark beansprucht werden. Dadurch können sich Sehnenschäden mit chronischen Entzündungen, schmerzhaften Einrissen oder Verkalkungen bilden, deren Behandlung meist langwierig ist. Im Extremfall muss hier sogar operiert werden, um Platz für die mechanisch eingeengte und irritierte Sehne zu schaffen.

Engpass-Syndrome

Ein weiteres Problem sind Verengungen, bei denen Nerven an bestimmten Stellen durch zu großen Druck der Umgebung (z. B. durch entzündliche Schwellungen von Muskeln oder Sehnenscheiden und durch Vernarbungen) irritiert werden. Bei Kletterern können durch sportliche Überlastung der ellenbogennahe innere Unterarmbereich oder das Handgelenk betroffen sein. Folgen hiervon sind meist Druck- und Belastungsschmerzen sowie ein (nächtliches) Taubheits- bzw. Pelzigkeitsgefühl in den Fingern.

In all diesen Fällen empfiehlt sich ein Arztbesuch bei einem Orthopäden bzw. Neurologen, um die richtige Diagnose und Behandlung zu erhalten. Evtl. muss zur Erholung von eingeengten Nerven im Handgelenksbereich (Carpaltunnelsyndrom = CTS) eine Nachtschiene getragen bzw. der Druck auf den betroffenen Nerv durch eine Operation beseitigt werden.

Fingerprobleme

Je extremer geklettert wird, desto häufiger sind in der Regel Fingerprobleme. Als Anpassungsvorgang an verstärkte Belastungen im Fingerbereich kann es zu einer Verdickung der Seitenbänder an den Mittelgelenken, der kleinen Handmuskeln, der Beugesehne und selbst der Knochen kommen! Jedoch sind auch vorzeitige Verschleißerscheinungen der Fingergelenke durch die extremen Zug- und Scherbelastungen häufig. Hierunter fallen vor allem Streckdefizite der Finger mit Morgensteifigkeit und Einschränkungen bei feinmotorischen Bewegungsabläufen sowie bleibende Schwellungen der Gelenkkapseln durch Ergüsse und chronische Entzündungsreaktionen.

Bei den so genannten »Kletterfingern« handelt es sich um Veränderungen der mittleren Gelenke, meist von Mittel- und Ringfinger, bei denen oft Beugesehnenreizungen bzw. Entzündungen der Sehnenscheide mit diffuser Schwellung und Druckschmerzen vorliegen. Auf Röntgenbildern können verschleißbedingte Knochenveränderungen auffallen – insgesamt besteht für den extremen Sportkletterer eine etwas vergrößerte Arthrosegefahr.

Sonstige Beschwerden

In seltenen Fällen kann es durch einseitige Überbelastungen auch zu Wirbelsäulenbeschwerden (z. B. bei sehr häufigen Stürzen) oder Muskelverhärtungen (Myogelosen) im Bereich des Unterarms oder des Schultergürtels kommen. Auch die Entwicklung eines Ganglions (flüssigkeitsgefüllte Ausstülpung einer Gelenkkapsel oder Sehnenscheide bzw. »Überbein«) ist möglich und bei Kletterern meist an der Beugesehnenscheide im Fingergrundgelenk lokalisiert.

Durch intensives Aufwärmen und Rücksichtnahme auf erste Schmerzanzeichen können die meisten beschriebenen Überlastungsschäden beim Sportklettern jedoch vermieden werden.

4.2 Verletzungen beim Sportklettern

Die Verletzungen beim Sportklettern ereignen sich etwa zu gleichen Teilen beim Training und Klettern, wobei oft ein unkontrollierter Sturz die Ursache ist. Überwiegend sind die oberen Extremitäten betroffen (85 % aller Verletzungen), und hier ganz besonders die Hände (50 %). Allerdings treten in letzter Zeit bei Sportkletterern auch häufiger Verletzungen des Innenmeniskus auf. Durch die so genannte »Froschstellung« mit maximalem Abbeugen der Knie über 90 Grad wird vor allem der Innenmeniskus zwischen den Gelenkanteilen stark komprimiert und kann bei zusätzlicher Rotation einreißen. Ansonsten überwiegen meist Kapsel- und Bandverletzungen.

Auffallend ist, dass Verletzungen und Überlastungsbeschwerden ziemlich häufig am – relativ schwach trainierten und kürzeren – Ringfinger auf Grund ungünstiger Hebelverhältnisse auftreten. An einer waagerechten Felsleiste kommen auf den Ringfinger erhöhte Belastungen, da er kürzer als der Mittelfinger und schwächer als der Zeigefinger ist. Besonders kritische Situationen für eine Fingerverletzung sind ein Abrutschen der Füße mit Auffangen des Körpergewichtes mit einer Hand, Schnappen nach Griffen, Verkanten in Fingerlöchern mit schädlichen Scher- und Rotationskräften sowie auch dynamisches Durchziehen an einem einzigen Griff oder längeres Klettern an der Leistungsgrenze in ermüdetem Zustand. Besonders gefährlich ist das Klettern mit aufgestellten Fingern an sehr kleinen Griffen, weil hier aus biomechanischen Gründen eine maximale Belastung bzw. Sehnenanspannung auftritt. Hierbei kommt es leicht zu Sehnen-, Kapsel- oder Bändereinrissen an den Fingern. Als Folge davon treten schmerzempfindliche Schwellungen und Blutergüsse im Fingergrundglied oder Bewegungseinschränkungen im Fingermittelgelenk auf.

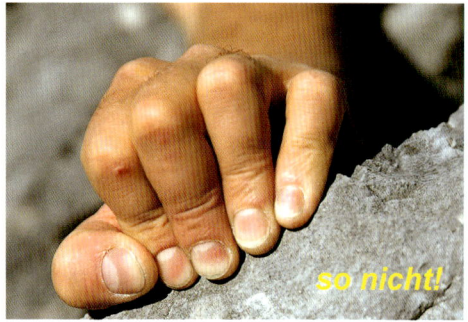

so nicht!

Klettern mit aufgestellten Fingern gefährdet die Ringbänder, da die Fingerbeugesehnen übermäßig beansprucht werden!

Häufig kommt es auch zu einer akuten **Ringbandverletzung**, wobei manchmal ein lautes Schnalzen oder Krachen gehört werden kann. Ebenso ist aber auch eine schleichende **Ringbandüberlastung** möglich, die leider anfangs meist unterschätzt und deswegen oft verschleppt wird. Die fürs Klettern sehr wichtigen Ringbänder fixieren die Beugesehnen am Fingerknochen und verhindern, dass sich Sehnen bei Beugebelastung wie bei einem gespannten Bogen abheben.

Auch abgerissene Sehnenscheiden der Fingerbeuger sind typisch und werden ebenfalls nur bei Sportkletterern beobachtet. Da diese Verletzungen unbehandelt mehrere Monate bis zur Ausheilung benötigen, dürfen sie keinesfalls als Bagatelle ignoriert, sondern müssen rechtzeitig erkannt und richtig behandelt werden.

4.3   Behandlungsmöglichkeiten

Am Anfang jeder Behandlung muss stets die Entlastung und Schonung des verletzten Gewebes stehen – das Weitertrainieren unter Schmerzen bringt keine Besserung der Beschwerden, sondern verlängert in der Regel nur die Krankheitsdauer. Es empfiehlt sich eine **lokale Behandlung mit Eis, Hochlagern und Salbenverbänden**. Eis mindert bei

einer akuten Verletzung Schmerzen und die Schwell- und Ergussneigung durch Minderdurchblutung des betroffenen Bereiches. Bei einem frischen Unfall soll aber nach 15 – 20 Min. Einwirkzeit das Eis durch eine Kompression mit einer elastischen Binde abgelöst werden, weil es sonst zu einer reaktiven Mehrdurchblutung durch Weitstellung der Blutgefäße kommt.

Bei einer späteren Behandlung hingegen wird dieses Wirkprinzip als erwünschter Effekt, z. B. bei Eisabtupfungen, angestrebt. Entzündungshemmende Tabletten können vorübergehend bei akuten Überlastungsbeschwerden vor allem am Ellenbogen eingenommen werden. Zusätzlich soll nach dem Abklingen der akuten Schmerzphase mit **Krankengymnastik** (Dehnungsübungen, Friktionsmassagen), **Ergotherapie** (spezielle Gymnastik für Finger und Hände), **Elektrotherapie** (z. B. Iontophorese) oder **Ultraschallbehandlung** begonnen werden. Manchmal können auch Spritzen mit einem Lokalanästhetikum und entzündungshemmenden Mitteln den Teufelskreislauf von verspannter Muskulatur und Schmerzen durchbrechen. Verdünnte Kortisonspritzen (z. B. in betroffene Sehnenscheiden) sollten jedoch nur ausnahmsweise am Ende der konservativen Therapie gegeben werden. Hilft auch das nicht, kommen nur noch operative Maßnahmen für die weitere Behandlung in Frage.

Bei frischen Fingerverletzungen besteht in der Regel die Behandlung zunächst in einer **konsequenten Ruhigstellung** des betroffenen Fingers (mit einer kleinen Schiene oder Bandage bzw. durch Tapen an den Nachbarfinger) für 1 – 3 Wochen sowie Anwendung von Eis zur Schmerzbekämpfung. Später sind Wechselbäder und Übungen mit einer **Handknetmasse** oder einem Gummiring empfehlenswert. Besonders wichtig ist hier eine **intensive Rehabilitation** und ein **Kletterverbot für 4 – 16 Wochen!**

Da sich erfahrungsgemäß viele Kletterer nicht konsequent an ein Kletterverbot halten, sollte im Verletzungsfall systematisch eine Ausweichsportart betrieben werden, die den psychisch »schmerzhaften« Verlust der Lieblingssportart etwas ausgleichen kann. Zugleich sollte jedem Verletzten klar sein, dass das Ignorieren der Verletzung und daraus resultierende chronische Beschwerden die zukünftige Ausübung des Sportes gefährden.

4.4 Trainingsgrundsätze und Vorbeugungsmaßnahmen

Bei Wiederaufnahme des Klettertrainings sollten folgende Punkte beachtet werden:

■ Vor jeder Belastung **konsequentes Aufwärmen und Dehnungsübungen**, vor allem der Unterarmmuskulatur

■ Nach Fingerverletzungen einen **stabilisierenden Tape-Verband** über dem Ringband bzw. dem betroffenen Gelenk anlegen

■ Ggf. Anlegen einer Ellenbogenbandage bzw. eines Unterarm-Tapeverbandes zur Stabilisierung

■ In der Rehabilitationsphase **nur langsame Steigerung des Trainingsaufbaus**

■ Training nicht nur der Beugemuskulatur, sondern auch der Strecker für den Fingerbereich

■ Wechsel in der Belastung zwischen Maximalkraftbeanspruchung und Kraftausdauer

■ Unbedingt rechtzeitiger Abbruch des Trainings vor starker Ermüdung und Nachlassen der Konzentration

■ Nach dem Training den verletzten oder überlasteten Bezirk mit Eis kühlen (z. B. Eisabreibungen)

Allgemeine Vorbeugungsmaßnahmen

Da die Überlastungsprobleme durch extremes Klettern oft sehr langwierig und undankbar sind, ist eine entsprechende Vorbeugung besonders wichtig. Hierzu gehören z. B.:

■ Konsequente vorangehende Aufwärm- und Dehnübungen (mindestens 20 Minuten)

■ Oder Einklettern in niedrigeren Schwierigkeitsgraden (1 – 3 Seillängen)

■ Langfristiger, systematischer Trainingsaufbau mit Periodisierung in verschiedene Zyklen mit genügend Regenerationszeiten und Stabilisierungsphasen

■ Maßvolle Steigerung von Trainingsumfang und -intensität, besonders der Maximalkraft bei sehr jungen Kletterern

■ Auch allgemeines Kraft- und Konditionstraining neben Kraftausdauer, Beweglichkeit und Koordination

■ Genügend Pausen zwischen den einzelnen Versuchen an der Leistungsgrenze bzw. Kletterstop bei Schmerzen oder Erschöpfungsanzeichen

■ Vermeidung schädlicher Griffbelastungen wie Aufstellen der Finger an schmalen Leisten, Klimmzüge an Fingerlöchern, Schnappen und Springen nach zu kleinen Griffen, Training mit zu hohen Zusatzgewichten oder Nachgreifen bei Stürzen

■ Üben an einem anatomisch geformten Trainingsbalken mit individuellen Fingergriffabständen

■ Hilfreich ist zudem ein geringes Gewicht des Kletterers

Durch richtiges und individuell dosiertes Training können Verletzungen und Überlastungsbeschwerden weitgehend vermieden werden. Trotzdem werden sich gewisse Gesundheitsstörungen bei extremen Kletterern nie ganz vermeiden lassen. Problematisch wird es vor allem dann, wenn Sportler oft ihre Beschwerden nicht genügend beachten und bagatellisieren, um möglichst rasch wieder ihre Freizeitaktivität ausführen zu können. Umso wichtiger ist es – wie generell beim Bergsteigen – seine eigenen (gesundheitlichen) Grenzen zu erkennen und die richtigen Konsequenzen zu ziehen, z. B. Technikverbesserung, Sportpause bzw. vorübergehende Schonung oder Arztbesuch mit entsprechender Therapie!

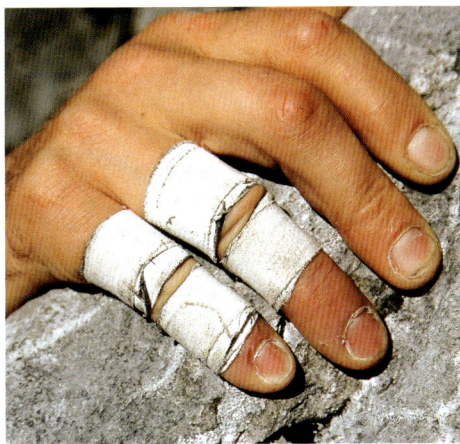

Prophylaktisches Tapen der Ringbänder von Grund- und Mittelglied am 4. und 5. Finger.

5. Alpine Unfallprophylaxe und Psychologie

5.1 Allgemeine Unfallkunde

Ein Unfall ist ein plötzliches, von außen einwirkendes schädigendes Ereignis auf eine Person. Unfallabläufe sind meist auf das **»Dominoprinzip«** zurückzuführen: Katastrophen haben oft nicht eine einzelne Ursache, sondern entstehen aus dem Zusammenwirken vieler Einzelfaktoren. Diese wären allein durchaus beherrschbar, aber eskalieren in ihrer Gesamtheit zum Unfallereignis.

Als Ursachen für alpine Unfälle stehen in den Statistiken an erster Stelle mangelnde alpine Erfahrung und Leichtsinn (vor allem bei Jüngeren), danach unzureichende körperliche Verfassung (vor allem bei Älteren). Die meisten Unfälle passieren erst beim Abstieg durch nachlassende Konzentration bzw. durch Müdigkeit, deshalb ist hier besondere Vorsicht geboten!

Die Erfahrung aus Unfallanalysen zeigt, dass Verunfallte das theoretische Wissen zur Unfallvermeidung oft gehabt hätten, aber dieses aufgrund psychischer Blockaden nicht anwenden konnten. Das könnte auch die Analyse eigener Fehler betreffen, denn Erfahrung ist nichts anderes, als die Auswertung vieler Erfolge und Irrtümer! Im alpinen Bereich sind hauptsächlich Führungstechnik und -taktik sowie eine realistische Selbsteinschätzung zur Vermeidung von »subjektiven Gefahren« betroffen. Viel wichtiger als die absolute Leistungsfähigkeit ist es, im Gebirge seine eigenen Grenzen zu kennen und sie zu respektieren, denn die größte alpine Gefahr steckt in der Person des Bergsteigers.

Wie so oft ist beim Bergsteigen wie auch in der Medizin das Vorbeugen die sicherste und mitunter einzige Möglichkeit, größere Schäden zu vermeiden. Bei Unfällen im Gebirge sind in den seltensten Fällen schicksalhafte Materialfehler oder Naturgewalten die Ursache, sondern fast immer sind die jeweiligen Bergsteiger durch ihre eigenen (vermeidbaren) Fehler selbst schuld.

Meist ist nicht der Berg gefährlich, sondern das Verhalten des Bergsteigers! Unfälle sind in über 80 % auf menschliches Versagen zurückzuführen.

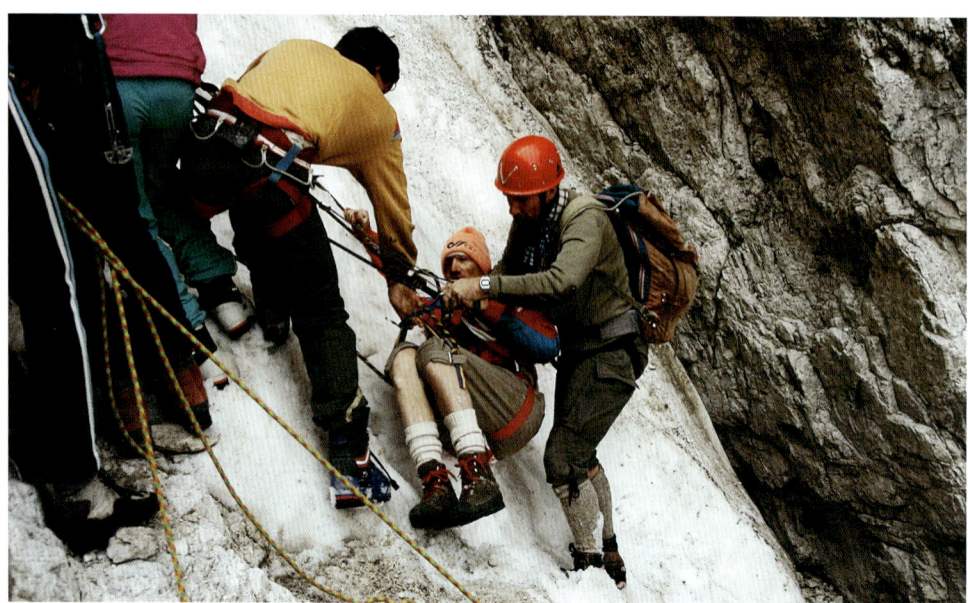

Kletterunfall an der Großen Zinne: Improvisiertes Ablassen von Retter (Autor) und Opfer am Normalweg.

Die Fähigkeit, auch umkehren zu können, zählt zu den besonders überlebenswichtigen Eigenschaften im Gebirge! Bei schwierigen Touren ist es empfehlenswert, schon vorher mögliche Umkehr- oder Ausstiegspunkte sowie Zeitlimits festzulegen, (z. B. »wo ist der letzte Umkehrpunkt, bis wann muss der Gipfel erreicht sein?«).

5.2 Unfallverhütungsmaßnahmen

Alpinsportarten erfordern ständig einen »klaren Kopf und wachen Geist«, das heißt Reaktionsschnelligkeit, Feinkoordination, Gleichgewichtsempfinden, Orientierungsfähigkeit sowie generell ein konzentriertes, situationsgerechtes Handeln.

Allgemeine Unfallverhütung:

■ Theoretische Beschäftigung mit der Materie (z. B. durch Fachliteratur)
■ Besuch von Kursen zum Erlernen, Aufbauen und Wiederholen von Kenntnissen
■ Möglichst gute und funktionelle (Sicherheits-)Ausrüstung und Kleidung
■ Notfall-Ausrüstung: Biwaksack, Apotheke, Stirnlampe, Handy usw.
■ Regelmäßiges Training von Technik, Taktik, Kraft, Ausdauer und Psyche

Vorbereitungen vor einer Tour:

■ Das geplante Tourenziel dem eigenen Können bzw. den Fähigkeiten des schwächsten Teilnehmers anpassen
■ Die Gefährten auch nach ihren Fähigkeiten und Erfahrungen aussuchen
■ Je länger, schwieriger und abgelegener eine Route ist, desto besser muss sie geplant werden
■ Informationen über Länge und besondere Schwierigkeiten einholen, z. B. aus Führern, aus dem Internet oder durch persönliche Auskünfte, Wetter- und Lawinenberichte sowie aktuelle Verhältnisse erfragen
■ Realistischen Zeitplan inklusive Zeitreserve erstellen
■ Ggf. das ursprüngliche Tourenziel ändern oder verschieben
■ Informationen über die Rettungskette im jeweiligen Land einholen, da es zum Teil noch unterschiedliche Notrufnummern gibt (siehe auch Seite 19)!

Entscheidungen unterwegs:

■ Nochmalige Überprüfung wesentlicher Entscheidungsfaktoren vor Ort, z. B. durch Nachfrage bei Hüttenwirten, Bergführern, anderen Bergsteigern oder aktuelle Infos per Handy usw.
■ Rechtzeitiger Aufbruch entsprechend dem Zeitplan
■ Je nach aktuellen Verhältnissen ggf. Ziel oder Route ändern
■ Zeitlimits für eine eventuelle Umkehr setzen und einhalten
■ Notfalls auf Gipfelziel verzichten und rechtzeitig umkehren (**»Mut zur Umkehr!«**)
■ Beim meist gefährlicheren Abstieg besonders gut aufpassen

Ein Gipfel läuft zum Glück nicht davon! Und lieber einmal zu viel als einmal zu wenig umgekehrt!

5.3 Sicherheit und Risiko

Ein risikofreies Leben gibt es nicht: Jeder Mensch muss sich im individuellen und sozialen Bereich immer wieder mit Risiken unterschiedlichster Art auseinandersetzen. In den letzten Jahren hat hier die Forschung verschiedene Risikotheorien und -modelle entwickelt, und dieses wichtige Thema wird inzwischen auch beim Bergsteigen untersucht und diskutiert.

Das Aufkommen so genannter »Risikosportarten« auch im Gebirge (wie Steilwandabfahrten, Free-Solo-Klettereien, Gleitschirmfliegen usw.) zeigt, dass bewusster Umgang mit Risiko emotional positiv erlebt werden kann. Es befriedigt menschliche Grundbedürfnisse, lotet die eigenen körperlichen und emotionalen Grenzen aus und kann daher zur Selbstverwirklichung führen.

Die **Risikobereitschaft** ist ein Persönlichkeitsfaktor, der individuell sehr verschieden ausgeprägt ist. Dies liegt am persönlichen Lebensschicksal und am Ehrgeiz, aber auch an einer genetischen Veranlagung (durch ein »Risiko-Gen«). Insgesamt muss das Risikoverhalten als ein sehr änderungsresistentes Merkmal betrachtet werden. Deshalb bedeutet auch eine optimale Ausbildung nicht automatisch eine erhöhte Sicherheit!

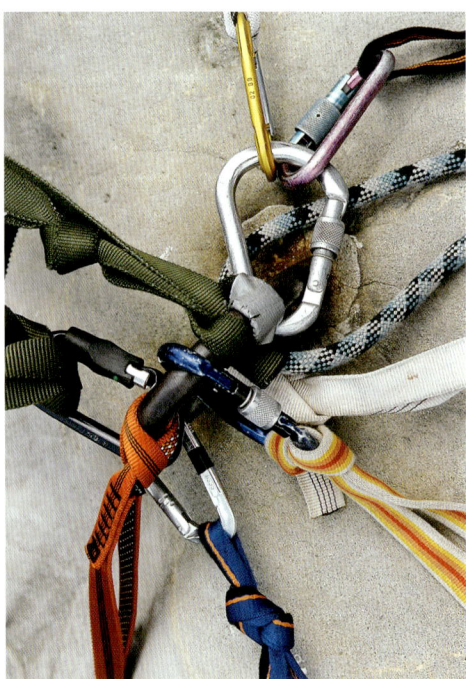

Fehlermöglichkeiten bei Sicherungschaos.

Bei allen prophylaktischen Maßnahmen und modernen Sicherheitsausrüstungen besteht nämlich immer die Gefahr, dass sie dem Bergsteiger ein falsches Gefühl der Sicherheit geben können. Wenn dieser als Folge davon seine Risikobereitschaft erhöht, geht der Gewinn an Sicherheit wieder verloren (Sicherheitskompensation). Zum Beispiel kann auch ein Auto mit Antiblockiersystem aus einer Kurve fliegen, wenn man nur schnell genug hineinfährt! Und im alpinen Gelände wird auch mit Lawinen-Airbag, Verschütteten-Suchgerät und Atemweste die Lawinengefahr nicht geringer – außerdem sterben allein 25 % der Lawinenverschütteten an mechanischen Verletzungen, gegen die die Notfallausrüstung wirkungslos ist! Auffallend ist, dass gerade gut ausgebildete, sehr erfahrene und modern ausgerüstete Skibergsteiger überdurchschnittlich häufig bei Lawinenunfällen ums Leben kommen (da sie vermutlich aus Selbsttäuschung näher an das Limit herangehen).

In diesem Zusammenhang ist sehr aufschlussreich, dass kein Alpinist in die Berge geht, um möglichst sicher zu sein, sondern um seine persönlichen Ziele zu erreichen oder seine Grenzen auszuloten. Der Bergsteiger bemüht sich zwar, eine Gefährdung nach Möglichkeit einzuschränken, sucht aber auch nicht primär die Sicherheit. Stattdessen versucht er, in einem ständigen Optimierungsprozess zwischen Leistungstendenz und Sicherheitstendenz auszugleichen. So akzeptiert jeder Alpinist entsprechend seinem persönlichen Sicherheitsempfinden, seinen sportlichen Motiven und Wertvorstellungen ein gewisses (Rest-)Risiko. Kommt es zu einem Unfall, kann man davon ausgehen, dass dieser in allererster Linie das Resultat eines falsch eingeschätzten Risikos ist.

Seit 1880 wird beim Bergsteigen zwischen objektiven und subjektiven Gefahren unterschieden (»Die Gefahren der Alpen« von Emil Zsigmondy). **Objektive Gefahren** im Gebirge sind z. B. Steinschlag, Eisschlag, Gletscherspalten, Lawinen, Schlechtwetter bzw. Wettersturz oder Absturzgefahr.

Zu den **subjektiven alpinen Gefahren** gehören Fehler bzw. Versagen im bergsteigerischen Denken und Handeln, wie etwa mangelndes Können, Selbstüberschätzung, Leichtsinn, falsche Tourenplanung oder Routenwahl, mangelhafte Kondition oder Ausrüstung und ggf. Gruppendruck. Aber auch eine sehr häufige Fehleinschätzung der objektiven Gefahren gehört hierzu, sodass die subjektiven Gefahren die von der Natur vorgegebenen insgesamt bei weitem übertreffen. Die Gesamtgefährdung in einer Situation ergibt sich immer aus der Summe der objektiven und subjektiven Gefahren mit ihren gegenseitigen Wechselwirkungen.

In der Unfallkunde hat es sich herausgestellt, dass theoretisches Wissen und erworbenes Können alleine nicht zur Unfallvorbeugung ausreichen. Gerade vielschichtige Situationen mit verschiedenen Einflüssen, Ursachen und Wechselwirkungen erfordern ein sehr komplexes Verhalten des jeweiligen Bergsteigers. Dieser ist rein erfahrungsgemäß (und entwicklungsgeschichtlich) hierzu oft noch nicht in der Lage, da manche Risiken außerhalb seines normalen Gefahreninstinktes liegen (wie etwa die Lawinengefahr).

5.4 Psychologische Aspekte beim Bergsteigen

Wenn wir das Bergsteigen im Hinblick auf die Unfallverhütung psychologisch analysieren wollen, müssen wir uns zwangsläufig über die Beweggründe unseres eigenen Tuns im Klaren sein.

Gründe zum Bergsteigen

(nach Ulrich Aufmuth)

- Leistungsprinzip (Gipfel, Schwierigkeitsgrad usw.)
- Selbstbestimmtes Handeln, Individualität
- Gruppendynamik, soziale Bindungen (Kameradschaft)
- Abenteuer, Freiheit, Naturerlebnis
- Aggressionsabbau, Ausgleich zum Berufsstress
- Ersatzhandlung für gewisse Defizite im Alltags- und Berufsleben (z. B. Mangel an elementaren natürlichen Erlebnismöglichkeiten)
- Einheit von Körper, Geist und Seele (Flow-Erlebnis)
- Selbsterfahrung, Klärung der eigenen Identität
- Selbstwertsteigerung (zum Teil Kompensation von anderen Schwächen)
- Angstüberwindung, »Lebensbestätigung«, Grenzerfahrungen fürs Leben
- Leidenschaft (zum Teil Suchtcharakter)

Bei Bergsteigern, die aus Freude am Naturerleben, also »um der Berge selbst willen«, ins Gebirge gehen, ist das psychologische Gefahrenpotenzial relativ gering. Bei anderen, für die »Bergsteigen als Mittel zum Zweck« dient, bestehen größere Gefährdungen.

Persönlichkeitskriterien von Bergsteigern

Die Beweggründe für das Bergsteigen sind also ziemlich komplex und so unterschiedlich wie die jeweiligen Personen samt ihren Veranlagungen, Neigungen und Reaktionen. Deshalb lassen sich zur effektiven Unfallprophylaxe, zur besseren Kommunikation untereinander und für einen ausgewogenen Umgang mit der eigenen Person leider keine allgemeingültigen Regeln aufstellen. Jeder muss zur Verbesserung seiner Fähigkeiten und Erfahrungen zunächst an sich selbst arbeiten – das gilt für Technik und Kondition genauso wie für medizinische oder psychologische Kenntnisse.

Bergsteiger bewegen sich oft in gefahrvoller Umgebung und sind vielfach auch ganz auf sich alleine gestellt. Dies erfordert und fördert ein starkes Selbstbewusstsein sowie eine ausgeglichene, stabile psychische Grundstruktur. Hierzu gehört in der Regel auch ein starker Überlebenswille und die Fähigkeit, auf unerwartete und bedrohliche Situationen ohne Angst oder Panik adäquat zu reagieren.

Bei einer Unterschätzung der eigenen Fähigkeiten kann zum Glück nicht allzuviel passieren: ein »Zauderer« wird nur bei optimalen Verhältnissen starten. Eine realistische Selbsteinschätzung mit einer gewissen Flexibilität ist – wie immer im Leben – von Vorteil. Am gefährlichsten sind jedoch Selbstüberschätzung und zu großer Ehrgeiz, mit dem sich die Betroffenen selbst und auch noch andere in Gefahr bringen können.

Bergsteigen konfrontiert den Menschen auf deutliche Weise mit sich selbst und seinen Kameraden. Besonders schwierig zu erfüllen sind die oft zu hohen **Erwartungen an den**

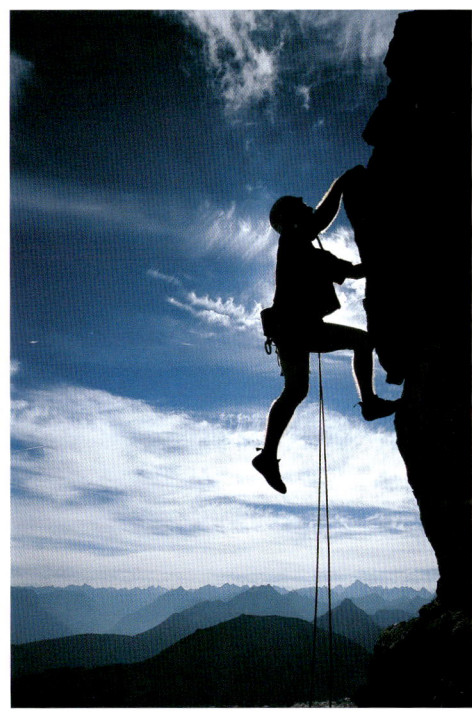

Herausforderung und Faszination Klettern.

Bergführer oder Tourenleiter, den Partner oder auch an die eigene Person. Alle Bergsteiger – also auch wir selbst – sollten möglichst kompetent sein durch große Erfahrung sowie Leistungsstärke (konditionell und technisch), Hilfsbereitschaft und Kooperationsfähigkeit (Einbeziehung des Partners oder der Gruppe in Entscheidungsprozesse). Bergführer und Tourenleiter sollen gute Lehrereigenschaften zur Wissensvermittlung besitzen. Sie sollen ausgleichend und integrativ wirken (als »Psychologe« bei Spannungen) und ein besonderes Einfühlungsvermögen mit guter Beobachtungsgabe und Menschenkenntnis haben, da die menschlichen Qualitäten im Gebirge oft entscheidend sind.

Alle diese idealen Eigenschaften sind aber in der Realität nur selten erreichbar – und genau deswegen gibt es im Gebirge durch die Abgeschiedenheit und die zum Teil extremen Situationen auch leicht einmal Spannungen und psychologische Probleme (siehe auch Kapitel E.4, Seite 181 – 184).

Zur Verbesserung der eigenen Fähigkeiten und Erfahrungen sollte man sich generell nach einer Tour immer selbst fragen:

> **»Was hätte ich vielleicht anders und besser machen können?«**

Ideale Verhaltensweisen in Gruppen

Diese Punkte (nach Aufmuth) gelten besonders für die verantwortlichen Tourenleiter (egal ob private oder kommerziell organisierte Touren), können aber auch das Verhältnis von gleichstarken Partnern untereinander betreffen. Abgesehen vom alpinen Bereich gelten diese Regeln aber auch sonst bei Gruppen im Berufs- und Alltagsleben!

- Genau beobachten, informieren, fragen und mitentscheiden lassen
- Viel Lob, wenig Tadel ist effektiver als umgekehrt
- Möglichst wenig Kritik am Anfang (und wenn, dann »mild«)
- »Sanfter« Umgang mit den Fehlern anderer (ggf. »darüber hinwegsehen«)
- Gerade Schwächere in einer Gruppe brauchen am meisten Lob!

- Bei Gleichstarken zurückhaltend sein mit Einzellob
- Gruppenlob ist »billig«, aber wirkungsvoll
- Stilles, unmerkliches Helfen (und nicht zu viel, also kein Helfersyndrom!)
- Im rechten Moment Ausnahmen vom Prinzip machen
- Hinterher persönliches Dazulernen durch Analyse und konstruktive Kritik

5.5 Psychologisches Training für einen medizinischen Notfall

Bei einem echten Notfall ist es entscheidend, zunächst Ruhe zu bewahren! Das ist natürlich leichter gesagt als getan; das kann jedoch trainiert werden. Neben der Lektüre eines Erste-Hilfe-Buches und dem Einüben von Rettungsmaßnahmen in entsprechenden Kursen ist auch ein rein geistiges Training für den Ernstfall sehr hilfreich. Nehmen Sie sich etwas Zeit und stellen Sie sich eine alpine medizinische Notfallsituation vor und überlegen sich rein theoretisch, wie und in welcher Reihenfolge Sie alleine oder in einer Gruppe darauf reagieren würden. Wenn Sie dies intensiv durchspielen und öfters wiederholen, sind Sie bei einem echten Einsatz schon viel besser vorbereitet, da Ihr Vorgehen strukturierter und kontrollierter sein wird. Mit der daraus resultierenden Sicherheit und einem beruhigenden Einwirken auf den Verletzten können Sie dessen Zustand schon allein durch diese wichtige psychologische Unterstützung verbessern und Schmerzen lindern.

Sicherheit der Helfer und Triage-Kriterien

Bei Unfällen werden von den Rettern oft großartige Leistungen vollbracht. Trotzdem kann ein falsches Heldentum mit übertriebenem Risiko fatal sein, wenn dadurch das eigene Leben (und damit auch die Chancen des Verletzten) stark gefährdet werden. Auch wenn es vielleicht nicht auf den ersten Blick einleuchtet, muss zuerst an die Sicherheit der Helfer, dann an die Sicherheit der unverletzten Bergsteiger und schließlich an die Rettung der Verunglückten gedacht werden.

Besonders schwierig wird es, wenn bei einem größeren Unglück (Verkehrsunfall, Absturz oder Verletzungen von mehreren Gruppenmitgliedern) viele Personen zum Teil schwer verletzt werden, aber nur sehr wenige (unverletzte) Helfer zur Verfügung stehen und keine schnelle professionelle Hilfe zu erwarten ist. Normalerweise kümmert man sich zuerst um die am schwersten Verletzten - in diesem speziellen Fall gilt dies jedoch ausnahmsweise nicht mehr!

Es macht keinen Sinn, alle Energien mit einem einzigen Schwerstverletzten zu vergeuden, wenn sich gleichzeitig bei mehreren anderen Verletzten der Zustand ohne Sofortmaßnahmen immer weiter verschlechtern würde. Es ist für die Gesamtheit der Verletzten deshalb besser, hier zunächst eine grobe Einteilung nach drei Schweregraden der Verletzungen zu treffen (so genannte Triage) und entsprechend zu handeln.

Triage-Kriterien:

■ **Leicht verletzte Personen** (z. B. mit einem Knochenbruch und ansprechbar) werden vorerst nicht versorgt. Hier kann mit der Ersten Hilfe ohne besondere Gefahren gewartet werden.

■ **Schwerstverletzte** mit multiplen Verletzungen und Atem- bzw. Kreislaufstillstand werden ebenfalls nicht am Anfang versorgt, da sie insgesamt eine deutlich geringere Überlebenschance haben.

■ Die wenigen Helfer sollten sich also auf die **Unfallopfer mit mittleren Verletzungen** (also ohne Atem- und Kreislaufstillstand) konzentrieren da hier die Erfolgsaussichten zur Rettung viel größer sind. Hierunter fallen z. B. Stillen einer starken Blutung, Behandlung eines schweren Schocks mit Hilfe der Schocklage, Freimachen der Atemwege oder Stabile Seitenlage bei einem Bewusstlosen.

■ Erst wenn diese wichtigen Maßnahmen getroffen sind, sollte man sich dann im zweiten Anlauf um die Schwerstverletzten kümmern. Wenn diese die erste besonders kritische Zeit nach dem Unfall auch ohne Erste-Hilfe-Maßnahmen überlebt haben, sind jetzt ihre Chancen deutlich höher, die schweren Verletzungen zu überstehen.

Diese schwierige Triage ist wichtig, aber psychologisch eine sehr große Belastung für die Helfer und wurde deshalb absichtlich in dieses Kapitel mit aufgenommen.

5.6 Stressreaktionen und psychologische Betreuung

Emotionale Stressfaktoren beim Bergsteigen können sein:

■ Körperliche Anstrengungen im Grenzbereich

■ Große mentale Belastungen (z. B. Angst, Überforderung, Hilflosigkeit)

■ Gruppendynamische Konfliktentwicklung

■ Unkalkulierbare äußere Bedingungen (z. B. Wettersturz)

■ Fehlen von Fremdhilfe im Notfall

■ Verletzungsgefahr oder gar Todesrisiko

Angst beim Bergsteigen ist ein natürlicher Schutzmechanismus, denn: »Wer zu viel Mut hat, lebt nicht lange!«. Angst wird aber dann problematisch, wenn sie (z. B. durch Überlastung) nicht wahrgenommen bzw. verdrängt oder bewusst überspielt wird. Durch Wechselwirkungen kann als Folge davon die Angst bis zur Panikreaktion eskalieren. Dabei ist eine Kontrolle der Angst und ein zielgerichtetes Verhalten nicht mehr möglich und die kritische Situation kann nicht bewältigt werden.

Psychische Überlastungen kommen vor allem dann vor, wenn ein Mensch überraschend und ohne Vorbereitungsmöglichkeit mit einer extremen Situation konfrontiert wird, z. B. als Opfer, aber auch als Freund oder Angehöriger von Verletzten oder gar Unfalltoten. Dabei kann es zu völliger Hilflosigkeit, intensiver Angst, lähmendem Entsetzen, Chaos oder Orientierungslosigkeit kommen. Als unmittelbare Folge davon entwickeln sich oft Gefühllosigkeit (fehlende emotionale Reaktion), eine Wahrnehmungsminderung (bis hin zu dem Gefühl, alles passiere nur im Traum oder wie in einem Film) oder Gedächtnislücken.

Später können auch andere (normale) Reaktionen auftreten, z. B. Vermeidungsverhalten gegenüber allen Erinnerungen, die mit dem Unfall zu tun haben. Aber auch Reizbarkeit, Unruhe, Überempfindlichkeit, Schlafstörungen (Albträume), Konzentrationsstörungen oder gar Schuldgefühle (z. B. nach Lawinenunfällen). Diese normalen Reaktionen auf ein

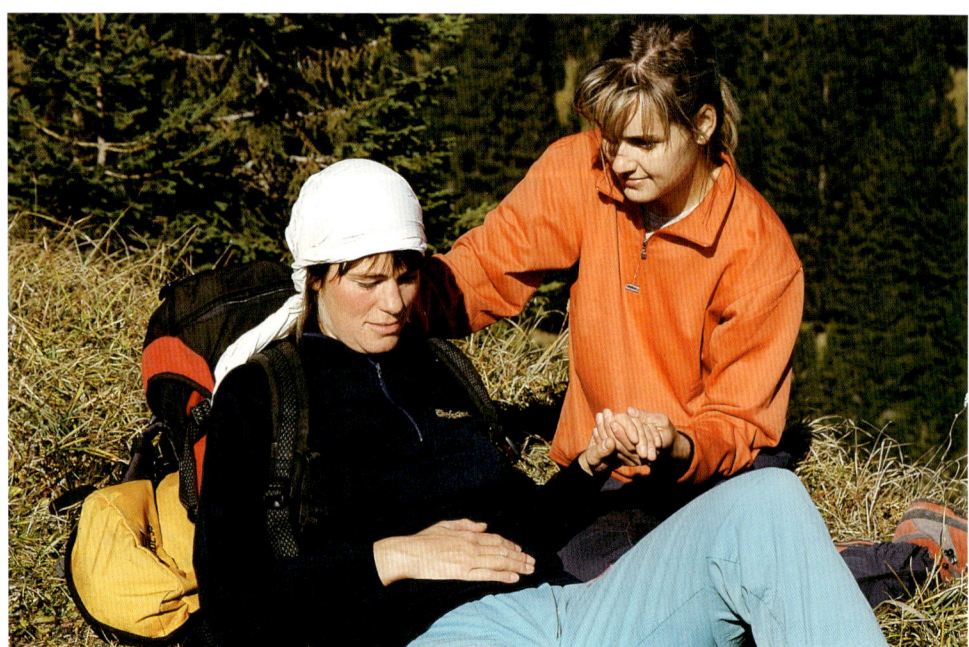

Psychische Betreuung einer erkrankten Bergsteigerin (halbsitzende Lagerung wegen Atemproblemen).
Körperkontakt mit Handhalten und verbale Zuwendung als wichtige Maßnahmen.

psychisch sehr belastendes Ereignis können einige Tage bis Wochen anhalten, manchmal sogar Monate.

Die folgenden psychischen Erste-Hilfe-Maßnahmen beziehen sich sowohl auf Unfallopfer wie auch auf betroffene Gefährten oder Angehörige.

Psychologische Betreuung von Verletzten und Erkrankten

Bei Unfällen kommt es neben einer körperlichen Schädigung häufig auch zu einer Beeinträchtigung der geistigen Leistungsfähigkeit und der psychischen Stabilität. Deshalb ist bei vielen Verletzungen und Erkrankungen die psychologische Betreuung des Patienten oft genauso wichtig wie die Erste-Hilfe-Maßnahmen, vor allem dann, wenn der Verletzte oder Erkrankte starke Schmerzen oder Ängste hat, der Unfallausgang ungewiss ist oder der Laienhelfer aus Mangel an Erfahrung oder Hilfsmaterialien nicht viel helfen kann. Mit einer guten psychologischen Betreuung können Schmerzen und sogar Schockauswirkungen reduziert werden. Dabei sind gesunder Men-

schenverstand und Einfühlungsvermögen in die Ängste und Sorgen des Patienten oft wertvoller als theoretisches Wissen über Therapiemaßnahmen. Ziel der psychischen Ersten Hilfe ist eine emotionale Stabilisierung in der akuten Notfallsituation.

Diese kann bei größeren Unfällen (wie Lawinenverschüttungen oder Todesfällen) durch psychologisch geschulte Personen durchgeführt werden (Krisen-Interventionsteam, meist Bergretter, Seelsorger usw.). Zunächst aber sollte diese psychische Hilfe nach Möglichkeit durch die anwesenden Gruppenmitglieder oder Helfer begonnen werden. Am besten kümmert sich jeweils eine Kontaktperson psychologisch um den Verletzten (wobei dies in der Regel nicht der Einsatzleiter oder Koordinator ist!). Dieser Betreuer soll Ansprechpartner des Patienten sein und ihm Informationen und Zuversicht vermitteln. Damit die psychologische Erste-Hilfe-Betreuung auch funktioniert und beim Patienten ankommt, muss sie von Herzen kommen, denn nichts ist schlimmer als leere Phrasen, aufgesetztes Mitleid oder durchschaubare Lügen wie »Es ist nicht schlimm, alles wird wieder gut – Du brauchst keine Angst haben!« Der Helfer muss seine ganze Persönlichkeit einbringen, echte Nähe und Zuwendung zeigen und es tatsächlich auch so meinen, wie er es sagt, um glaubhaft (authentisch) zu sein. Das Verständnis für die Situation des Verletzten und seine Schmerzen trägt dazu bei, sein Vertrauen zu gewinnen und ihn zu beruhigen.

Praktische Ratschläge für die psychologische Betreuung:

- Am Unfallort zur eigenen Orientierung zunächst kurz und professionell fragen: **»Was ist passiert?«** Je nach Reaktion muss dann auf die individuelle Situation eingegangen werden
- Mit dem Betroffenen (Verletzter, Erkrankter) **persönlichen Kontakt aufnehmen**, ihn nach seinem Namen fragen und ihn auch mit Namen anreden (persönliche Ebene)
- Ebenso sollte man sich natürlich selbst vorstellen sowie mit dem Betroffenen ein Gespräch anfangen und ihm erklären, was gemacht werden muss, insbesondere um ihm die quälende Ungewissheit über den weiteren Verlauf der Rettung zu nehmen
- Auf Fragen möglichst **konkrete Antworten** geben, jedoch ohne zu dramatisieren
- Wenn Sie etwas nicht wissen, ist es am besten, dies auch zuzugeben
- **Keine unrealistischen Versprechungen** machen, insbesondere keine großen Notlügen auftischen
- Leichte Schönfärberei kann dagegen therapeutisch durchaus sinnvoll sein
- Keine Vorwürfe zum Unfallhergang machen, das heißt **keine moralischen Wertungen treffen** wie: »Wie konnte das nur passieren?«
- Keine Aussagen über eventuelle Folgen der Verletzungen machen
- Im Beisein von Verletzten sollte nicht mit anderen über den Unfall und die möglichen schlimmen Folgen diskutiert werden, denn selbst scheinbar Bewusstlose können dies mitbekommen und durch falsche Formulierungen ziemlichen Schaden erleiden

- Oft reicht es völlig aus, **aufmerksam zuzuhören** und gelegentlich Zwischenfragen zu stellen, also einen psychisch Schockierten ausreden lassen, damit er wieder zu sich selbst zurückfindet
- Bei einem verwirrten Patienten versuchen, diesem durch **einfache Erklärungen** eine Orientierung zu vermitteln, damit er dann mit der neuen Situation wieder leichter zurechtkommen kann
- Es hilft oft, einfache **körperliche Grundbedürfnisse zu befriedigen**, z. B. warme Kleidung oder warme Getränke anzubieten, aber **keinen Alkohol**, da er labile Personen destabilisieren kann
- Je nach Situation empfiehlt es sich auch **körperlichen Kontakt** aufzunehmen, wie die Hand zu halten oder den Arm um die Schulter des Verletzten zu legen, was oft mehr hilft als viele Worte
- Genauso wichtig kann es sein, einen nur **leicht verletzten Patienten zu beschäftigen**, um ihn von seinem eigenen Leid abzulenken; dazu gehören z. B. kleine Aufgaben, wie Material zu sortieren oder andere Verletzte zu betreuen
- Damit der psychisch Angeschlagene zu seiner Handlungsfähigkeit zurückfindet, sollte man keine fertigen Lösungen anbieten, sondern diese gemeinsam mit ihm erarbeiten
- Die **psychische Betreuung muss kontinuierlich sein**, besonders Kinder dürfen nie allein gelassen werden
- Auch das **Zusammenführen von Familienangehörigen und Freunden** bewirkt trotz etwaiger Verletzungen eine psychische Stabilisierung
- **Gruppen sollten zusammenbleiben** und nur in Ausnahmefällen (z. B. Hubschraubertransport) getrennt werden

Verhalten bei einem evtl. Todesfall:

- Polizei bzw. Arzt alarmieren (zur Todesfeststellung)
- Bei einem Todesfall ist generell Würde und Anstand wichtig
- Den Toten nach Möglichkeit abdecken und Augen schließen
- Ggf. Angehörige oder Freunde über den Todesfall informieren

E – Praktische Höhenmedizin

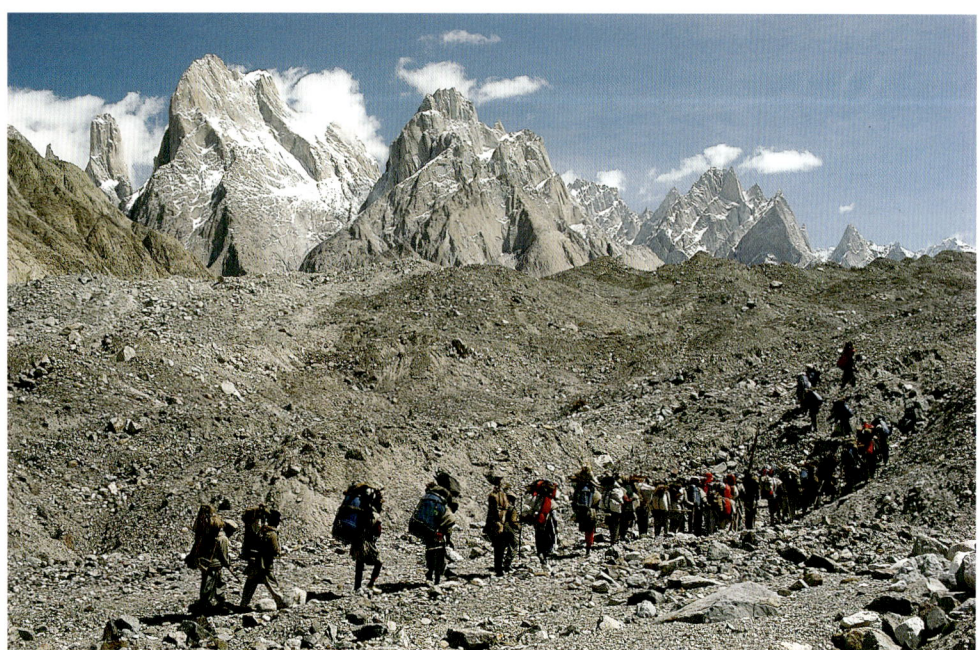

Trägerkolonne beim Anmarsch zum K2-Basislager auf dem schuttbedeckten Baltorogletscher im Karakorum (Pakistan), im Hintergrund links die Trangotürme.

Trekkingtouren und Expeditionen in außereuropäische Gebirge werden heute immer häufiger durchgeführt. Eine anspruchsvolle Trekkingtour oder gar ein hoher Gipfel lassen sich aber trotz aller Fortschritte in Ausrüstung und Know-how nicht allein mit Geld erkaufen, wenn die physischen und psychischen Grundvoraussetzungen fehlen. Das haben exemplarisch die Tragödien der letzten Jahre am Mount Everest gezeigt, die diesen Problembereich auch in das Bewusstsein der Öffentlichkeit gerückt haben. Neben Unerfahrenheit, mangelhafter Organisation oder falschem Ehrgeiz haben aber vor allem die heimtückischen Auswirkungen der Höhe zu den meisten Katastrophen beigetragen. Deshalb ist das medizinische Wissen um die Anpassung an größere Höhen und die Behandlung von Höhenerkrankungen so wichtig.

Auch »Pauschaltouristen« kommerzieller Unternehmungen sollten sich unbedingt mit allen Problemen des Höhenbergsteigens selbst auseinandersetzen. Schließlich geht es um die eigene Gesundheit, zumal nicht immer ein höhenmedizinisch erfahrener Arzt oder Bergführer auf den Touren dabei ist.

1. Einführung und Theorie

1.1 Höhenzonen und ihre Charakteristika

Alle wesentlichen Aspekte der Höhenmedizin beruhen auf der Tatsache, dass mit steigender Höhe der Luftdruck kontinuierlich abnimmt. Auf

Meereshöhe beträgt durch das Eigengewicht der Luft der Luftdruck im Mittel 1013 Millibar (oder veraltet 760 mm Quecksilbersäule). Auf etwa 5500 m Höhe erreicht der Luftdruck nur mehr die Hälfte und in Höhe des Mt. Everest nur noch etwa ein Drittel des Normaldrucks auf Meereshöhe (siehe Abbildung Seite 165). Er schwankt dabei in Abhängigkeit von Temperatur und Wetterlage um bis zu 10 %.

Der Sauerstoffanteil in der Luft bleibt bis etwa 15 km Höhe konstant bei ca. 21 %. Jedoch kommt es wie beim Luftdruck zu einer entsprechenden (= analogen) Abnahme des Sauerstoff(teilchen)drucks. Dadurch wird mit der Atemluft in großen Höhen nicht mehr genug Sauerstoff aufgenommen und es kommt durch den verminderten Druck letztendlich zu einem Sauerstoffmangel im Gewebe, der die eigentliche Ursache der vielfältigen Höhenprobleme ist. Entscheidend für die Reaktionen des Organismus auf diese Veränderungen sind die unterschiedlichen Höhenstufen, die in der Abbildung auf Seite 165 aufgeführt werden.

Unterhalb 1500 m gibt es normalerweise keinerlei Gesundheitsbeeinträchtigungen, oberhalb dieser Höhe können jedoch bei bestimmten schweren Erkrankungen von Lunge und Herz die ersten Probleme auftreten. Eine mittlere Höhe von 2000 – 2500 m ist der Bereich, in dem Ausdauersportler ihr Höhentraining absolvieren. **Ab 2500 m**, der so genannten **Schwellenhöhe**, muss sich der Mensch gezielt akklimatisieren, um keinen gesundheitlichen Schaden zu erleiden. Ab dieser Höhe nimmt die Ausdauerleistungsfähigkeit um etwa 10 % pro 1500 Höhenmeter ab.

In großer Höhe **zwischen 3000 m und etwa 5500 m** – also im Hochtourenbereich der Alpen oder dem hauptsächlichen Höhenbereich von Trekkingtouren – kann sich ein gesunder Mensch nach einer entsprechend langen Anpassungszeit in der Regel vollständig akklimatisieren und nahezu normal leistungsfähig sein. Diese Höhenmarke ist deshalb auch die oberste Grenze einer menschlichen Dauerbesiedelung und gleichzeitig die höchste noch sinnvolle Basislagerhöhe für Expeditionsbergsteiger.

Oberhalb von 5500 m ist eine vollständige Anpassung an die Höhe bzw. den Sauerstoffmangel nicht mehr möglich, stattdessen kommt es zu einem kontinuierlichen Abbau der körperlichen und geistigen Leistungsfähigkeit. Deshalb sind hier nur noch kurzzeitige Aufenthalte möglich.

Höhenzonen und ihre Charakteristika

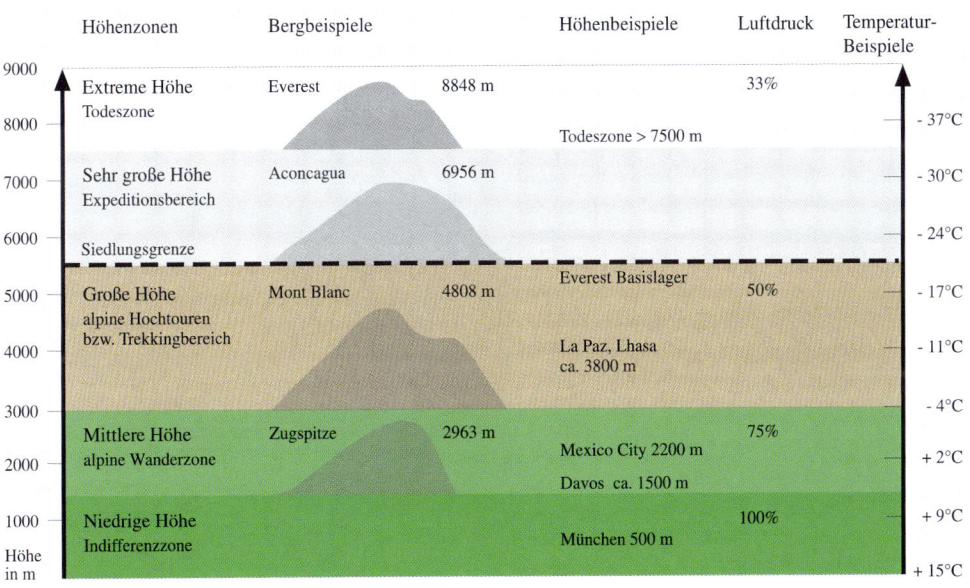

Höhenreaktionen des Organismus

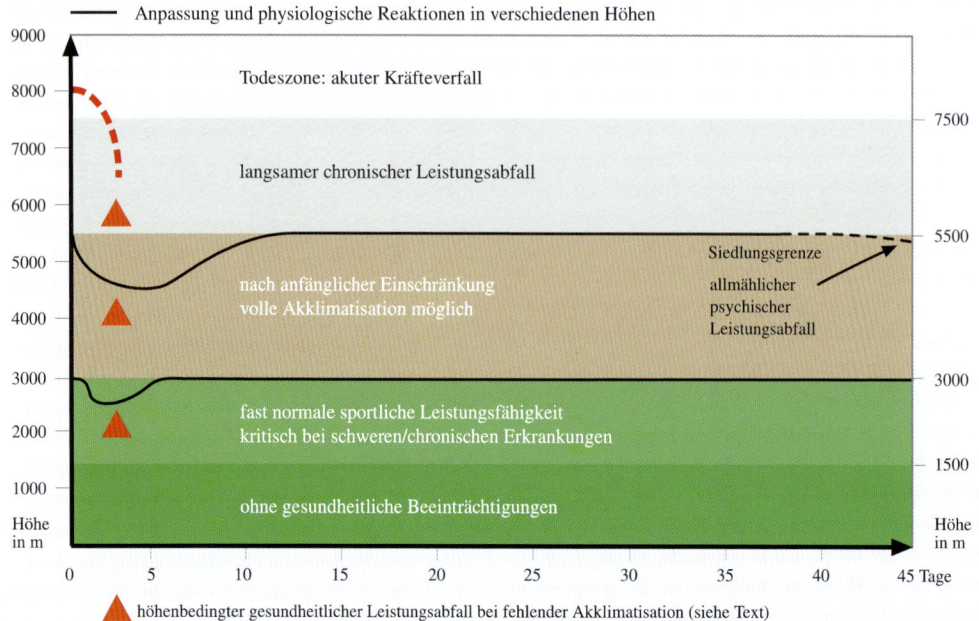

—— Anpassung und physiologische Reaktionen in verschiedenen Höhen

▲ höhenbedingter gesundheitlicher Leistungsabfall bei fehlender Akklimatisation (siehe Text)

1.2 Auswirkungen der Höhe auf den Organismus

Der in der Atemluft enthaltene Sauerstoff wird über die Lunge aufgenommen und über den Blutkreislauf in alle Gewebe des Körpers verteilt. Ein Sauerstoffmangel macht sich ab etwa 2500 m Höhe bemerkbar und ruft vielfältige und zum Teil sehr komplexe Reaktionen im Körper hervor. Die normale Anpassung an größere Höhen (= Akklimatisation) erfolgt anfangs vor allem durch eine stark erhöhte Atemfrequenz und eine vertiefte Atmung, sodass mehr Sauerstoff aufgenommen werden kann. Zu einem geringeren Anteil trägt dazu auch eine vergrößerte Pumpleistung des Herzens mit Erhöhung des Schlagvolumens (Pulsanstieg) bei.

Die Vermehrung der roten Blutkörperchen und die daraus resultierende Erhöhung der Sauerstofftransportfähigkeit erfolgt erst nach einigen Tagen und dauert zwei bis drei Wochen. Wichtig für die Höhenanpassung sind zusätzlich noch eine verbesserte Sauerstoffausschöpfung in den Zellen und weitere komplizierte Regulationsvorgänge. Die Herzfunktion selbst

wird durch die Höhe nicht negativ beeinflusst und ein durch Sauerstoffmangel bedingter Herzinfarkt mit Todesfolge ist sehr selten.

Durch die reaktive Vermehrung der roten Blutkörperchen in großer Höhe und durch den vermehrten Flüssigkeitsverlust auf Grund der verstärkten Atmung kann es zu einer Bluteindickung und Verlangsamung des Blutflusses kommen. Besonders dann, wenn nicht genügend Flüssigkeit zugeführt wird, besteht eine große Gefahr durch Bildung von Blutgerinnseln (Thrombose). Diese Bluteindickung bewirkt auch eine Mehrbelastung für Herz und Kreislauf sowie eine schlechtere Durchblutung der Extremitäten mit daraus resultierender erhöhter Erfrierungsgefahr.

Nach Expeditionen ist bei Bergsteigern ein geringer Verlust an Muskelmasse von ca. 10 % festzustellen. Da das Kapillarsystem des Blutkreislaufs durch die Höhe nicht in Mitleidenschaft gezogen wird, resultiert daraus eine vorteilhafte relative Dichteerhöhung der Blutgefäße mit verbesserter Sauerstoffversorgung des Gewebes.

1.3 Gefahren beim Höhenbergsteigen

Jeder, der sich schon einmal in größeren Höhen aufgehalten hat, wird ihre unsichtbaren Auswirkungen oder Gefahren selbst oder bei einem anderen miterlebt haben, z. B. Leistungsverluste, Kurzatmigkeit, Kopfschmerzen, Schlaflosigkeit, eventuell sogar allgemeines Krankheitsgefühl bis hin zu den schweren und zum Teil lebensgefährlichen Höhenerkrankungen.

Risiko und gesundheitlicher Verlauf

Bei **Trekkingtouren** (über ca. 3000 m) beträgt der Anteil an gesundheitlichen Zwischenfällen etwa 0,1 %, das heißt von 1000 Trekkern erkrankt einer. Die Todesfallrate ist mit 0,01 % relativ gering (10 Fälle auf 100.000 Personen), wobei tödliche Unfälle viermal häufiger vorkommen als Höhenkomplikationen. Das Risiko auf **Expeditionen** (beim Höhenbergsteigen) ist deutlich erhöht: Ein Viertel der Teilnehmer erleidet Gesundheitsstörungen. Die Todesrate beträgt etwa 2 – 3 % und ist damit ca. zweihundertfünfzigmal größer als beim Trekking! Verantwortlich dafür sind vor allem Unfälle wie Lawinenverschüttung, Absturz, Spaltensturz oder

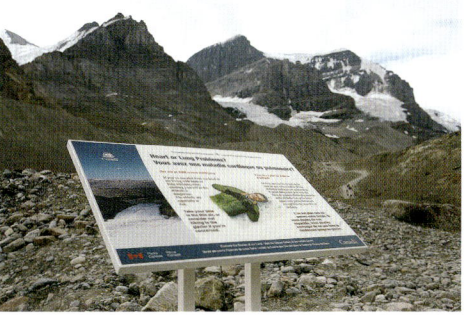

(Übervorsichtige) Warnungen vor der Höhenkrankheit am Columbia-Icefield (Kanada) in 2000 m.

Unterkühlung, die zusammen neunmal häufiger auftreten als reine Höhenerkrankungen wie Lungen- oder Hirnödem. Der höhenbedingte Sauerstoffmangel ist ziemlich sicher zu einem großen Teil indirekt auch die Ursache für die genannten Unfälle, da er die körperliche und geistige Leistungsfähigkeit je nach Höhe und Akklimatisationszustand stark beeinträchtigen kann. Dies macht sich z. B. in einer verminderten Beurteilungs- und Reaktionsfähigkeit in Gefahrensituationen bemerkbar. Die **Sauerstoffversorgung** des Gehirns kann in extremer Höhe durch ungenügende Anpassung

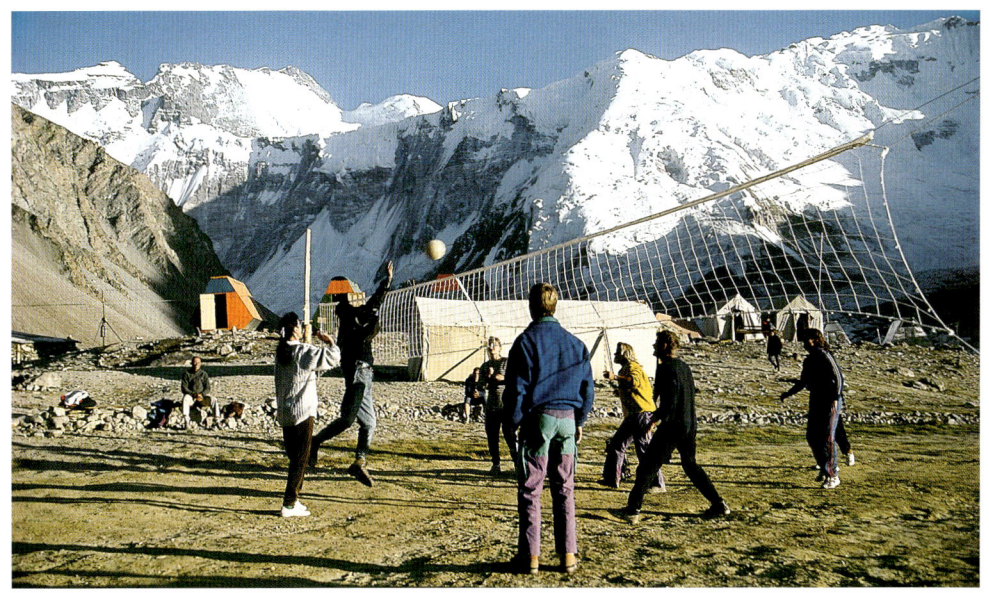

Nach erfolgter Höhenanpassung ist durchaus auch Volleyballspielen in 4000 m Höhe möglich, hier im Basislager des Pik Kommunismus (im Hintergrund links), Pamir.

deutlich eingeschränkt sein, weshalb es oft zu einem folgenschweren Fehlverhalten der Betroffenen kommt.

Anzumerken ist auch noch, dass bei Trekkingtouren und Expeditionen ein **typischer Verlauf von gesundheitlichen Beschwerden** beobachtet werden kann: Wenn Probleme auftreten, dann sind es zuerst meist Magen-Darm-Beschwerden durch die Kost- und Klima-Umstellung in fremden Ländern. Nach anfänglichen Akklimatisationsproblemen in der Höhe folgen während der Tour oft Erkältungskrankheiten. Zuletzt entwickelt sich meist ein sehr unangenehmer und hartnäckiger Reizhusten durch die verstärkte Atmung in der kalten, trockenen Höhenluft, der im Extremfall zu Schlafstörungen oder gar Rippenbrüchen führen kann. Gelegentlich zeigt sich am Ende einer längeren Unternehmung, dass durch Anstrengungen und große Höhe sowie oft auch durch (zu) einseitige Verpflegung die Abwehrkräfte allgemein abnehmen. Neben Wundheilungsstörungen kann es daher nach banalen Hautverletzungen auch leichter zu Infektionen oder Abszessen kommen. Zudem ist auch das allgemeine Krankheitsrisiko deutlich erhöht, ersichtlich in Problemen wie Bronchitis, Lungenentzündung, Hämorrhoidalbeschwerden sowie Bakterien- oder Parasiteninfektion.

Besondere Gefahren beim Höhenbergsteigen

Extrem **hohe Temperaturen** von zum Teil weit über 30 Grad Celsius durch intensive Sonneneinstrahlung können eine enorme Kreislaufbelastung sowohl für Trekker als auch für Expeditionsbergsteiger sein (siehe auch Hitzeschäden, Seite 86 – 88). Im Gegensatz dazu kühlt es in der Nacht oft auf Minusgrade ab, sodass die tägliche Temperaturdifferenz über 40 Grad betragen kann. Daher sollte ein Trekker oder Höhenbergsteiger idealerweise nicht nur die Höhe gut vertragen, sondern möglichst auch hitze- und kältetolerant sein. Obwohl diese Eigenschaften zum Teil genetisch bedingt und nur wenig trainierbar sind, kann man sich durch kluges und taktisches Verhalten vor gesundheitlichen Schäden schützen. Hierzu gehören z. B. genügend Rast- und Trinkpausen, Aufstiege in den kühleren Tageszeiten (frühmorgens), gute

Kopfbedeckung als Schutz vor einem Sonnenstich und weite, luftige Kleidung als Prophylaxe gegen Hitzeerschöpfung oder Hitzschlag.

In der Höhe spielen zudem **Kälteschäden** (ab Seite 74) naturgemäß eine große Rolle. Zum einen sinken die Temperaturen mit zunehmender Höhe immer weiter ab, zum anderen nehmen die Auswirkungen von Wind, Nässe, Sauerstoff- und Flüssigkeitsmangel sowie Erschöpfung zu. Durch die verstärkte Bildung von roten Blutkörperchen, vor allem aber durch eine zu geringe Flüssigkeitszufuhr kommt es in der Regel zu einem Eindicken des Blutes und einer Verlangsamung des Blutflusses. Dadurch steigt die Gefahr von **Erfrierungen**, die hauptsächlich die Expeditionsbergsteiger und weniger die Trekker betrifft. Durch lang dauernde oder sehr große Kälte, oft in Verbindung mit zu engen Schuhen oder dem Verlust von Handschuhen, kann es zu Erfrierungen von Zehen und Fingern kommen. Aber auch ungeschützte Ohren und Nasen sind aufgrund der großen Oberfläche und der schlechten Durchblutung gefährdet. Eine **allgemeine Unterkühlung** mit Absinken der gesamten Körpertemperatur kann bei ungenügender oder nasser Kleidung, fehlendem Energienachschub oder Erschöpfung auftreten. Davon betroffen sind meistens die Bergsteiger, die ungeplant eine Nacht im Freien biwakieren müssen.

Eine **Erschöpfung** durch körperliche Ermüdung bzw. Überanstrengung kann natürlich in jeder Höhe, vor allem bei Konditionsmangel durch ungenügendes Training auftreten. In großer Höhe ist jedoch das Risiko von Erschöpfungszuständen durch das erniedrigte Sauerstoffangebot um einiges höher, zumal oft noch zu geringe Trinkmengen, Hunger, Kälte, Nässe usw. hinzukommen. Nicht unfallbedingte **Todesfälle** von Expeditionsbergsteigern resultieren meistens aus einer Kombination von Höhenerkrankungen mit Erschöpfung, Unterkühlung und zusätzlichen Erfrierungen (oft nach einem Notbiwak). Da eine Erschöpfung auch eine Höhenkrankheit oder Unterkühlung begünstigen oder verschleiern kann, müssen die Anzeichen unbedingt rechtzeitig erkannt und richtig behandelt werden (siehe auch Kapitel »Erschöpfung« auf Seite 98 – 101).

2. Praktische Ratschläge für unterwegs

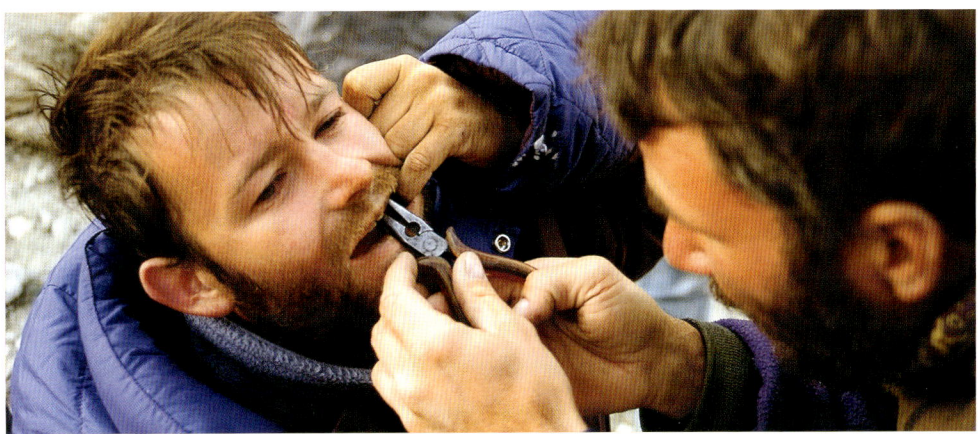

Improvisiertes Fixieren einer ausgebrochenen Zahnplombe mit Kombizange und »Sekundenkleber«.

2.1 Vorbereitungen zu Hause

Ältere und völlig Untrainierte sollten für Trekkingtouren vorsorglich ihren Gesundheitszustand ärztlich überprüfen lassen. Jedoch ist nur in speziellen Fällen – bei Personen mit Risikofaktoren oder bestehenden Vorerkrankungen – auch ein (Belastungs-)EKG notwendig. Leider gibt es individuell stark unterschiedliche Reaktionen auf große Höhen, die eine Vorhersage sehr schwierig machen. Mittlerweile gibt es in einigen größeren Städten Institute für ein spezielles (kostenpflichtiges) Höhentraining für Bergsteiger oder Leistungssportler. Dabei handelt es sich nicht mehr um eine Unterdruckkammer, sondern um abgeschlossene Trainingsräume, bei denen der Sauerstoffgehalt technisch abgesenkt wird. Diese Höheninstitute bieten meist auch einen Höhenverträglichkeitstest, der sich vor allem für Höhenunerfahrene lohnt.

Ebenso kann man ein mehrwöchiges Höhentraining auf dem Laufband oder Fahrrad-Ergometer durchführen, bei dem allmählich die Höhenstufen und die Belastungsintensität gesteigert werden. Eine weitere Möglichkeit einer besseren Höhenadaption besteht darin, vor einer größeren Höhentour mehrere Nächte in einem speziellen (Leih-) Zelt zu schlafen, in dem ebenfalls der Sauerstoffgehalt reduziert ist. All diese Maßnahmen können die Hö-

henadaption verbessern, vor allem aber die üblichen Akklimatisationsbeschwerden minimieren. Sie sollten aber nie dazu verleiten, die notwendige Gewöhnung an die Höhe zeitlich abzukürzen (kein Hubschrauberflug ins Basislager!).

Wenn keine Höhentrainings-Institute mit Testmöglichkeiten zur Verfügung stehen, lassen in der Praxis meist nur frühere schwere höhenbedingte Störungen oder Lungenödeme indirekte Hinweise auf die Höhentauglichkeit zu, sofern diese nicht auf ein selbstverschuldetes Fehlverhalten durch zu schnellen Aufstieg zurückzuführen waren.

Trotzdem ist natürlich - unabhängig von der Höhenverträglichkeit - immer ein guter Ausdauertrainingszustand wichtig, zumal die Leistungsfähigkeit ab einer mittleren Höhe auch nach erfolgter Akklimatisation pro 1500 Höhenmeter um etwa 10 % sinkt. Empfehlenswert sind auf alle Fälle längerfristige Ausdauerbelastungen, z.B. Joggen, Radfahren oder Skilanglauf sowie Bergläufe, die kurzfristig einen umfassenden Sauerstoffmangel im Organismus hervorrufen. Dadurch soll es neben einer Konditionssteigerung auch zu einer Verbesserung der Sauerstoffübertragungssysteme kommen. Kurz vor der Abreise sollte jedoch kein sehr intensives oder verletzungsanfälliges Training mehr absolviert werden.

2.2 Impfungen und Medikamente

Vor Reiseantritt sind vor allem bei Durchreise oder Aufenthalt in (sub-)tropischen Gebieten Erkundigungen bei spezialisierten Ärzten oder Tropeninstituten empfehlenswert: z. B. über eventuell notwendige Impfungen gegen Gelbfieber oder über eine Malariaprophylaxe, während Impfungen gegen Typhus und Cholera in der Regel nicht notwendig sind. In jedem Fall sollten Schutzimpfungen gegen Wundstarrkrampf (Tetanus), Diphtherie und Kinderlähmung (Polio) aktuell sein. Liegen diese länger als zehn Jahre zurück, ist eine Auffrischungsimpfung beim Hausarzt notwendig (alle drei Impfungen sind auch in einer Kombispritze erhältlich). Zusätzlich empfiehlt sich eine Hepatitis-A-Impfung für Vielreisende, für sehr aktive Bergsteiger am besten gleich in Kombination mit einem Hepatitis-B-Impfstoff. Der Schutz in beiden Fällen hält ebenfalls ca. zehn Jahre an, ist aber nicht ganz billig: Zwei Hepatitis-A-Impfungen kosten ca. 100 Euro, drei kombinierte Impfungen gegen Hepatitis A und B gleichzeitig kommen auf ca. 200 Euro.

Man sollte unbedingt rechtzeitig mit den Impfungen beginnen, denn teilweise sind zwischen den einzelnen Impfungen zeitliche Abstände bis zu einigen Wochen einzuhalten! Genauso wichtig ist es, rechtzeitig den Zahnarzt aufzusuchen, um seine Zähne kontrollieren und gegebenenfalls behandeln zu lassen. Zahnprobleme treten in größeren Höhen durch die Temperatur- und vor allem Luftdruckunterschiede immer wieder auf (z. B. durch Herausbrechen von Füllungen oder Inlays sowie durch akute Entzündungen).

Natürlich müssen auch regelmäßig benötigte Medikamente in ausreichender Menge mitgenommen werden (inklusive Antibabypille, siehe auch Kap. »Apotheken«, Seite 126 – 129).

2.3 Flüssigkeitsbedarf in der Höhe

Der Wasserhaushalt spielt beim Höhenbergsteigen und Trekking eine ganz entscheidende Rolle. Der tägliche Wasserbedarf des Menschen beträgt normalerweise 2,5 Liter, in sehr großer Höhe kann dieser Wert jedoch auf 5-8 Liter ansteigen! Dies kommt durch vermehrtes Schwitzen, vor allem aber durch die stark gesteigerte Atemtätigkeit zustande. Beim notwendigen Befeuchten der meist sehr kalten

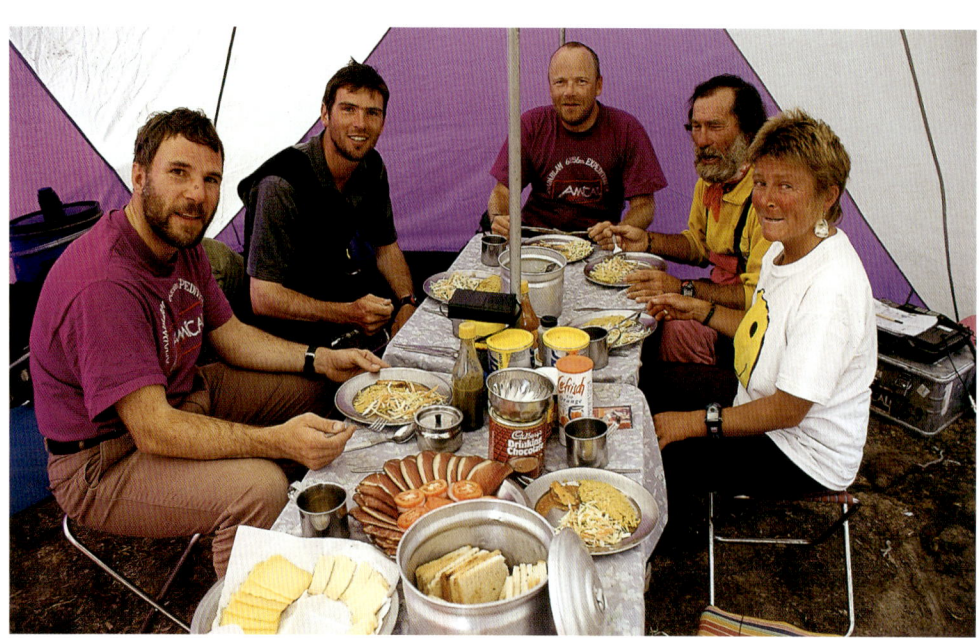

Abwechslungsreiches Essen im Basislager zum Leistungserhalt (Ama-Dablam-Expedition).

und trockenen Atemluft in großer Höhe verliert der Körper viel Flüssigkeit, und zwar durch den in der Lunge gebildeten und bei der Ausatmung verloren gehenden Wasserdampf.

Die Urinmenge als einfachste Kontrolle der Flüssigkeitszufuhr sollte mindestens einen Liter pro Tag betragen. Normal sind 1,5 Liter Ausscheidung und mehr, während 0,5 Liter schon ein Alarmzeichen sind. Umgekehrt gilt ein vermehrtes Wasserlassen (meist auch während der Nacht) als Hinweis für eine gute Höhenanpassung. Die tägliche Urinmenge lässt sich vergleichsweise z. B. durch Sekundenzählen abschätzen (je länger, desto besser!). Wenn die Urinproduktion in der Phase der Höhenanpassung hoch ist, werden sich voraussichtlich keine akuten Höhenkrankheiten entwickeln. Zu geringe Mengen von meist dunkelgelbem, das heißt zu konzentriertem Urin weisen auf zu geringes Trinken und eine gefährliche Austrocknung des Körpers hin.

Die Flüssigkeitsaufnahme wird gerade in der Höhe nicht vollständig durch das Durstgefühl geregelt. Deshalb **unbedingt genügend trinken** (auch über den Durst hinaus!) und gleichzeitig den Mineralsalzverlust ausgleichen! Bereits sehr geringe Verluste an Körperflüssigkeit bewirken nämlich deutliche Leistungseinbußen und erhöhen zusätzlich die Thrombose- und Erfrierungsgefahr.

Sehr reichliches Trinken (auch über den Durst) ist eine der wichtigsten Regeln beim Trekking und Expeditionsbergsteigen!

2.4 Ernährung in der Höhe

In der Höhe entwickelt sich meistens eine Gewichtsabnahme der Expeditionsbergsteiger, zumal oft ein »Vergessen« von Essen und Trinken durch große Anspannungen hinzukommt. Deshalb sollte das Essen unterwegs besonders schmackhaft und abwechslungsreich sein (z. B. durch Gewürze, Senf oder Ähnliches), um die Motivation zur Nahrungsaufnahme zu steigern.

Der Proviant sollte gerade in der Höhe möglichst kohlenhydratreich sein (z. B. Brot, Müsli, Reis, Nudeln, Obst und Zucker). Fette erzeu-

gen zwar die doppelte Energiemenge und haben daher den besseren Wirkungsgrad, benötigen aber mehr Sauerstoff zur Verbrennung. Fette sind daher in größerer Höhe unökonomisch sowie schwerer verdaulich und deshalb beim Höhenbergsteigen weniger empfehlenswert als Kohlenhydrate.

Multivitamintabletten sind nur bei stark erhöhter körperlicher Aktivität und verminderter Frischverpflegung, z. B. bei überwiegender Konserven- und Trockennahrung oder während langer Expeditionen, sinnvoll. Vitamin C (Ascorbinsäure) steigert die Widerstandskraft gegen Infektionen und soll ebenso wie Vitamin E einen positiven Effekt in der Höhe haben (siehe auch Kapitel »Ernährung«, S. 137 – 143).

Meist ist der Appetit in der Höhe ein gutes Leistungs- und Akklimatisationsbarometer!

2.5 Praktische Tipps für die Akklimatisation

Die Umstellung auf eine größere Ost-West-Zeitverschiebung dauert ca. eine Woche und sollte bei der Zeitplanung berücksichtigt werden, denn während dieser Zeit ist die Leistungsfähigkeit herabgesetzt. Allgemein gilt: keine Gewalttouren zu Beginn, besonders dann, wenn größere Ausgangshöhen passiv durch Fahrt oder Flug erreicht werden. Die Höhenanpassung (= Adaptation) selbst muss langsam und in Stufen erfolgen: Aus Sicherheitsgründen sollten beim anfänglichen Aufstieg über 3000 m die jeweiligen Übernachtungsplätze (= Schlafhöhen) durchschnittlich nicht mehr als 300 m bis maximal 500 m pro Tag gesteigert werden und möglichst unter der maximalen Tageshöhe liegen.

»Go high, sleep low«, das heißt »gehe hoch, aber schlafe niedriger!«

Zum Vermeiden von Kopfschmerzen und zum besseren Schlafen lohnt es sich deshalb oft, am Etappenziel einen kleinen Ausflug 100 – 300 m über dem Lagerplatz ohne Gepäck zu unternehmen. Insgesamt sollte man die Schlafhöhe pro Woche nicht um mehr als

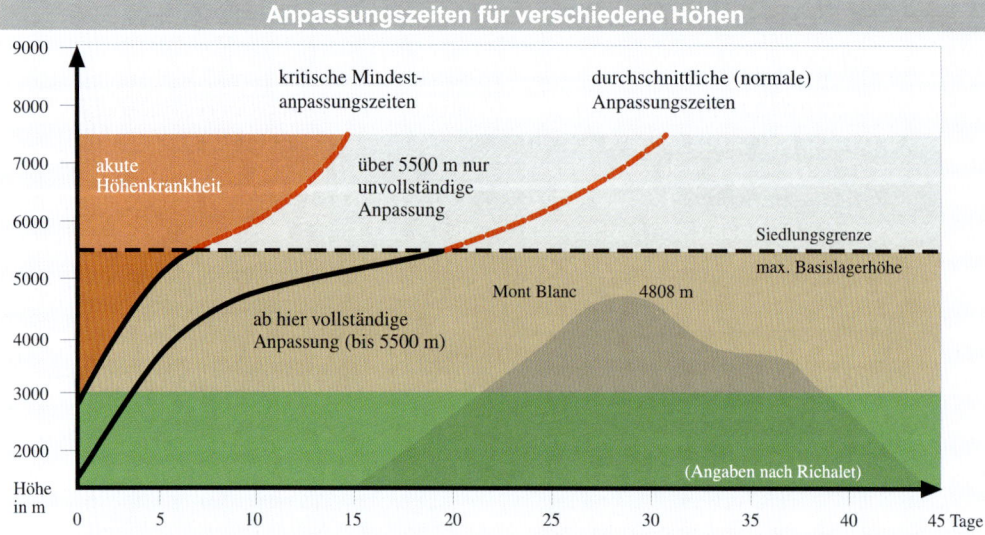

Anpassungszeiten für verschiedene Höhen

1500 m steigern. Deshalb empfiehlt es sich auch, etwa alle 1500 Höhenmeter einen zusätzlichen Rast- oder Akklimatisationstag einzulegen. Das bedeutet beispielsweise etwa eine Woche Anpassung bis zur Schlafhöhe von 4500 m und eine weitere Woche für Schlafhöhen um 6000 m (siehe Abbildung Seite 172). Hat man sich auf einer bestimmten Höhe akklimatisiert, steigt man weiter hoch und der Anpassungsvorgang beginnt von neuem. Während dieser Phase sollten maximale Belastungen vermieden werden, weil die Anpassung dadurch gestört werden kann. Eine »Vorakklimatisation« (z. B. auf hoch gelegenen Alpenhütten) für Expeditionen oder Trekkingtouren bewährt sich nicht – stattdessen sollte diese Zeit besser für ein gutes Ausdauertraining verwendet werden.

Nach acht bis zehn Tagen Anmarsch oder Trekking mit mittelschwerem Gepäck sowie Auf- und Abstiegen sollte die Akklimatisation ausreichend sein für Passübergänge bis 5500 m oder zum Schlafen im Basislager. Das Basislager wird in der Regel zwischen 4500 m und maximal 5500 m Höhe eingerichtet. Die Hochlager sollten zumindest anfänglich nicht zu weit auseinander liegen, und ein dortiges Übernachten ist erst nach dem zweiten oder dritten Vorstoß sinnvoll. Zwischen den Hochlageraufenthalten sind immer wieder

Ruhetage im Basislager nötig.

Eine einfache und sehr wertvolle Abschätzung der Höhenanpassung gibt der **Ruhepuls**. Der Ausgangswert wird zu Hause am Morgen (vor dem Aufstehen!) gemessen (normal ca. 60 Schläge pro Minute). Unterwegs erfolgt zumindest in der Anfangsphase oder bei erneutem Höhengewinn täglich eine Kontrolle – auch sollten die gemessenen Werte aufgeschrieben werden. Eine gute Akklimatisation ist dann erreicht, wenn der morgendliche Puls in der Höhe nur wenig über dem zu Hause gemessenen Normalwert liegt. Ist dagegen der Ruhepuls mehr als 20 – 30 Schläge erhöht, sollte auf keinen Fall weiter aufgestiegen werden!

In einer ungewohnten Höhenlage steigt der Ruhepuls um ca. 20 – 30 %, das heißt bei einem angenommenen Ruhepuls von 60 auf 72 bis 80 Schläge pro Minute. Nach einigen Tagen pendelt er sich als Ausdruck der erfolgreichen Adaptation an die Höhe etwa wieder um den normalen Wert von zu Hause ein.

Trotz abgeschlossener Adaptationsreaktion (= volle Akklimatisation) kann der Ruhepuls gegenüber dem Wert von zu Hause jedoch auch leicht erhöht bleiben (um ca. 10 %), oder es kann durch den Höhenreiz als Anpassungsreaktion in Ausnahmefällen zu einer Erniedrigung des Ruhepulses um ca. 5 – 10 % kommen (Trainingseffekt).

3. Höhenerkrankungen: Erkennen und Behandeln

3.1 Probleme bei der Höhenanpassung

Probleme bei der Höhenanpassung werden hervorgerufen durch die Doppelbelastung von körperlicher Tätigkeit mit vermehrtem Sauerstoffbedarf und vermindertem Sauerstoffangebot in großer Höhe. Höhenbeschwerden treten in der Anpassungsphase während der ersten Tage fast bei jedem Bergsteiger auf. Dazu zählen leichte Kopfschmerzen, Schlaf- und Appetitstörungen sowie Atemnot bei Belastungen, die jedoch alle normalerweise nach wenigen Tagen verschwinden. Die Dauer der Höhenanpassung ist individuell verschieden und abhängig von der Aufstiegsgeschwindigkeit, der absoluten Höhe, dem überwundenen Höhenunterschied und der Aufenthaltsdauer. Auch eventuelle Erkrankungen des Einzelnen, wie Atemwegsinfekte oder Durchfallerkrankungen, sowie genetische Faktoren spielen dabei eine Rolle.

Ursachen für Akklimatisationsprobleme

Akklimatisationsprobleme sind natürlich umso geringer, je länger die Anpassungszeit ist. Nur bei älteren Personen scheint sich auch ein guter Trainingszustand zusätzlich positiv auszuwirken. Ansonsten ist eine gute Kondition kein Schutz vor Höhenproblemen, sondern verleitet gerade Jüngere und Höhenunerfahrene dazu, zu schnell aufzusteigen. Migränepatienten leiden häufiger und stärker unter der akuten Höhenkrankheit.

Zusammenhänge mit der Größe der Gruppe, dem Rucksackgewicht, Rauchen oder Ernährungsgewohnheiten, dem Geschlecht oder der Einnahme der Antibabypille bestehen nicht. Besonders Jüngere unter 20 Jahren (mit einem physiologisch erhöhten Druck im Lungenkreislauf) und Ältere über 50 Jahren (mit evtl. schon verminderter Regulationsfähigkeit) scheinen häufiger Höhenprobleme zu bekommen, während im Alter zwischen 30 und 50 Jahren die geringsten Schwierigkeiten auftreten.

Besonders wichtig als Hinweis auf eine erneute Gefährdung sind frühere höhenbedingte Störungen. Als kritisch für Höhenanpassungsschwierigkeiten gelten vor allem Trekkingtouren bzw. ein gemeinsamer Anmarsch zum Basislager zwischen 3000 – 5500 m, da sich hier meist viele, unterschiedlich reagierende Personen an die gleiche Aufstiegsgeschwindigkeit halten müssen. Meist sind ein oder mehrere Gruppenmitglieder dabei, die wegen verzögerter Höhenanpassung eigentlich mehr Zeit zur Akklimatisation bräuchten, als es durchschnittlich im Zeitplan vorgesehen ist. Besonders gefährlich sind große Anstrengungen in der Anpassungsphase, das Tragen schwerer Lasten, Flüssigkeitsmangel und vor allem ein zu schneller Aufstieg.

Folgen von Akklimatisationsproblemen

Im Schlaf kann es – auch nach erfolgter Akklimatisation – öfter zu unregelmäßiger Atmung kommen (so genannte **Cheyne-Stoke'sche Atmung**), die an sich noch ungefährlich ist,

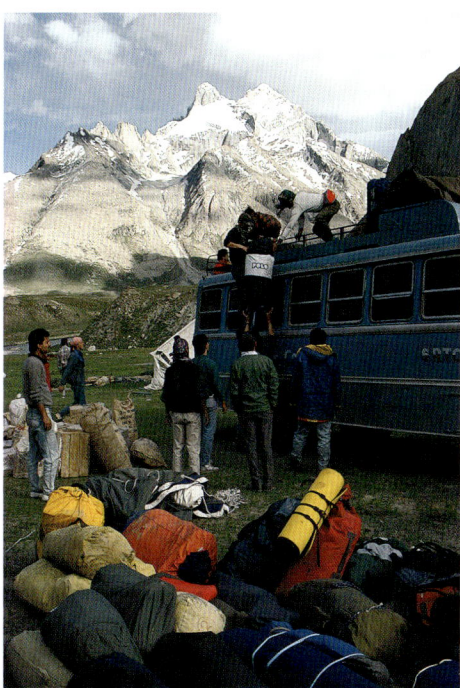

Eine Höhenkrankheit wird durch schnelles Erreichen großer Höhen gefördert. Nach Abladen der Expeditionsausrüstung in Zanskar nach Auffahrt mit dem Bus erkrankt ein Teilnehmer.

aber den oder die Zeltpartner in gehörigen Schrecken versetzen kann. Der Betroffene atmet dabei mehr oder weniger periodisch, abwechselnd sehr tief mit großen Atemzügen, dann wieder ganz flach mit längeren Pausen. Panik ist in solchen Fällen nicht angebracht, man sollte den Betroffenen weiterschlafen lassen. Eine röchelnde, brodelnde Atmung ist dagegen ein gefährliches Alarmzeichen für ein Lungenödem (siehe Seite 176 – 178).

Weiterhin treten gelegentlich Hautschwellungen (so genannte **Weichteil-Ödeme**) auf – meist im Augen- oder Gesichtsbereich oder an den Händen bzw. an den Knöcheln. Über 5000 m kann es auch zu kleinen Einblutungen im Augenhintergrund (**Retina-Blutungen**) kommen, die aber in der Regel ohne Beschwerden ablaufen. Falls keine weiteren Höhensymptome bestehen, bilden sich diese Veränderungen in allen drei Fällen normalerweise von selbst zurück. In Verbindung mit anderen Beschwerden können sie jedoch auch ein ernst zu nehmender Warnhinweis für eine Höhenerkrankung sein. In jedem Fall empfiehlt es sich, zusätzliche Akklimatisationstage einzulegen, bis sich die beschriebenen Warnzeichen zurückgebildet haben.

3.2 Akute Höhenkrankheit (acute mountain sickness = AMS)

Bei der akuten Höhenkrankheit handelt es sich im Wesentlichen um eine Überlastung bzw. Dekompensation des Organismus durch den Sauerstoffmangel. Die laborchemisch messbaren Auswirkungen der AMS ähneln sehr denjenigen, die auch bei Training bzw. Belastung in niedrigerer Höhe auftreten, wobei diese Parameter bei Höhenkranken schon vor den spezifischen Symptomen feststellbar sind.

Die Höhenkrankheit ist kein schicksalhaftes Ereignis, sondern fast immer auf höhentaktische Fehlentscheidungen des Betroffenen zurückzuführen. Sie kann bei Höhenungewohnten bereits ab 2500 m circa 4-24 Stunden nach Erreichen der kritischen Schwelle auftreten, z. B. bei zu schnellem Aufstieg mit einer Seilbahn. In den Alpen wirkt sich dies in der Regel nur selten dramatisch aus, da die Betroffenen wieder relativ schnell ins Tal zurückkehren, wo sich der Zustand meist

schlagartig bessert. Aber auch sonst bessert sich die Höhenkrankheit oft spontan, wenn die Betroffenen wegen der Krankheitsfolgen bzw. des Leistungsverlustes den Aufstieg unterbrechen oder – noch besser – absteigen. Die Höhenkrankheit ist zum Glück selbstlimitierend, das heißt, dem Betroffenen geht es so schlecht, dass er selbst nicht mehr weiter aufsteigen will. Beim Höhenlungenödem oder erst recht beim Höhenhirnödem funktioniert jedoch diese Selbstregulation meist nicht mehr, die Erkrankten verdrängen die unspezifischen und schleichenden Symptome oder sind nicht mehr in der Lage, von selbst angemessen darauf zu reagieren. Auch deswegen sind diese beiden Formen viel gefährlicher.

Vor der Höhenkrankheit ist niemand geschützt, auch Ausdauertraining zeigt nur bei Älteren über 60 Jahren einen prophylaktischen Effekt. Selbst bekannte Achttausenderbergsteiger sind schon höhenkrank geworden, wenn sie sich nicht an die grundlegenden Regeln der Höhenanpassung gehalten haben. Interessanterweise können auch Hochlandbewohner, wie Tibeter, Sherpas oder Indios, höhenkrank werden, wenn sie sich einige Zeit im Tiefland aufhalten und (zu schnell) wieder in größere Höhen gelangen. Als Kuriosität sei noch erwähnt, dass sogar schon Haustiere, wie etwa Hunde und Pferde, bei entsprechendem Aufstieg höhenkrank geworden sind.

Zeichen bei Höhenkrankheit

Etwa 50 % aller Trekker haben oberhalb von 5000 m Höhe Symptome der Höhenkrankheit, wobei Alarmzeichen einzeln oder in Kombination auftreten können. Am häufigsten kommt es zu stärkeren Kopfschmerzen (in ca. 75 % aller Fälle und damit Leitsymptom!), die sich auch nach einer Aspirintablette nicht unbedingt bessern.

Bei Kopfschmerzen in der Höhe muss man immer von einer Höhenkrankheit oder gar von einem Hirnödem ausgehen, es sei denn, andere Ursachen sind erwiesen!

Zu diesen wenigen Ausnahmen gehören z. B. ein Migräneanfall bei dafür anfälligen Perso-

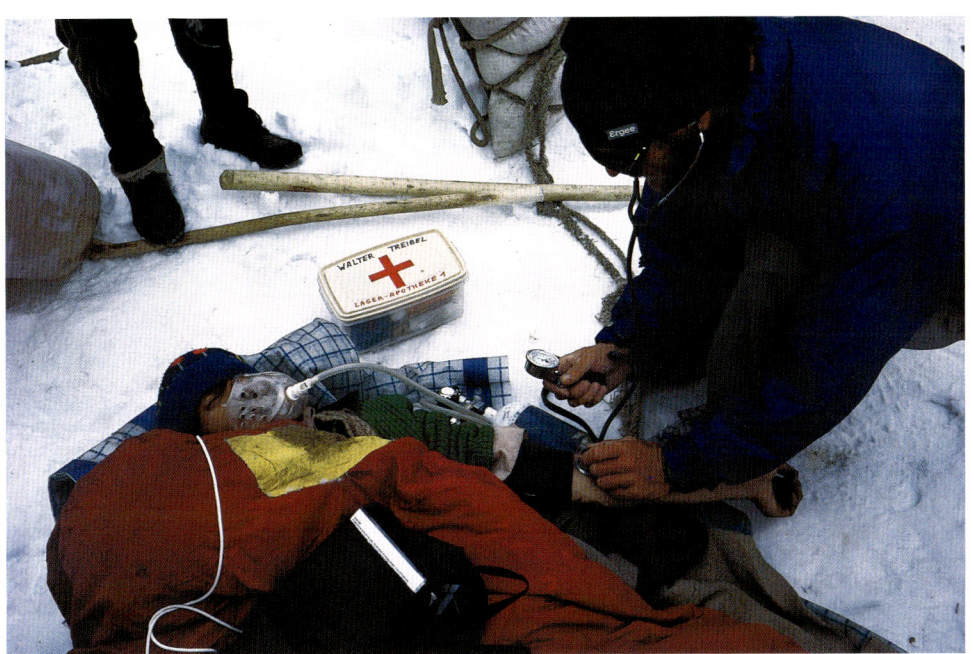

Junger höhenkranker Träger auf dem Concordiaplatz im Karakorum (5000 m): hier Sauerstoffgabe, Kontrolle der Sauerstoffsättigung mit einem Pulsoxymeter und Blutdruckmessung.

nen oder ein Sonnenstich. Weitere Zeichen sind erhöhter Puls auch in Ruhe (mehr als 20 Schläge über dem Normalwert), Kurzatmigkeit, Appetit- und Schlaflosigkeit, Übelkeit, Erbrechen, Schwindel, Konzentrations- und Koordinationsstörungen, ungewohnter Leistungsverlust, Selbstüberschätzung oder Reizbarkeit sowie Apathie und eventuell Bewusstseinstrübung. Die genannten Symptome können individuell sehr stark variieren und treten meist erst vier bis acht Stunden nach einem Aufstieg über 2500 m auf (siehe Abbildung Seite 177).

Therapie bei akuter Höhenkrankheit

Eine Höhenkrankheit ist viel besser zu vermeiden als zu behandeln. Neben Rast und Trinken ist die wichtigste und sicherste Erste-Hilfe-Maßnahme ein baldiger Abstieg. Bereits wenige hundert Meter tiefer kommt es meist zu einer deutlichen Besserung. Bei starken Beschwerden ist unbedingt ein rascher Abstieg in tiefere Lagen notwendig, notfalls mit passivem Abtransport des Betroffenen. In schweren Fällen können auch Sauerstoff und Medikamente

als zusätzliche Maßnahmen zur Linderung und Überbrückung gegeben werden, wenn ein Abstieg aus Wetter- oder Geländegründen nicht sofort möglich ist. Es empfiehlt sich, für größere Gruppen Sauerstoff in Flaschen als medizinische Sicherheitsreserve bei Höhenerkrankungen auf Expeditionen, aber auch bei kritischen Trekkingtouren mitzunehmen.

Mittlerweile sind **Überdruck-Kammern** (Certec- bzw. Gamov-Bag) eine ausgereifte, kosten- und gewichtsgünstige Alternative geworden, zumindest dann, wenn – wie beim Trekking üblich – die ganze Gruppe beisammenbleibt. Mit dem beim Aufpumpen erreichten Überdruck steht dem Organismus ein erhöhter Sauerstoff-Partialdruck zur Verfügung. Dies entspricht etwa einem Abstieg von 2000 Höhenmetern und ist damit eine sehr effektive Therapie. Zusätzlich können Erkrankte notfalls in dem stabilen Kunststoffsack abtransportiert werden. Normalerweise reicht jedoch eine intervallmäßige stundenweise Behandlung aus, wobei ein anstrengendes kontinuierliches Nachpumpen zur Frischluftversorgung durchgeführt werden muss. Für Notfälle sollten diese Maßnahmen ebenso wie eine Sauerstoffgabe bereits vor dem Höhenaufenthalt allen Gruppenteilnehmern in der Praxis durch eine entsprechende Übung bekannt sein. Den Höhenkranken geht es nach einer Sauerstoffdusche meist deutlich besser, doch wenn die Höhensymptome nach einer Weile zurückkommen, sollte die Überdruckbehandlung weiter fortgeführt werden.

Wichtige Leitsätze zur Höhenkrankheit:
- **Jeder kann höhenkrank werden**, aber niemand muss daran sterben.
- **Erkenne die Höhenkrankheit!** Jede Gesundheitsstörung in der Höhe muss als Höhenkrankheit gelten, bis das Gegenteil bewiesen ist.
- **Steige mit Symptomen nie weiter auf!** Unbedingt Warnzeichen ernst nehmen!
- **Steige auf jeden Fall ab, wenn die Krankheitszeichen schlimmer werden!**
- **Menschen mit Höhenkrankheit dürfen nie alleine gelassen werden!**

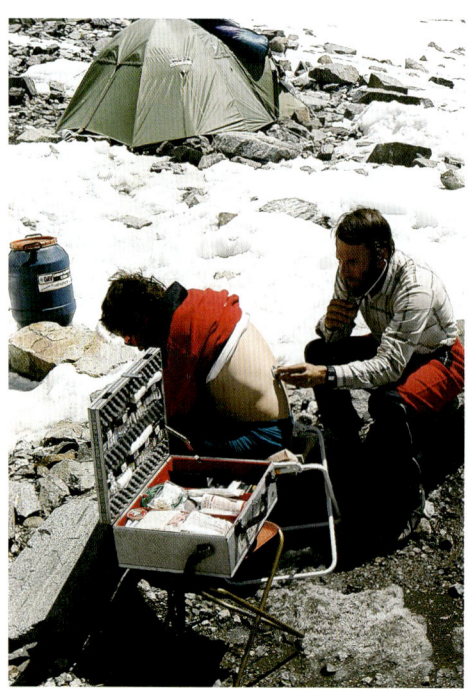

Höhenlungenödem im Basislager vom K2.

3.3 Höhenlungenödem (HAPE)

HAPE = high altitude pulmonal edema. Diese Erkrankung entsteht durch erhöhten Lungenarteriendruck bei ungleichen Gefäßverengungen in der Lunge sowie mechanischen Störungen der Kapillarmembranen. Extrem hoher Stress führt zu einem »Leck«, wenn die Eigenspannung der Membrananteile die auftretenden Kräfte nicht mehr kompensieren kann. Die Kapillarmembran als Schlüsselelement eines Lungenödems zeigt gerade beim Höhenbergsteiger das grundlegende biologische Dilemma auf: Einerseits soll sie sehr dünn sein, um eine gute Diffusion des Sauerstoffs zu ermöglichen, andererseits soll sie extrem stark sein, was sich jedoch nur schwer gleichzeitig erreichen lässt. Der Lungengefäßdruck steigt bei Gesunden aus physiologischen Gründen in der Nacht und bei Belastungen an, während er bei Personen, die bereits ein Lungenödem hatten und besonders gefährdet sind, schon in Meereshöhe zu hohe Werte zeigt, das heißt die Lunge ist »steifer«. Auch jüngere Bergsteiger sind wegen des normalerweise höheren Lungengefäßwiderstandes mehr gefährdet. Es muss aber noch andere Auslösefaktoren geben, wie z. B. infektiöse Ursachen und/oder Überlastungen.

Das Lungenödem weist eine Häufigkeit von 1 – 3 % der Bergsteiger in den kritischen Höhen über 4000 m auf und ist am Anfang nur schwer erkennbar, weshalb die Symptome leicht unterschätzt werden. Zu einer Verschlechterung kommt es vor allem am zweiten Tag bzw. in der zweiten Nacht nach Erreichen einer neuen Höhe. Diese sehr gefährliche Erkrankung kann sich rapide verschlechtern – oft dauert es nur 24 Stunden bis zur vollen Ausprägung des Krankheitsbildes. Deshalb ist die Vorbeugung so wichtig und auf alle Fälle weit effektiver als eine akute Notfallbehandlung, zumal es durchschnittlich in 25 % der Erkrankungen zu Todesfällen kommt!

Zeichen bei Höhenlungenödem

Das wichtigste **Leitsymptom** ist ein **plötzlicher körperlicher Leistungsverlust mit Atemnot bei Belastung**, später auch in Ruhe. Zu den häufigsten Warnzeichen zählen auch Husten und Erschöpfung sowie blaue

Höhenbedingte Symptome bzw. Erkrankungen

Typische Symptome der akuten Höhenkrankheit

Weitere Höhenerkrankungen bzw. Komplikationen

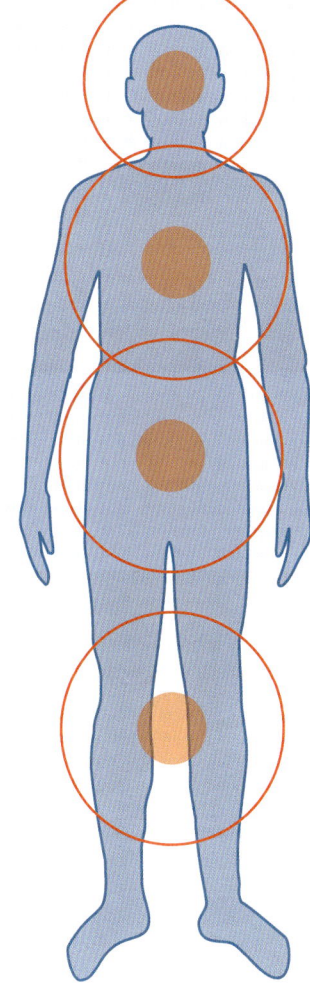

- Kopfschmerzen
- Schwindel
- Abgeschlagenheit
- Schlaflosigkeit

- Atemnot
- Druckgefühl
- Herzklopfen

- Appetitlosigkeit
- Übelkeit
- Erbrechen

- Muskelschwäche

- Hirnödem
- Netzhautblutungen
- Gesichtsödem
- Halsentzündung

- Lungenödem
- Lungenembolie
- Lungenentzündung
- Bronchitis

- Austrocknung
  durch Wassermangel

- Menstruations-
  beschwerden

- schlechte
  Wundheilung

- Ödeme von
  Bein/Knöchel

- Erfrierungen

Lippen, während brodelnde Atmung und rasselnder Husten mit blutig-schaumigem Auswurf meist erst spät auftreten. Oft entwickelt sich auch ein begleitendes Fieber. **Risikofaktoren** sind ungenügende Akklimatisation bei zu schnellem Aufstieg und Bluteindickung durch zu geringe Trinkmengen. Vor dem Lungenödem beobachtet man oft Durchfall und/oder Erbrechen mit entsprechenden Flüssigkeitsverlusten und geringen Urinmengen, eine Infektion der oberen Luftwege, Erschöpfung nach (Über-)Anstrengungen sowie Appetitlosigkeit. Unmittelbar vorher kann es zu Apathie und großem Schlafbedürfnis kommen.

Erste Hilfe bei Höhenlungenödem

Ohne adäquate Therapie besteht akute Lebensgefahr, deshalb ist eine halbsitzende Lagerung und schnellstmöglicher Abtransport in

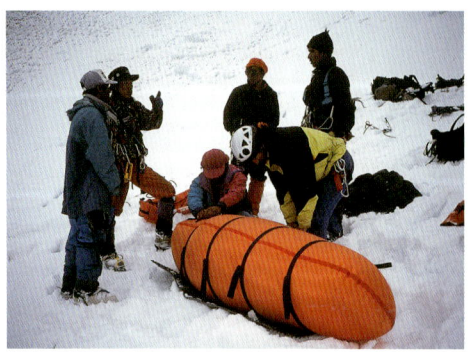

Überdrucksack bei Höhenlungenödem.

tiefere Lagen notwendig (mindestens 300 – 500 Höhenmeter). Wegen des möglichen Zeitverlustes sollte in den Alpen nicht unbedingt auf einen Hubschrauber gewartet werden, außeralpin steht meist sowieso kein Helikopter zur Verfügung. Sofern vorhanden, sind zusätzliche Sauerstoffgaben, anfänglich mit ca. vier bis sechs Litern pro Minute, später mit zwei bis vier Litern pro Minute und dazwischenliegende Pausen sowie Behandlung in einem Überdrucksack empfehlenswert.

Die Unterscheidung zwischen einem Höhenlungenödem und einer Lungenentzündung kann schwierig sein, man sollte jedoch in der Höhe immer vom ersteren ausgehen.

3.4 Höhenhirnödem (HACE)

HACE = high altitude cerebral edema. Diese Erkrankung tritt meist erst oberhalb von 5000 m auf und betrifft daher vor allem Expeditionsbergsteiger. Sie ist zwar seltener, aber noch gefährlicher als das Lungenödem, da sie in etwa 40 % der Fälle zum Tode führt. Das Nervengewebe im Gehirn reagiert sehr empfindlich auf Sauerstoffmangel. Durch eine veränderte Durchblutung und Wasserverteilung kommt es allmählich zu einer Einlagerung von Flüssigkeit in das Gehirn mit Schwellung und Drucksteigerung. Da die Schädeldecke nicht nachgeben kann, werden unterschiedliche Gehirnanteile bzw. Nervenzentren komprimiert und geschädigt.

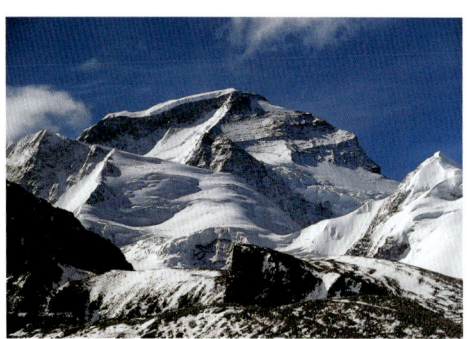

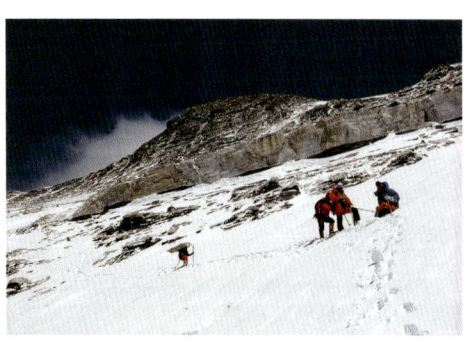

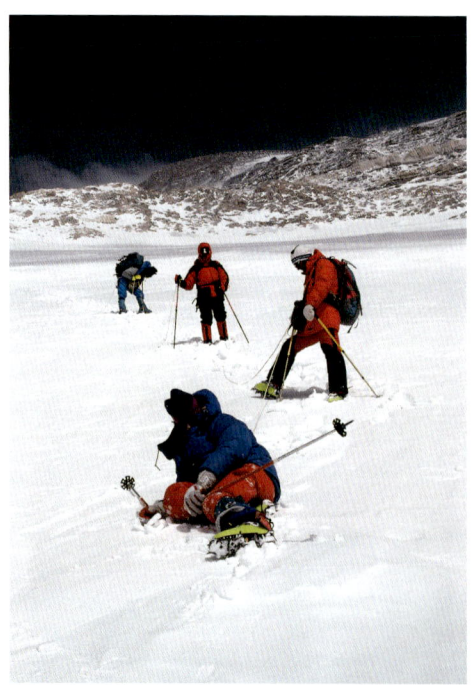

Höhenhirnödem beim Abstieg vom Cho Oyu in knapp 7500 m Höhe: im Vordergrund (rechtes Bild) der erkrankte Bergsteiger, im Hintergrund erschöpfter Expeditionsteilnehmer, auf Skistöcke gestützt.

Zeichen bei Hirnödem

An erster Stelle stehen als **Leitsymptom starke bis rasende Kopfschmerzen**, auch nach Schmerzmitteleinnahme. Auch **Koordinationsstörungen** wie Gang- und Gleichgewichtsschwankungen sind typisch. Einfache Tests, um solche Warnsymptome schnell festzustellen, sind z. B. das Gehen im Zehen-Fersen-Gang, das heißt Trippelschritte direkt hintereinander auf einer Linie, evtl. mit geschlossenen Augen, während der Finger-Nase-Versuch (ebenfalls mit geschlossenen Augen) zwar einfacher, aber nicht so aussagekräftig ist. Weitere Symptome sind Doppeltsehen und psychische Veränderungen wie Orientierungsschwierigkeiten, Halluzinationen oder Apathie bis hin zu Bewusstlosigkeit.

Erste Hilfe bei Höhenhirnödem

An erster Stelle steht ein schnellstmöglicher Abstieg. Falls vorhanden, sollte unbedingt auch Zusatz-Sauerstoff gegeben werden. Hohe Kortisongaben in Form von Spritzen (nur nach entsprechender Schulung in die Muskulatur) oder Tabletten sind oft lebensrettend und können in diesem Ausnahmefall notfalls auch von medizinischen Laien gegeben werden. Wenn ein Abstieg nicht gleich möglich ist, hat sich als sinnvollste Notbehandlung die Kombination von Kortison mit einem Überdrucksack erwiesen.

3.5 Medikamente zur Vorbeugung und Behandlung von Höhenerkrankungen

Medikamente, die in den Mechanismus der Höhenadaptation eingreifen, erleichtern zwar die Höhenbeschwerden, verbessern die Akklimatisation und haben sogar einen prophylaktischen Nutzen. Sie können im Extremfall allerdings auch eine Höhenkrankheit verschleiern und eine falsche Sicherheit vortäuschen! Ähnliches gilt bei bereits eingetretenen Höhenerkrankungen: Die Mittel sind zur unterstützenden Behandlung gut geeignet, ersetzen aber die anderen Maßnahmen, vor allem den Abstieg, nicht! Darüber hinaus kommt bei einer prophylaktischen Einnahme von Medikamenten das ethische Moment des »Doping« ins Spiel.

Ibuprofen (als Einmalgabe von 400 – 600 mg) hat sich zur Behandlung des sehr häufigen Höhenkopfschmerzes als wirkungsvoll und nebenwirkungsarm erwiesen. Es wirkt gut schmerzlindernd, ohne allerdings die Akklimatisation zu verbessern. Es sollte keineswegs zur Vorbeugung verwendet werden, da sonst die wichtige Warnfunktion des Kopfschmerzes als Symptom der Höhenkrankheit unterdrückt wird.

Zur **Vorbeugung von Höhenbeschwerden** mit Medikamenten gibt es eindeutige Richtlinien: Tabletten sollten nur dann eingenommen werden, wenn ein schneller Aufstieg unvermeidbar ist (z. B. bei Rettungsaktionen im Hochgebirge sowie etwa bei einem Flug nach Lhasa, Leh oder La Paz mit jeweils über 3500 m Höhe), oder wenn in der Vorgeschichte ein Höhenlungenödem bzw. eine schwere Höhenkrankheit vorgelegen hat.

Das bekannte Medikament **Diamox** ist kein eigentliches Notfallmittel: Bei leichter Höhenkrankheit ist es nicht unbedingt nötig und bei schwerer Höhenkrankheit sollte eher Kortison gegeben werden. Durch die höhenbedingte Steigerung der Atmung wird viel Kohlendioxid abgeatmet und deshalb das Säure-Basen-Gleichgewicht verschoben. Diamox reguliert den veränderten Säure-Basen-Haushalt in der Niere, verbessert aber vor allem die in der Höhe eingeschränkte Atmung durch Vertiefung, Beschleunigung und Periodisierung. In Ausnahmefällen kann es daher auch als Vorbeugung in niedriger Dosierung nach ärztlicher Beratung eingenommen werden. Bei Verdacht auf Höhenlungenödem sollte es aber keinesfalls eingesetzt werden!

Das beim Höhenlungenödem bevorzugte **Nifedipin** senkt den erhöhten Lungenarteriendruck und führt zu einem verbesserten Gasaustausch. Es sollte wegen der Gefahr einer Blutdrucksenkung nur als 20 mg Retardtablette verwendet werden in einer Dosierung von einer Tablette alle sechs Stunden. Zusätzlich zeigt Nifedipin auch einen messbaren Nutzen beim Aufstieg von gefährdeten Personen, die schon früher ein Lungenödem hatten, und kann deshalb in diesem Spezialfall als Prophylaxe vor einer erneuten Erkrankung verwendet werden (unbedingt Beratung bei einem erfahrenen Höhenmediziner!). Bei Höhenkrankheit oder Hirnödem wirkt dieses Medikament jedoch nicht!

Dexamethason ist das Mittel der Wahl bei schwerer Höhenkrankheit und Höhenhirnödem, wobei es vor allem die gestörte Blut-Hirn-Schranke stabilisiert. Die Sofortdosis beträgt 8 mg (als Tablette oder Spritze), danach sollten alle sechs Stunden 4 mg gegeben werden.

Als **Schlussfolgerung** empfiehlt es sich, Medikamente generell um so zurückhaltender einzusetzen, je höher man steigt, da manche stärkeren Mittel in extremen Höhen eventuell gegenteilige Reaktionen auslösen und die Nebenwirkungen sehr gefährlich werden können. Deshalb sollte gerade eine Medikamentenempfehlung immer individuell und nur von einem erfahrenen Höhenmediziner erfolgen. Als praktische Konsequenz sollte der Höhenbergsteiger zwar Medikamente für den Notfall mit sich führen, die Höhenerkrankungen selbst müssen aber unbedingt durch Vernunft und richtiges Verhalten so weit wie möglich verhindert werden!

3.6 Zusammenfassung und »Goldene Regeln«

Vorbereitungen zu Hause:
- Ärztlicher Gesundheitscheck, vor allem für Ältere und Untrainierte
- Belastungs-EKG nur bei eventuellen Herzproblemen
- Langfristiges Ausdauer- und evtl. Techniktraining
- Gewisse körperliche Abhärtung und mentales Training
- Impfprophylaxe und Zahnarztkontrolle

Flüssigkeitsbedarf und Ernährung:
- Flüssigkeitsbedarf in der Höhe insgesamt deutlich erhöht
- Möglichst mehr trinken als es dem Durstgefühl entspricht!
- Urinmenge als Kontrolle der Flüssigkeitsaufnahme: pro Tag mindestens ein Liter!
- Prophylaktische Maßnahmen zur Vermeidung von akuten Durchfällen

- Hier ggf. frühzeitig Antibiotika-Gabe zum Erhalt der Leistungsfähigkeit
- Kohlenhydratreicher Proviant ist am Berg am ökonomischsten
- Fette nur bei langen Ausdauerleistungen zur Minimierung der Traglasten
- Vitamin C und E evtl. mit positivem Effekt in der Höhe

Tipps für unterwegs:
- Ab 3000 m langsame stufenweise Anpassung an die Höhe
- Dabei Schlafhöhe nur 300 (maximal 500) Höhenmeter pro Tag steigern, ggf. 1 Ruhetag
- Im Durchschnitt nicht mehr als ca. 1500 Höhenmeter pro Woche steigern
- Während der Anpassung große Anstrengungen, das heißt anaeroben Stoffwechsel vermeiden
- Regelmäßig Ruhepuls und damit Akklimatisationszustand kontrollieren
- Gezielt auf Frühzeichen einer Höhenkrankheit achten

Ratschläge für Expeditionen:
- Am besten mehrtägiger Anmarsch mit mittelschwerem Gepäck
- Basislager zwischen 4500 m und maximal 5500 m errichten
- Über 7500 m (»Todeszone«) nur ganz kurzzeitiger Aufenthalt
- Wetter, Psyche und Erfahrung entscheidend für den Gipfelerfolg

---

Goldene Regeln beim
Trekking und Höhenbergsteigen:

Don't go too high too fast!
Gehe nicht zu schnell zu hoch!
•
Go high enough to get acclimatised!
Gehe hoch genug zum Akklimatisieren!
•
Go high, sleep low!
Gehe hoch, aber schlafe niedriger!
•
Don't stay too high too long!
Bleibe nicht zu lange zu hoch!

4. Psychologische Aspekte in der Höhe

Psychologische Aspekte sind besonders bedeutend für den Erlebniswert und die Gruppendynamik bei einer längeren oder extremen Reise. Sie sind für den Höhenbergsteiger mitentscheidend zum Überleben und für den (Gipfel-)Erfolg – meiner ganz persönlichen Erfahrung nach sogar zu etwa zwei Drittel! Allerdings wird dieser so wichtige Bereich beim (Höhen-)Bergsteigen immer noch zu wenig beachtet und erforscht. Deshalb gibt es auch keine umfassende Literatur oder Leitlinien darüber, sodass hier nur ein paar wesentliche Punkte angesprochen werden können.

4.1 Voraussetzungen und Stressfaktoren für Höhenbergsteiger

Anforderungsprofil

Hier unterscheiden sich die allgemeinen Leistungskriterien nach dem Ziel: z. B. für technisch relativ leicht besteigbare Gipfel wie dem Kilimandscharo oder **»Expeditionsgipfel«** (steiler, anspruchsvoller Anstieg über Fels und/oder Gletscher, oft über 6000 – 7000 m hoch, wie Ama Dablam, Alpamayo usw.). Zur Vermeidung von Überforderungen gilt generell, dass das jeweilige Anforderungsprofil des Gipfels auch tatsächlich und nicht nur im Wunschdenken erfüllt werden kann. Hinzu kommt, dass für Notfälle sogar noch weitere Reserven vorhanden sein müssen!

Allgemeine Voraussetzungen:

- Selbstständiger (Allround-)Bergsteiger mit ausreichender eigener Tourenerfahrung
- Ausreichende Grundkondition und Schnelligkeit durch spezielles Vorbereitungstraining
- Große Teamfähigkeit (das heißt gute Kommunikation und Hilfsbereitschaft!)
- Unbedingt erforderlich sind Leidensfähigkeit, Bereitschaft zum Komfortverzicht und Härte (z. B. Tragen schwerer Rucksäcke, Kälte, Hochlager-Stress usw.)
- Realistische Selbsteinschätzung und gute Selbstorganisation unterwegs
- Langsames Steigern der Gipfelziele in Höhe und Schwierigkeit (keine Leistungsstufen überspringen!)
- Stabile Psyche mit Fähigkeit zur Selbstkritik und hoher Frustrationstoleranz (z. B. bei lang anhaltendem Schlechtwetter oder Gruppenproblemen)

Kommerzielle oder private Touren?

Da alle diese Voraussetzungen nicht so leicht erfüllt werden können und vor allem aus beruflichen Gründen oft zeitliche Probleme bei der Vorbereitung auftreten, werden statt eigener Unternehmungen häufiger kommerziell organisierte Touren durchgeführt. Hier spielen vor allem die Organisationserleichterung für den Einzelnen (Zeitersparnis, aber auch Bequemlichkeit) sowie Sicherheitsaspekte eine Rolle. Hierzu gehören z. B. das professionelle Wissen und die Ortskenntnisse der Spezialisten sowie ein Mangel an Selbstvertrauen und Erfahrung des Teilnehmers. Speziell wenn keine geeigneten Partner für eine anspruchsvolle Tour vorhanden sind, ermöglicht ein kommerzieller Anbieter mit Gleichgesinnten zusammenzukommen. Im Idealfall gibt es sogar eine gewisse Leistungssteigerung durch einen erfahrenen Bergführer (»Leitwolf«), wodurch auch schwächere Teilnehmer in einem guten Team mitgezogen werden können.

Allerdings kennt man die anderen Teilnehmer und den verantwortlichen Führer entweder gar nicht oder nur von einem Vorbereitungstreffen. Aus der eher zufälligen Zusammensetzung der Gruppe können sich daher eventuell Konfliktsituationen ergeben. Besonders schwer ist die Lösung von Konflikten, wenn in der Gruppe ein Quertreiber die Atmosphäre nachhaltig stört.

Andererseits darf man aber nicht davon ausgehen, dass privat organisierte Unternehmungen etwa weniger psychologischen Konfliktstoff beinhalten.

Unter den oft extremen Bedingungen einer Fernreise, Trekkingtour oder Expedition kann es selbst unter Teilnehmern, die sich schon lange kennen, zu unvermuteten Problemen oder gar zu Zerwürfnissen kommen.

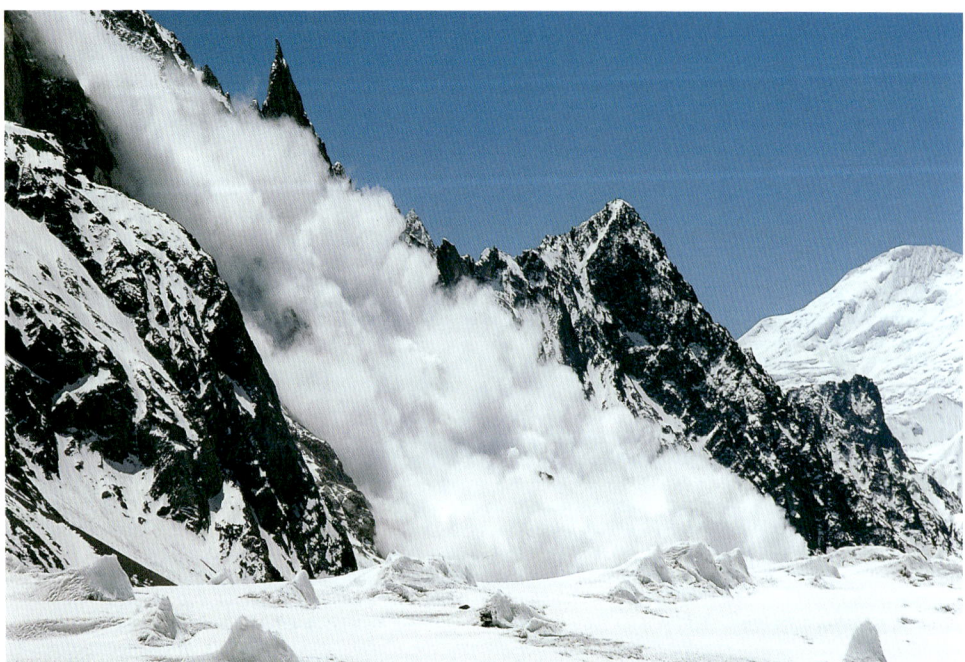

Riesige, zerstörerische Lawine aus dem Gipfelbereich des K2 mit ca. 3000 m Fallhöhe.

4.2. Probleme unterwegs – äußere und innere Stressfaktoren

Mögliche Konflikte innerhalb einer Gruppe bestehen in der Regel zwischen zwei oder mehreren Teilnehmern, zwischen einem oder mehreren Teilnehmern und dem Leiter der Gruppe, im Extremfall sogar zwischen der ganzen Gruppe und dem Tourenführer. Das Auftreten von Problemen ist nicht unbedingt abhängig von der Gruppengröße, von privater oder kommerzieller Durchführung einer Expedition, von Leistungsunterschieden oder dem Bildungsstand der Teilnehmer. Sie hängen jedoch eng von verschiedenen Stressfaktoren und den jeweiligen Reaktionen ab.

Äußere Stressfaktoren sind vorgegeben durch die alpinen Gefahren (Höhe, Kälte, Lawinen, Wetter, usw.) bzw. generell durch eine (lebens)feindliche Umgebung mit einer gewissen Isolation der Gruppe oder des Einzelnen sowie durch das beengte Zeltleben und die Abhängigkeit von der Reiseorganisation.

Innere Stressfaktoren werden »selbst ge-macht« und entstehen meistens durch hohen Erfolgsdruck. Hierzu zählen z. B. eine lange Vorbereitungsphase mit großem Trainingsaufwand, hohe finanzielle Kosten, ein hoher zeitlicher Aufwand (meistens Aufbrauchen des Jahresurlaubs), evtl. die Einstufung des geplanten Gipfels als »Lebensziel«, aber auch Wettkampf oder Gruppendruck.

Dies alles macht verständlich, dass Trekkingtouren und Expeditionen nicht immer harmonisch ablaufen, sondern manchmal ziemlich spannungsgeladen sein können.

4.3 Psychische Probleme

Das Höhenbergsteigen eignet sich nur sehr bedingt dafür, private oder berufliche Frustrationen aus dem Alltagsleben zu kompensieren. Man sollte ganz im Gegenteil möglichst ausgeglichen in eine solche Unternehmung hineingehen, denn auf der Reise wird einem noch genug abverlangt, wobei man neben den entsprechenden körperlichen Voraussetzungen immer auch eine stabile Psyche braucht. Die Gefahr unterwegs besteht vor allem darin, bei einer (zu) großen Fixierung auf ein lang ersehntes Ziel (Passübergang, Gipfel) sozusagen mit Scheuklappen herumzulaufen und geänderte äußere Umstände oder Gefahren einfach zu übersehen bzw. durch Selbsttäuschung zu ignorieren. Gerade bei zunehmender Zeitknappheit, drohender Wetterverschlechterung oder schädlichem Gruppendruck sollte man besonders kritisch zu sich selbst und seinen eigenen Wunschträumen sein. Wichtiger als sein Ziel zu erreichen ist es, gesund wieder herunterzukommen, denn kein Gipfel ist es wert, sein eigenes Leben oder gar das von anderen aufs Spiel zu setzen. Deshalb gilt ganz besonders der abschließende Spruch:

Der wichtigste »Muskel« beim Höhenbergsteigen ist das Gehirn!

Lösungsmöglichkeiten bei zwischenmenschlichen Konflikten

Wie bei Unfällen heißt es auch bei größeren Meinungsverschiedenheiten: Zuerst einmal Ruhe bewahren! Bei Konflikten nicht gleich »in die Luft gehen«, sondern erst einmal innerlich abwiegeln und sich selbst beherrschen! Am besten lässt man sich zunächst Zeit, um über das jeweilige Problem nachzudenken. Hilfreich ist es – wie auch sonst im Leben –, zunächst eine Nacht darüber zu schlafen. Vielleicht kann man auch mit einer oder mehreren Personen seines Vertrauens über den Konflikt reden – allein eine solche Aussprache hilft oft schon, die eigene Enttäuschung oder Wut etwas abzubauen. Wenn die angesprochenen Personen nicht nur gut zuhören, sondern sich einigermaßen neutral verhalten und aus dieser Sichtweise vernünftige Ratschläge erteilen, sollte man diese auch beherzigen. Ganz abgesehen davon sind gemeinsam durchlebte schwierige Situationen eine gute Basis für neue oder vertiefte Freundschaften.

Ist ein Konflikt jedoch unausweichlich, sollte er nicht einfach verdrängt oder hinausgeschoben werden. Am besten bittet man die betreffende Person um eine persönliche Aussprache, denn ein Streit in der Öffentlichkeit kann eventuell schnell ausarten und die Situation zusätzlich verschlimmern. Sollte auch diese Methode nichts nützen, muss man evtl. eine neutrale Person als Schlichter zu Rate ziehen, oder der Führer der Gruppe soll bzw. muss ein Machtwort sprechen.

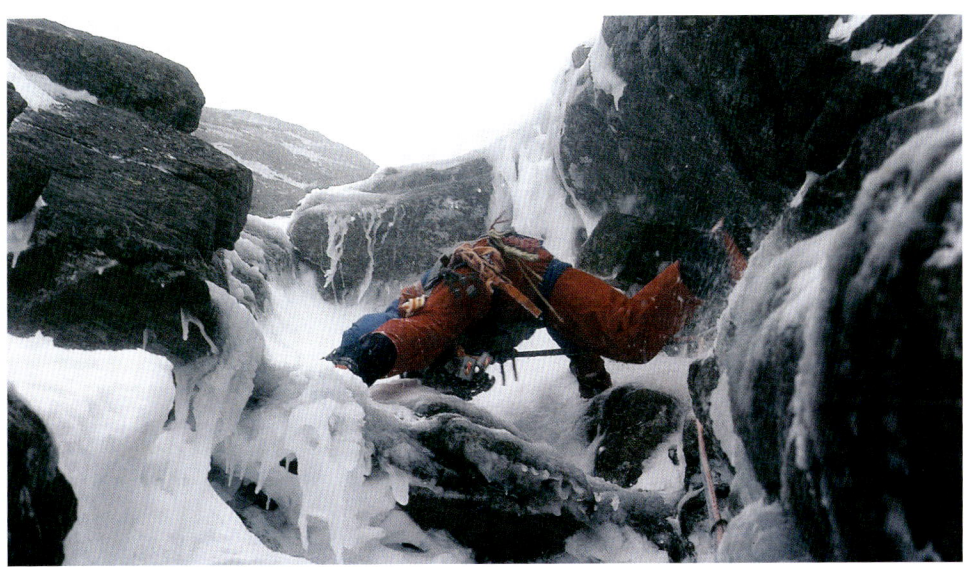

Besondere psychische Belastungen treten vor allem beim Eisklettern, unter schlechten Wetterbedingungen oder auch in großer Höhe auf.

4.4 Auseinandersetzung mit Gefahren und Todesfallrisiko

Im Extremfall können bei Fernreisen, Trekkingtouren und Expeditionen immer wieder kritische oder gar (lebens)gefährliche Situationen auftreten, auf die man sich schon im Vorfeld mental einstellen sollte, wie z. B. Wetterstürze, Verkehrsunfälle, schwere Erkrankungen oder politische Unruhen.

Für diese verschiedenen Eventualitäten gibt es Survival-Strategien zum leichteren Überleben oder Verarbeiten: Alle Teilnehmer sollten als Gruppe zusammenstehen und ein »Wir-Gefühl« entwickeln, denn ein Team ist in vielen Fällen stärker als ein Einzelner oder eine zerstrittene Gruppe. Um in einer wirklichen Gefahrensituation überleben zu können, sollte man als Einzelner nie aufgeben, sondern unbedingt noch eine Lebensaufgabe oder eine wichtige Mission als Ziel vor Augen haben!

> *Die Angst vor einer quälenden Ungewissheit ist generell größer als die konkrete Angst vor Hunger, Kälte oder Erschöpfung!*

Auch hier zeigt sich wieder einmal, dass die psychischen Aspekte eine größere Rolle spielen können als die rein physischen Faktoren. Gerade bei Fernreisen, Extremtrekking oder Expeditionen wird man sich früher oder später auch mit dem schwierigen Thema »Todesfall« auseinandersetzen müssen. Zum einen ist das generelle Risiko für Erkrankungen, Unfälle oder gar Todesfälle beim Bergsteigen allgemein und erst recht in großer Höhe deutlich gesteigert. Zum anderen besteht gerade in exotischen Reiseländern ein erhöhtes Unfall-

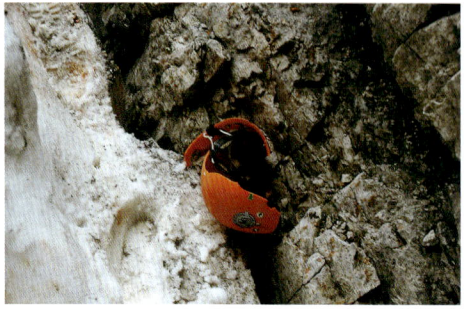

risiko (wobei im übrigen für Touristen in fremden Ländern Verkehrsunfälle die häufigste Todesursache sind).

Das statistische Risiko eines tödlichen Unfalls ist zwar eine abstrakte Zahl, gibt aber im Vergleich nachdenkenswerte Anhaltspunkte. Aus der Verkehrsunfallstatistik ist z. B. bekannt, dass Motorradfahren etwa 25-mal gefährlicher ist als Autofahren. Ca. drei Viertel aller Todesfälle beim Bergsport sind traumatisch (verletzungsbedingt, meist auf Grund von Stürzen) und ein Viertel nichttraumatisch (meist plötzlicher Herztod).

Das **Todesfallrisiko** pro Jahr (Mortalitätsrate) beim Bergsteigen und auf Expeditionen beträgt nach verschiedenen statistischen Untersuchungen (Todesfälle pro 100 000 Aktive):

- Pistenskilauf: ca. 1 Person
- Skitouren: ca. 2 – 4 Personen
- ca. 70 % durch Verletzungen
- ca. 30 % durch Lawinen
- Wandern: ca. 1 – 2 Personen
- ca. 90 % durch Verletzungen
- ca. 10 % durch Herztod
- Klettern: ca. 7 Personen
- Trekking: ca. 10 Personen
- Expeditionen: ca. 2500 Personen, d. h. ca. 2,5 % und damit 250 x größer als beim Trekking!

Eine **Auseinandersetzung mit dem Tod** darf gerade beim Höhenbergsteigen nicht einfach verdrängt werden, sondern jeder Alpinist sollte sich zumindest einmal allein oder in einer Diskussion bewusst darüber Gedanken gemacht haben. Dies betrifft sowohl die Verarbeitung des Todes z. B. eines unbekannten Bergsteigers oder eines Teilnehmers der eigenen Gruppe, eines Freundes, Tourenpartners oder eines eigenen Verwandten als auch die gedankliche Beschäftigung mit dem eigenen Tod!

4.5 Schlussgedanken

Abschließend möchte ich mit ein paar nichtmedizinischen Überlegungen dieses schwierige, aber wichtige psychologische Kapitel beenden. Gerade beim Bergsteigen und auf Fernreisen beleuchten die folgenden Gedanken in aller Kürze exemplarisch das besprochene Spannungsfeld zwischen Fernweh und Risiko:

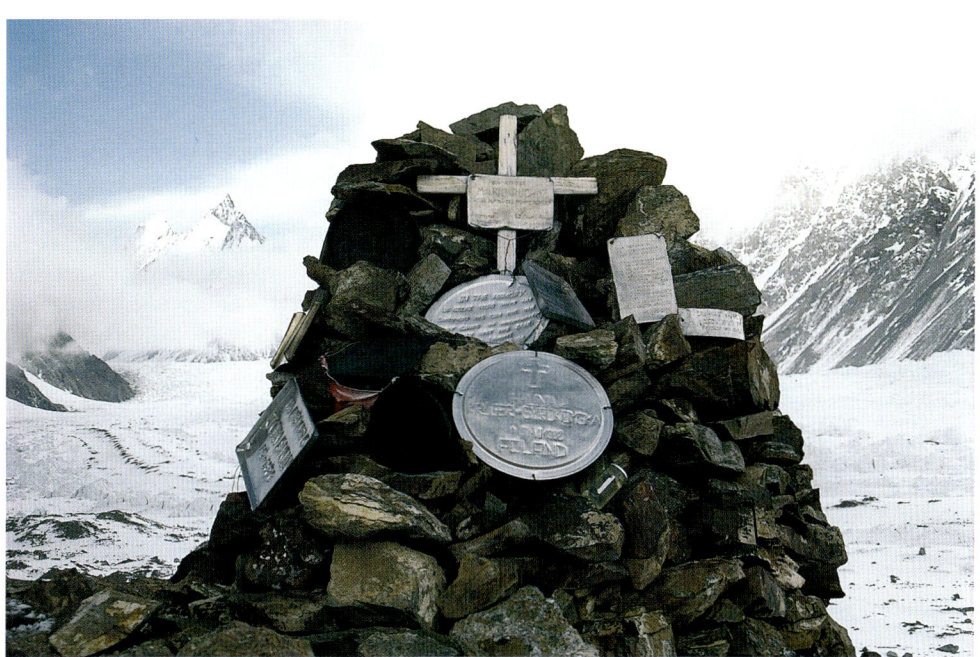

Gilkey-Pyramide beim K2-Basislager als Erinnerung an die vielen verunglückten Bergsteiger an diesem Berg.

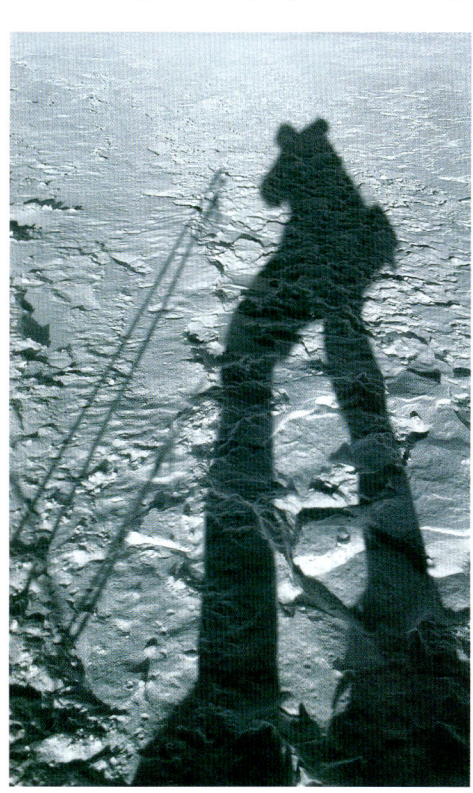

Neugierde
Du entdeckst neue Erdteile nur, wenn
Du alle Küsten aus den Augen verlierst!

Teamwork
Zusammenkommen ist der Anfang.
Zusammenbleiben ist der Fortschritt.
Zusammenarbeiten ist der Erfolg!

Risiko und Gefahr
Wer nie ein Risiko eingehen will,
geht oft das größte Risiko ein!

Stärke und Willen
Der Unterschied zwischen Erfolgreichen
und Anderen ist weniger Stärke und
Wissen, sondern meist Fehlen
des Willens!

Ziel und Weg
Wenn Du das Ziel nicht kennst,
ist kein Weg der richtige!
Aber auch: Der Weg ist das Ziel!

F – Anhang – nützliche Informationen

1. Literatur-Empfehlungen

Erste Hilfe, Berg- und Reisemedizin:

Auerbach, Paul: Wilderness medicine – Management of Wilderness and Environmental Emergencies, Mosby Verlag St. Louis, 5. Auflage 2007, 2316 Seiten.

Beikircher, Werner; Paal, Peter; Brugger, Hermann: Erste Hilfe am Berg – Lehrbuch des Bergrettungsdienstes Südtirol, Eigenverlag, 3. Auflage 2005.

Berghold, Franz: Alpin- und Höhenmedizin, Lehrschriften der internationalen Lehrgänge für Alpinmedizin, Österreichische Gesellschaft für Alpin- und Höhenmedizin, Eigenverlag, Kaprun, 7. Auflage 2009.

Madian, Asisa; Matthießen, Kai: Erste Hilfe auf Tour, Bruckmann Verlag, München, 1. Auflage 2003, 95 Seiten.

Nehberg, Rüdiger: Medizin-Survival – Überleben ohne Arzt, 11. Auflage 2010, München, 285 Seiten.

Oster, Peter: Erste Hilfe Outdoor. Fit für Notfälle in freier Natur, Ziel-Verlag, Augsburg, 2. Auflage 2008, 192 Seiten.

Römer, Alexander; Durner, Günter: Erste Hilfe, Bergrettung, Am Berg Verlag, Garmisch-Partenkirchen, 1. Auflage 2002, 166 Seiten.

Wirth, Armin: Erste Hilfe unterwegs – effektiv und praxisnah, Reise Know-How Verlag, Bielefeld, 3. Auflage 2007, 336 Seiten.

Werner, David: Wo es keinen Arzt gibt. Medizinisches Gesundheitshandbuch zur Hilfe und Selbsthilfe auf Reisen, Reise-Know-How Verlag, Bielefeld, 11. Auflage 2008, 360 Seiten.

Klettern:

Hochholzer, Thomas; Schöffl, Volker: Soweit die Hände greifen, Lochner-Verlag, 5. Auflage 2009, 270 Seiten.

Höhenmedizin:

Berghold, Franz; Schaffert, Wolfgang: Handbuch der Trekking- und Expeditionsmedizin, Praxis der Höhenanpassung – Therapie der Höhenkrankheit, Eigenverlag, DAV Summit Club, München, 7. Auflage 2009, 136 Seiten.

Hochholzer, Thomas: Trekking und Höhenbergsteigen – Ein medizinischer Ratgeber, Lochner Verlag, München, 1. Auflage 1996, 160 Seiten.

Sonstige nützliche Literatur:

Dewald, Wilfried; Mayr, Wolfgang; Umbach Klaus: Berge voller Abenteuer – Mit Kindern unterwegs, Reinhardt Verlag, München, 2. Auflage 2005, 212 Seiten.

Röder, Karl-Heinz: Psychologie des Überlebens – Survival beginnt im Kopf, Pietsch Verlag, Stuttgart, 1. Auflage 1987.

Schubert, Pit; Stückl, Pepi: Sicherheit am Berg – Alpinlehrplan, BLV-Verlag, München, 4. Auflage 2003, 160 Seiten.

Schubert, Pit: Sicherheit und Risiko in Fels und Eis, Band 1, Bergverlag Rother, 8. Auflage 2008, 272 Seiten.

Schubert, Pit: Sicherheit und Risiko in Fels und Eis, Band 2, Bergverlag Rother, 2. Auflage 2011, 320 Seiten.

Schubert, Pit: Sicherheit und Risiko in Fels und Eis, Band 3, Bergverlag Rother, 2. Auflage 2008, 224 Seiten.

2. Internet-Empfehlungen

Bergmedizin (Gesellschaften, Informationsquellen)

Bergmedizin-Informationen vom Autor Walter Treibel	www.treibel-bergmed.de
Deutsche Gesellschaft für Berg- und Expeditionsmedizin	www.bexmed.de
Himalayan Rescue Association (HRA)	www.himalayanrescue.org
High Altitude Medicine Guide von Thomas Dietz	www.high-altitude-medicine.com
(private Website mit Informationen für Höhenbergsteiger)	
Informationsforum der UIAA, MEDCOM und ISMM	www.mountainmedicine.org
Institut für Urlaubs-, Reise- und Höhenmedizin (UMIT)	www.umit.at
International Society for Mountain Medicine (ISMM)	www.ismmed.org
Österreichische Gesellschaft für Alpinmedizin (ÖGAM)	www.alpinmedizin.org
Schweizerische Gesellschaft für Gebirgsmedizin (SCMM)	www.mountainmedicine.ch
UIAA Mountain Medicine Center	www.thebmc.co.uk
(in der Website des British Mountaineering Council, BMC)	
Wilderness Medicine Society (WMS)	www.wms.org

Sicherheit im Gebirge, Bergrettung

Bergrettung des Schweizer Alpenclubs	www.sac-cas.ch
Bergundsteigen (Zeitschrift für Risikomanagement im Bergsport)	www.bergundsteigen.at
Bergwacht Bayern	www.bergwacht-bayern.de
Bergwacht Deutschland	www.bergwacht.de
Intern. Kommission für alpines Rettungswesen (IKAR)	www.ikar-cisa.org
Österreichischer Bergrettungsdienst (ÖBRD)	www.bergrettung.at
Österreichisches Kuratorium für alpine Sicherheit	www.alpinesicherheit.at
Schweizer Rettungsflugwacht (REGA)	www.rega.ch

Lawinenwarndienste

Lawinenwarndienste Europa	www.lawinen.org
Lawinenwarnzentrale für Bayern	www.lawinenwarndienst.bayern.de
Lawinenwarnzentrale für Frankreich	www.meteo.fr
Lawinenwarnzentrale für Italien	www.aineva.it
Lawinenwarnzentrale für Österreich	www.lawine.at
Lawinenwarnzentrale für die Schweiz	www.slf.ch
(Eidgenössisches Institut für Schnee- und Lawinenforschung Davos)	

Alpine Vereine / Verbände

Internationaler Verband der Alpinistenvereine (UIAA)	www.uiaa.ch
(Union Internationale des Associations d'Alpinisme)	
Alpenverein Südtirol (AVS)	www.alpenverein.it
Deutscher Alpenverein (DAV)	www.alpenverein.de
Österreichischer Alpenverein (ÖAV)	www.alpenverein.at
Schweizer Alpenclub (SAC)	www.sac-cas.ch
Club Alpino Italiano (CAI)	www.cai.it
Club Alpin Français (CAF)	www.ffcam.fr

3. Medizinisches Wörterbuch

Deutsch	med. Fachsprache	Englisch	Spanisch
Allergie	Allergia	allergy	alergi
Angst	Anxietas	anxiety	ansiedad
Apotheke	Apotheca	pharmacy	farmaci
Arm	Brachium	arm	brazo
Arterie	Arteria	artery	arteria
Arzt	Medicus	physician	médico
Asthma	Asthma	asthma	asma
Atmung	Respiratio	breathing	respiración
Auge	Oculus	eye	ojo
Bauch	Abdomen	stomach	estómago
Bauchkrämpfe	Tormina	colic	cólico
Becken	Pelvis	pelvis	pelvis
Bein (Oberschenkel)	Femur	thigh	muslo
Bein (Unterschenkel)	Tibia	lower leg	pierna
Bewusstlosigkeit	Koma	unconciousness	desmayo
Biss	Morsus	bite	mordedura
Blausucht (bl. Lippen)	Cyanosis	cyanosis	cianosis
Blinddarmentzündung	Appendicitis	appendicitis	apendicitis
Blut	Sanguis	blood	sangre
Blutarmut	Anaemia	anemia	anemia
Blutung	Haemorrhagia	bleeding	hemorragia
Bronchitis	Bronchitis	bronchitis	bronquitis
Brust	Thorax	chest	pecho
Darm	Intestinum	bowel	intestino
dauernd	Manens	continuous	continuo
Dickdarm	Colon	colon	intestino grueso
Erbrechen	Emesis/Vomitus	vomiting	vómito
Erkältung	Perfrictio	cold	resfriado
Fieber	Febris	fever	fiebre
Finger	Digitus	finger	dedo
Fuß	Pes	foot	pie
Gallenblasenentzünd.	Cholecystitis	cholecystitis	colecistitis
Gehirn	Cerebrum	brain	cerebro
Gelbsucht	Icterus	icterus	ictericia
Geschwulst	Tumor	tumor	tumor
Gips	Gypsum	plaster	vendaje enyesado
Hals	Collum	throat	cuello
Hand	Manus	hand	mano
Harnblase	Vesica	bladder	vejiga urinaria
Harnröhre	Urethra	urethra	uretra
Haut	Cutis	skin	piel
Hautausschlag	Exanthema	exanthema	exantema
Herz	Cor	heart	corazón
Herzenge	Angina pectoris	angina pectoris	angina pectoris
Herzinfarkt	Myokarinfarkt	cardiac infarction	infarto cardiaco
Hilfe	Auxilium	help	socorro
Hirnhautentzündung	Meningitis	meningitis	meningitis

Husten	Tussis	cough	tos
Juckreiz	Pruritus	itch, pruritus	prurito
Kiefer	Mandibula	jaw	mandíbula
Knie	Genu	knee	rodilla
Knochen	Os	bone	hueso
Knochenbruch	Fractura	fracture	fractura
Kopf	Caput	head	cabeza
Kopfschmerzen	Cephalgia	headache	dolor de cabeza
krank	invalidus	sick	enfermo
Krankenhaus	Hospitium	hospital	hospital
Leber	Hepar	liver	higado
liegen	iacere	to lie	estar echado
Luft	Pneuma	air	aire
Luftnot	Dyspnoea	dyspnoea	disnea
Luftröhre	Trachea	trachea	traquea
Lunge	Pulmo	lung	pulmón
Lungenentzündung	Pneumonie	pneumonia	pulmonia
Magen	Stomachus	stomach	estómago
Medikament	Medicamentum	drug	medicina
Mund	Os oris	mouth	boca
Muskel	Musculus	muscle	músculo
Nacken	Cervix	neck	nuca, cerviz
Nase	Nasus	nose	nariz
Nasenbluten	Epitaxis	nasal bleeding	hemorragia nasal
Nerv	Nervus	nerve	nervio
Niere	Ren	ren, kidney	rinón
Ödem	Oedema	edema	edema
Ohnmacht	Synkope	syncope, faint	síncope
Ohren	Auris	ear	oreja
Pflaster	Emplastrum	plaster	emplastro
Rippe	Costa	rib	costilla
Rötung	Erythema	erythema	eritema
Rücken	Dorsum	back	espalda
Schlund	Pharynx	pharynx	faringe
Schmerz	Dolor	pain	dolor
Schmerzmittel	Analgetikum	pain killer, analgesic	analgesico
Schwindel	Vertigo	vertigo, dizziness	vertigo
Speiseröhre	Oesophagus	oesophagus	esoófago
Tod	Mors	death	muerte
Unfall	Accidens	accident	accidente
Untersuchung	Examen	examination	reconocimiento
Vene	Vena	vein	vena
Verband	Ligamentum	bandage, dressing	vendaje
Vergiftung	Intoxicatio	intoxication	intoxicación
Verstopfung	Obstipatio	constipation	estrenimiento
Verwirrtheit	Confusio	confusion	confusión
Wirbelsäule	Columna vertebralis	vertebral column	columna vertebral
Wunde	Vulnus	wound	herida
Zahn	Dens	tooth	diente
Zuckerkrankheit	Diabetes mellitus	diabetes mellitus	diabetes
Zunge	Lingua	tongue	lengua

4. Glossar

Allergie Überreaktion des Abwehrsystems auf einen Fremdstoff

Amputation Gliedmaßen-Abtrennung (durch Unfall oder Operation)

Analgetika Medikamente gegen Schmerzen

Angina pectoris Schmerzen in der Brust bei Verengung der Herzkranzgefäße

Antibiotika Medikamente zur Abwehr von bakteriellen Infektionen

Antihistaminika Medikamente, die bei allergischen Reaktionen wirken

Antiphlogistika Medikamente gegen Entzündungen und Schwellungen

Apoplex Schlaganfall/Hirninfarkt

Arteriosklerose Verkalkung der Arterien

Arthritis Gelenkentzündung (akut oder chronisch, z. B. bei Rheuma)

Arthrose Degenerativer Verschleiß von Knorpeln bzw. Gelenken

Asthma bronchiale Anfallsweise hochgradige Atemnot durch Verengung der Atemwege

Bakterien Keime, die zu Infektionen im Körper führen

Bronchitis Entzündung der Luftwege mit Atembeschwerden

Chondropathia patellae Überempfindlichkeit der Kniescheibe nach Belastung (»Bergsteiger-Knie«)

Cortison Körpereigener, stark entzündungshemmender Wirkstoff

Degeneration Verschleiß von Geweben (Bandscheibe, Knorpel, Meniskus)

Desinfektion Keimabtötung zur Verhinderung einer Entzündung

Diabetes mellitus Zuckerkrankheit, Stoffwechselerkrankung des Kohlenhydrathaushalts

Diagnose Erkennen und Bezeichnen einer Krankheit

Diarrhoe Durchfall (durch Keime oder größere Ernährungs-Umstellungen)

Distorsion Zerrung, Verstauchung, Überdehnung

Embolie Plötzlicher Verschluss von Blutgefäßen, meist in Lunge oder Gehirn

Epilepsie Krampfanfälle

Extremitäten Gliedmaßen (Arme, Beine)

Fraktur Knochenbruch

Hämatom Bluterguss (meist nach Sturz oder Schlag)

Hepatitis Leberentzündung (Gelbsucht), oft auf Reisen erworben

Herzinfarkt Akuter Sauerstoffmangel des Herzmuskels durch Arterienverschlüsse

Herzinsuffizienz Herzmuskelschwäche

Höhenkrankheit Erkrankung durch Sauerstoffmangel in der Höhe

Hypertonie Erhöhter Blutdruck

Hyperventilation Zu schnelle Atemfrequenz

Hypoxie Sauerstoffmangel in einem Körpergewebe

Infektion Lokale oder allgemeine Entzündung

Kollaps Plötzlicher Schwächeanfall, Kreislaufzusammenbruch

Kolik Krampfartige Schmerzen innerer Organe (Galle, Niere)

Koma Tiefste Bewusstlosigkeit

Kontusion Prellung

Luxation Verrenkung, Ausrenken eines Gelenkes

Ödem Schwellung mit Flüssigkeitsansammlung im Gewebe

Orthopädie Lehre von den Krankheiten des Bewegungsapparates

Patella Kniescheibe

Peripher Am Rande gelegen, außenherum

Pneumonie Lungenentzündung

Prognose Vorhersage über den weiteren (Gesundheits-)Verlauf

Prophylaxe Vorbeugung

Rhythmusstörung Unregelmäßiger Herzschlag

Schock Missverhältnis zwischen Sauerstoffangebot und -nachfrage im Gewebe

Symptom Krankheitszeichen

Tetanus Wundstarrkrampf

Therapie Behandlung einer Erkrankung

Thrombose Verschluss von Blutgefäßen durch Zuwachsen oder Verstopfung

Trauma Verletzung (auch seelische Erschütterung)

Vitalfunktionen Überlebenswichtige Körperregulationen (Atmung, Herzschlag)

Zentralisation Schockreaktion des Körpers (nur Durchblutung des Körperkerns)

5. Rückholdienste

Wer eine Reisekranken- oder Rückholversicherung hat, verständigt bei einem Notfall am besten diese (deshalb Adressen und Telefonnummern mitnehmen!). Das Gleiche gilt auch für private Krankenversicherungen, da sie meist auch den Primär-Abtransport bezahlen und den Rücktransport organisieren. Ansonsten kommen folgende Adressen in Frage:

Deutschland

ADAC
Am Westpark 8, 81373 München, Tel 0049-(0)89-76760, www.adac.de
Deutsche Rettungsflugwacht e.V.
Rita-Maiburg-Str. 2, 70794 Filderstadt, Tel. 0049-(0)711-70070, www.drf-luftrettung.de
Johanniter Unfallhilfe (Rückholdienst)
Frankfurter Str. 666, 51107 Köln, Tel. 0049-221-(0)890090, www.juh-cologne.de
DRK Flugdienst
Auf'm Hennekamp 71, 40225 Düsseldorf, Tel. 0049-(0)211-9174990, www.drkflugdienst.de
Malteser Hilfsdienst
Kalker-Hauptstr. 22-24, 51103 Köln, Tel. 0049-(0)221-98220, www.malteser.de

Österreich

Austrian Airline (Krankentransporte)
1300 Wien, Flughafen, Tel. 0043-(0)5-17661000, www.aua.com
IFRA (Intern. Flugrettungsdienst Austria)
Schießstattring 21, 3100 St. Pölten Tel. 0043-(0)2742-4911, www.ifra.at
Tyrol Air Ambulance
Fürstenweg 180, 6026 Innsbruck, Tel. 0043-(0)512-22422, www.taa.at
Österreichische Ärzteflugambulanz
Albert-Gasse 1 A, 1080 Wien, Tel. 0043-(0)1-404560, www.oafa.at

Schweiz

Aeroleasing SA Geneva
1215 Geneve 15 Airport, P.O. Box 36, Tel. 0041-(0)22-7170000, www.tagaviation.com
Air Glaciers S.A.
Case Portale, 1951 Sion, Postfach 27, Tel. 0041-(0)27-3291415, www.air-glaciers.ch

Alle Angaben dieses Buches wurden sehr sorgfältig zusammengestellt. Für deren Richtigkeit kann jedoch keine Haftung übernommen werden. Autor und Verlag freuen sich über Ergänzungs- und Verbesserungsvorschläge für die nächste Auflage. Richten Sie diese ggf. bitte an:

Bergverlag Rother,
Keltenring 17, 82041 Oberhaching,
Tel. 089/608669-0
leserzuschrift@rother.de

Kurzfassung Erste-Hilfe-Maßnahmen

Zusammenstellung: Dr. Walter Treibel, München

Allgemeine Maßnahmen

Reihenfolge der Maßnahmen im Notfall:

■ Immer zuerst Ruhe bewahren und weitere Gefahren ausschließen!

■ Erkennen und Beurteilen der Notfallsituation, dann zielgerichtetes Handeln:

✚ **Sofort-Bergung** aus unmittelbarem Gefahrenbereich: z. B. bei Steinschlag- oder Lawinenrisiko

✚ **Lebensrettende Sofortmaßnahmen:** bei Atem- oder Kreislaufstillstand, starken Blutungen (evtl. vor Sofortbergung behandeln), Bewusstlosigkeit oder Schock

✚ **Alarmierung** (ggf. vorher), richtige **Lagerung**

✚ **Erweiterte Hilfe,** wie z. B. Schienen und Verbinden

✚ Weitere Maßnahmen: z. B. Abtransport mit Beobachtung der lebenswichtigen Funktionen

Wichtige Lagerungsarten:

■ Schädelverletzungen: Rückenlage mit erhöhtem Kopf

■ Atemnot, Herzinfarkt, Brustkorbverletzungen und Hitzschlag: Rückenlage halbsitzend mit aufgestützten Ellenbogen

■ Bauchverletzungen und -schmerzen: Rückenlage mit Knierolle und Kopfpolster zur Muskelentspannung

■ Wirbelsäulenverletzungen, Beckenbruch, Herzdruckmassage: Rückenlage auf harter Unterlage

■ Bewusstlosigkeit, Erbrechen, stärkere Blutung aus Mund und Nase, Gesichtsverletzungen: Stabile Seitenlage mit ständiger Kontrolle von Atmung und Puls.

Alarmierung im Notfall:

■ Internationale Notrufnummer 112

■ Genaue Angaben: **W**er? **W**o? **W**as? **W**ann? **W**ieviele? **W**etter und **W**arten auf evtl. Rückfragen! Notfalls fragen: »**W**as wollen Sie wissen?«

Hubschrauberrettung

Geeigneter Landeplatz: möglichst große Fläche (mindestens 20 x 20 m) mit festem Grund (mindestens 4 x 4 m) und hindernisfreier An- und Abflugzone. Notfalls Geländevorsprung für Windenbergung oder Ausfliegen mit langem Seil unter Hubschrauber. Einweisung mit dem Rücken zum Wind.
Internationale Signale: Beide Arme nach oben: **Y**es = ja, bitte helfen, hier landen.
Ein Arm nach oben, ein Arm nach unten: **N**o = nein, keine Hilfe, nicht landen.

Alpines Notsignal

Zeichen geben mit Flagge, Lichtsignal, Geräusch o. ä. 6 x pro Minute (d. h. 10 Sekunden Abstände), dann eine Minute Pause und wieder von vorne anfangen. Antwortzeichen: 3 x pro Minute (d.h. alle 20 Sekunden), dazwischen wieder jeweils eine Minute Unterbrechung.

Lebensrettende Sofortmaßnahmen

Atem- bzw. Herz-Kreislauf-Stillstand

Eng voneinander abhängig. Zeichen: Fehlende Atmung (keine Atemgeräusche bzw. Brustkorbbewegungen in Relation zum Bauch), fehlender Puls (nur von Erfahrenen an der Halsschlagader fühlbar), beidseits weite, reaktionslose Pupillen.

Schema der Wiederbelebung

1. Atemwege freimachen (Mundhöhle und Rachen säubern) und Kopf überstrecken.

2. Bei Fehlen von Atmung oder Puls äußere Herzdruckmassage: Rückenlagerung auf harter Unterlage, mit durchgestreckten Armen und übereinandergelegten Handballen auf dem unteren Drittel des Brustbeins kurze kräftige Stöße in senkrechter Richtung (ca. 4 – 5 cm tief) mit einer Frequenz von ca. 100 x pro Minute durchführen.
Bei Kindern: verminderte Druckkraft mit einer Hand, Frequenz 100 – 120 x pro Minute.

3. Beatmung: Mund zu Mund oder besser Mund zu Nase mit überstrecktem Kopf 2 x, zu Beginn schnell. Kontrolle: gleichmäßiges Heben und Senken des Brustkorbes.
Wiederbelebung nur durch einen Helfer, der öfters abgewechselt wird. Rhythmus: 30 x Herzdruckmassage, 2 x beatmen, 30 x Herzdruckmassage usw.; Erfolgskontrolle: Wiedereinsetzen von Puls (tasten!) und Atmung, Pupillenreaktion, rosige Hautfarbe.

Starke Blutungen

✚ Hochlagern des betreffenden Körperteils. Bei Schlagaderblutungen (hellrotes, rhythmisch spritzendes Blut): zunächst Abdrücken der Schlagader zwischen Wunde und Herz am jeweiligen Druckpunkt (Oberarm, Leistenbeuge, Schlüsselbein), notfalls Finger direkt in Wunde drücken. Danach Druckverband: Ungeöffnetes Verbandspäckchen o.ä. als Druckpolster über keimfreien Wundverband legen und festwickeln, evtl. mehrfach übereinander, genügt fast immer. Abbinden: Nur in Ausnahmefällen, wenn sonst kein Erfolg, da Gefahr von Gewebsschädigung. Breite Auflage am Oberarm oder Oberschenkel herzwärts der Wunde anlegen, maximal 1,5 Std., dann (nach vorherigem Druckverband) wieder für einige Minuten öffnen. Unbedingt Zeitpunkt notieren!

Schock

Missverhältnis zwischen Blutangebot und -bedarf der lebenswichtigen Organe durch großen Blutverlust oder fehlgesteuerte Blutverteilung: z. B. bei Verletzungen, starkem Schmerz, Herzinfarkt, Verbrennung oder Vergiftungen, Kälteschädigung, Allergie oder großer psychischer Belastung. Zeichen: blasse, feuchtkalte Haut, schwacher, kaum tastbarer, schneller Puls (über 100 pro Min.) und flache, beschleunigte Atmung, evtl. Lufthunger. Ungewöhnliches Verhalten: erst unruhig, dann benommen.

✚ Schocklagerung: Beine hochlagern (ca. 30 Grad), z. B. auf Rucksack oder hangaufwärts, bei schwerem Schock Beine ca. 60° hochhalten. Evtl. Selbsttransfusion: d. h. hochgehobene Beine und Arme von der Peripherie her zum Herzen hin ausstreichen und elastisch einbinden. Nur bei Herzproblemen (meist Schmerzen in der linken Brust) und Brustkorbverletzungen halbsitzende Lagerung. Ansonsten Blutstillung, Schmerzbekämpfung, Wärmeerhaltung, beruhigen und Mut zusprechen. Ständiges Beobachten von Bewusstsein, Atmung und Puls.

Bewusstlosigkeit

Person nicht ansprechbar, auch durch Schmerzreize (Zwicken) nicht erweckbar. Erstickungsgefahr durch Fremdkörper, Erbrochenes oder eigene Zunge.

✚ Freimachen der Atemwege mit Fingern und Einmalhandschuhen oder Taschentuch, Überstrecken des Kopfes zum Freihalten der Atemwege, Stabile Seitenlagerung, keine Flüssigkeitszufuhr.

Erste Hilfe bei mechanischen Verletzungen

Knochenbrüche

✚ Formabweichung, abnorme Beweglichkeit, Rotation, Knochenreiben / -knirschen, im Zweifelsfall (Schwellung, Schmerz) wie Bruch behandeln. Speziell bei großen Brüchen Schockgefahr durch innere Blutungen, daher ständige Kontrolle!

✚ Bei offenen Brüchen Auswaschen und keimfreie Wundauflage. Kein Einrichten, sondern nur grobe Achsenkorrektur unter vorsichtigem Zug, damit die Bruchenden nicht schmerzhaft aneinanderreiben. Polsterung und behelfsmäßige Ruhigstellung durch Skistöcke, Pickel, Rucksackversteifungen, am besten flexible Aluschiene (Sam-Splint). Schienung in Mittelstellung unter Einbeziehung der benachbarten Gelenke in der für den Verletzten angenehmsten Lage mit Fixierung beidseits des Bruches (nie direkt darüber) und Kälteschutz.

Spezielle Brüche

✚ **Arm:** Dreiecktuch als Armtragetuch verwenden und zusätzlich am Brustkorb fixieren.

✚ **Schlüsselbein:** Polster in die Achselhöhle und Rucksackverband zur Entlastung.

✚ **Rippen:** Fester breiter Tape-Verband oder elastische Klebebinde um den unteren Rippenrand in Ausatmungsstellung.

✚ **Wirbel:** Bei Transport und Behandlung kein Abknicken oder Verdrehen der Wirbelsäule, flache Rückenlage auf harter Unterlage, da Gefahr einer Querschnittslähmung.

✚ **Knöchel:** Schuhe nicht auszuziehen (sind provisorische Schienung), aber Schnürung lockern.

✚ **Wunden:** Schmutzige Wunde mit Wasser oder klaren Getränken auswaschen, Desinfektion der Wundoberfläche (z. B. mit Jodlösung), keimfreier Verband, notfalls sauberes Tuch, keine Salbe oder Puder! Größere Fremdkörper in der Wunde belassen und evtl. umpolstern.

Verrenkung (Luxation)

Meist Schultergelenk oder Fingergelenke betroffen, dabei Gelenkkopf unter Kapselzerreißung aus Pfanne ausgetreten. Gelenk federnd gesperrt, im Seitenvergleich abnorme Position und Form.

✚ Keine gewaltsamen Einrenkungsversuche (nur nach entsprechender Schulung!), sondern Ruhigstellung in angenehmster Lage und rascher Abtransport in ärztliche Behandlung.

PECH-Schema bei (Weichteil-)Verletzungen

PECH = **P**ause, **E**is (Kühlung durch Eis, Schnee oder kalte Umschläge), **C**ompression (feste Bandage mit elastischer Klebe-Binde), **H**ochlagern. Im Englischen mit gleicher Bedeutung RICE = »Rest, Ice, Compression, Elevation«.

Verstauchung, Bänderzerrung, Bänderriss, Meniskusverletzung

Gelenküberdehnung mit Kapselbandverletzung (meist am Sprunggelenk), am Knie evtl. auch mit Meniskusschaden.

✚ **PECH-Schema**, feste Bandage mit elastischer (Klebe-)Binde, bei Fußgelenk Schuhe nicht ausziehen, aber Schnürung lockern. Auf Hütte: Ruhigstellung (mit Schiene, Binden oder Tape), Hochlagern und Kühlung durch feuchtkalte Umschläge bzw. Eis/Schnee, ggf. Salbenverband und Medikamente zum Abschwellen.

Quetschungen, Prellungen oder Muskelverletzungen

Quetschungen und Prellungen meist mit Schwellungen und Blutergüssen, Muskelzerrung oder Muskelfaserriss durch Überdehnung, v. a. bei kalten Muskeln.

✚ **PECH-Schema**, Ruhigstellung durch Kompressionsverband (Klebe-Binden) und Kühlung (Schnee, Eis), ggf. Salbenverbände.

Erste Hilfe bei Kälteschäden

V. a. bei Nässe, Wind, großer Höhe, Austrocknung, Erschöpfung und Bewegungsmangel. Allgemeine Unterkühlung ist vorrangig zu behandeln, da gefährlicher als Erfrierung.

✚ Kälteschutz durch Alufolie, zusätzliche Bekleidung oder Ähnliches, allgemeine Wärmezufuhr durch heiße, gesüßte Getränke. Kein Alkohol im Freien, da durch Blutgefäßerweiterung der Haut größere Wärmeabgabe an die Umgebung!

Allgemeine Unterkühlung

Selbstschutz des Organismus durch Kreislaufzentralisation: Durchbluteter warmer Körperkern (lebenswichtige Organe in Brust- und Bauchraum sowie Gehirn), aber kalte Körperschale (Haut, Arme, Beine) durch Zusammenziehen der Blutgefäße. Gefahren durch Bergungstod: Vermischung des kalten Schalenblutes mit dem warmen Kernblut durch Bewegung, daher keine Massage oder Eigenbewegungen, sondern passiver Abtransport (Wiedererwärmung im Gelände kaum möglich).

➕ Aufwärmen primär nur des Körperkerns (Rumpf) mit vorgewärmten Decken, Helferwärme, Wärmebeutel (über dem Pullover) oder Hibler-Wärmepackung: Wärmebeutel oder feuchte heiße Tücher auf die Unterwäsche von Brust und Bauch, nicht jedoch auf die nackte Haut, darüber Kleidung, dann Alufolie nur um Rumpf (ohne Arme) sowie Decken und Biwaksack um ganzen Körper. Bei Bewusstsein warme Getränke (sehr effektiv). Bei sicherem Herzstillstand: Herzdruckmassage nur, falls ununterbrochene Fortführung gewährleistet (Frequenz 30 x pro Minute ausreichend). Keine Toterklärung Tiefunterkühlter im Gelände, sondern baldiger Hubschraubertransport in Klinik mit Intensivstation bzw. Herz-Lungen-Maschine zur Wiedererwärmung.

Örtliche Erfrierungen

Örtlich begrenzter Durchblutungsstop mit Absterben von Zellen. Besonders gefährdet: Zehen, Finger, Nase und Ohren durch große Oberfläche und schlechte Blutversorgung.

➕ Aufwärmen von Fingern (und Zehen) in Achselhöhle. Ansonsten aktive Bewegungsgymnastik und vorsichtige Massage, wenn gleichzeitig keine allgemeine Unterkühlung vorliegt. Wichtig: Kein Einreiben mit Schnee, erfrorene Stellen nicht in den Mund nehmen und nicht rauchen! Bei schweren Erfrierungen keimfreier lockerer Verband, druckfreie Lagerung und passiver Abtransport. In Hütte: Rasches Auftauen der erfrorenen Körperteile in heißem Wasserbad von ca. 40 Grad Celsius. Evtl. sehr schmerzhaft, deshalb am besten mit Schmerzmitteln oder lauwarm anfangen und (wg. Hautaufweichung) max. 30 Minuten durchführen.

➕ ½ – 1 Tablette ASS 500 zur Blutverdünnung.

Erste Hilfe bei Hitzeschäden

Hitzeerschöpfung, -kollaps, -krämpfe

Überhitzung des Körpers durch ungenügende Flüssigkeitszufuhr bzw. durch starken Wasser- und Mineralsalzverlust sowie unzweckmäßige Kleidung. Zeichen: Durst, Schwäche, Übelkeit.

➕ Flüssigkeits- und Mineralsalzzufuhr in mehreren kleinen Portionen, Pause im Schatten mit Kühlung, Oberkörper hochlagern, Kleidung öffnen.

Hitzschlag

Bei großer Hitze, hoher Luftfeuchtigkeit, Windstille und luftundurchlässiger Kleidung kommt es zur Wärmestauung im Körper, da keine Schweißabgabe mehr möglich – Lebensgefahr!

🔅 Puls und Atmung beschleunigt, Kopfschmerzen, Übelkeit, Brechreiz, Bewusstseinstrübung, heiße gerötete Haut, Anstieg der Körpertemperatur über 41 Grad Celsius.

➕ Wie allgemeine Hitzeschäden, keine weitere Bewegung, evtl. Abtransport.

Sonnenstich

➕ Durch intensive, direkte Sonnenbestrahlung des unbedeckten Kopfes und Nackens. Zeichen: Kopf- und Nackenschmerzen, Schwindelgefühl, Brechreiz, rotes und heißes Gesicht.

➕ Feuchtkalte Umschläge auf Kopf und Nacken, sonst wie bei allgemeinen Hitzeschäden.

Verbrennungen

➕ Bei Grad I (Hautrötung) nur kaltes Wasser, bei Grad II (Blasenbildung) und Grad III (örtlicher Gewebstod) nach Abkühlen durch kaltes Wasser keimfreier Wundverband! Bei großflächigen Verbrennungen: Wundverband mit Alufolie, Ruhigstellung, Schockbekämpfung und rascher Abtransport in ärztliche Behandlung, evtl. Flüssigkeitszufuhr und Schmerzmittel.

Augenentzündung durch UV-Strahlen

Schmerzen, Fremdkörpergefühl (»Sand«) bis zu Schneeblindheit. Bei Brillenverlust notfalls Behelfsbrille aus Karton mit Sehlöchern (Nadelstiche) oder Sehschlitzen.

➕ Lichtundurchlässiges Verbinden beider Augen, Augentropfen bzw. -salbe, Aufenthalt in abgedunkelten Räumen, kühlende Umschläge.

Erste Hilfe bei Höhenschäden

Höhenschwindel

➕ Nicht hinunterschauen, ggf. sichern, hinsetzen lassen, rasten, ablenken und ruhig zureden.

Höhenkrankheit

Bereits ab 2500 m für Nicht-Akklimatisierte, v. a. bei schnellem Aufstieg mit Seilbahn. Zeichen: Kopfschmerzen, Appetitlosigkeit, Übelkeit, Brechreiz oder Erbrechen, Schwindel, Atemnot und Pulsbeschleunigung, Schlaflosigkeit, Konzentrations- und Koordinationsstörungen. Selbstüberschätzung, Reizbarkeit und Bewusstseinstrübung, evtl. auch (Gesichts-)Ödeme. Wichtige Regeln: Gehe nicht zu schnell zu hoch! Und bleibe nicht zu lange zu hoch! Mit Krankheitszeichen niemals weiter aufsteigen! Bei Unwohlsein in großer Höhe immer von einer Höhenkrankheit ausgehen, es sei denn, das Gegenteil ist bewiesen! Ständige Beobachtung aller Gruppenmitglieder.

➕ Rast, süße Getränke, rascher Abstieg in tiefere Lagen, notfalls Abtransport, evtl. Überdrucksack.

Höhenlungenödem

Wasseransammlung in Lungenbläschen. Kritische Höhe ab 4000 m, sehr gefährlich, da am Anfang schwer erkennbar und Symptome unterschätzt werden. Rapide Verschlechterung, oft nur ein Tag bis zum vollen Krankheitsbild, ohne Behandlung akute Lebensgefahr. Risikofaktoren: v. a. ungenügende Akklimatisation (zu schneller Aufstieg) und zu geringe Trinkmenge (Bluteindickung). Zeichen: plötzlicher Leistungsverlust mit Atemnot bei Anstrengung, später brodelnde Atmung und rasselnder Husten mit blutig-schaumigem Auswurf. Vorher oft Durchfälle, Erbrechen, geringe Urinmenge, Atemwegsinfekt, starke Anstrengung, Erschöpfung, Appetitverlust. Direkt vorher: Apathie und großes Schlafbedürfnis.

✚ Aufsetzen, schnellstmöglicher Abtransport in tiefere Lagen (möglichst unter 2000 – 3000 m). Sofern vorhanden: Sauerstoffgabe oder Überdrucksack für mehrere Stunden mit Pausen, evtl. Medikamente (Nifedipin 20 mg retard, alle 6 Std.).

Höhenhirnödem

Meist über 5000 m Höhe. Drucksteigerung im Gehirn mit Gleichgewichtsstörungen und psychischen Veränderungen, z. B. Doppeltsehen, Halluzinationen, Apathie oder Euphorie.

✚ Abtransport, Sauerstoff, Überdrucksack, evtl. Gabe von Cortison auch durch Laienhelfer, da extrem gefährliche Erkrankung!

Erste Hilfe bei sonstigen Schäden

Erschöpfung

✚ Ausgiebige Rast, heiße, gesüßte Getränke, Kohlenhydratzufuhr (z. B. Müsliriegel etc.). Nach Erholung langsamer Abstieg (nicht weiter aufsteigen!), ggf. Lebensimpulse anregen!

Herzinfarkt

Vor allem bei männlichen Wanderern, Skifahrern und Tourengehern über 60 Jahren. Zeichen: Plötzlicher Dauerschmerz in der Brust, oft ohne Vorwarnungen, Ausstrahlung der Schmerzen v. a. in Schulter und linken Arm, starke Angst, deutliche Unruhe, Atemnot, Schockzeichen, Übelkeit und Erbrechen.

✚ Halbsitzende Lagerung (keine Schocklage!), psychische Beruhigung, absolute Ruhe, ggf. Wiederbelebung, ggf. Schmerz- und Beruhigungsmittel.

✚ ½ – 1 Tablette ASS 500 zur Blutverdünnung.

Blitzschlag

Herz-, Kreislauf- bzw. Atemstillstand, Bewusstlosigkeit oder Erregungszustand, Lähmungen, Schock, Verbrennungen, Muskelverkrampfungen. Wichtige Regeln: Weg von exponierten Punkten (Grat, Gipfel, Baum), weg von Feuchtigkeit oder Metall. Hock-Kauerstellung auf Rucksack oder Seil in freiem Gelände, nicht in Höhlen oder Mulden.

✚ Lebensrettende Sofortmaßnahmen, Schock- und Brandwundenbehandlung. Bei einem Herzstillstand ggf. Faustschlag gegen Herzgegend, um evtl. das Herz wieder zum Schlagen zu bringen.

Lawinenverschüttung

Immer Lebensgefahr! Rasch sinkende Überlebenschancen infolge Erstickungsgefahr!

✚ Sofortige Kameradensuche, lebensrettende Sofortmaßnahmen unmittelbar nach Ausgraben des Kopfes (Wiederbelebungsversuche nur bei vorhandener Atemhöhle bzw. bei freien Atemwegen), Schock- und Unterkühlungsbekämpfung.

Langes Hängen im Seil

Gefühl- und Bewegungsstörungen, im Extremfall Gefahr von Kreislaufkollaps, Schock und Nierenversagen durch Versacken von Blut in den Beinen.

✚ Nach Bergung oder erfolgreicher Selbsthilfe nicht gleich flach lagern, da durch raschen Blutrückfluss mit Stoffwechselabbauprodukten Herzversagen möglich ist. Nach langem Hängen evtl. passiver Abtransport in Seitenlagerung oder Kauerstellung, sowie ggf. Einlieferung in ein Krankenhaus mit »künstlicher Niere«.

Unterzucker (Koma) bei Diabetikern

Unterzuckergefahr, wenn beim Sport zu wenig gegessen wurde bzw. die Insulindosis nicht dem Sport angepasst war. Zeichen: (Heiß-)Hungergefühl, Schockzeichen, Unruhe, Müdigkeit, Koordinationsstörungen, evtl. Übelkeit, Erbrechen, Bewusstseinsstörungen bis Koma, oft schnelles Auftreten ohne Warnzeichen.

✚ Traubenzuckergabe, Essen, gesüßte Getränke. Danach nicht wieder volle Leistungsfähigkeit

Notruf-Nummern	
Europaweiter Notruf ohne Vorwahl, außerhalb Deutschlands nur über Mobiltelefon	**112**
Österreich, Bergrettung	140
Schweiz, Bergrettung (Rega)	1414
Frankreich, Bergrettung	15/112
Italien, Berg- und Unfallrettung	118
Slowenien, Unfallrettung	112
Alpiner Sicherheits-Service ASS 24-Stunden-Hilfe für DAV-Mitglieder bei Bergunfällen	0049/ (0)89/ 30657091

Register